中国医学临床百家·病例精解

首都医科大学附属北京友谊医院

热带病

病例精解

邹　洋　　王　磊 / 主编

科学技术文献出版社
SCIENTIFIC AND TECHNICAL DOCUMENTATION PRESS
·北京·

图书在版编目（CIP）数据

首都医科大学附属北京友谊医院热带病病例精解 / 邹洋，王磊主编．—北京：科学技术文献出版社，2020.1

ISBN 978-7-5189-5819-1

Ⅰ.①首…　Ⅱ.①邹…②王…　Ⅲ.①热带病—病案　Ⅳ.①R599.3

中国版本图书馆 CIP 数据核字（2019）第 150737 号

首都医科大学附属北京友谊医院热带病病例精解

策划编辑：王梦莹　责任编辑：李　丹　王梦莹　责任校对：文　浩　责任出版：张志平

出 版 者　科学技术文献出版社
地　　址　北京市复兴路 15 号　邮编 100038
编 务 部　（010）58882938，58882087（传真）
发 行 部　（010）58882868，58882870（传真）
邮 购 部　（010）58882873
官方网址　www.stdp.com.cn
发 行 者　科学技术文献出版社发行　全国各地新华书店经销
印 刷 者　北京虎彩文化传播有限公司
版　　次　2020 年 1 月第 1 版　2020 年 1 月第 1 次印刷
开　　本　787×1092　1/16
字　　数　226 千
印　　张　19.5
书　　号　ISBN 978-7-5189-5819-1
定　　价　138.00 元

编委会

主编简介

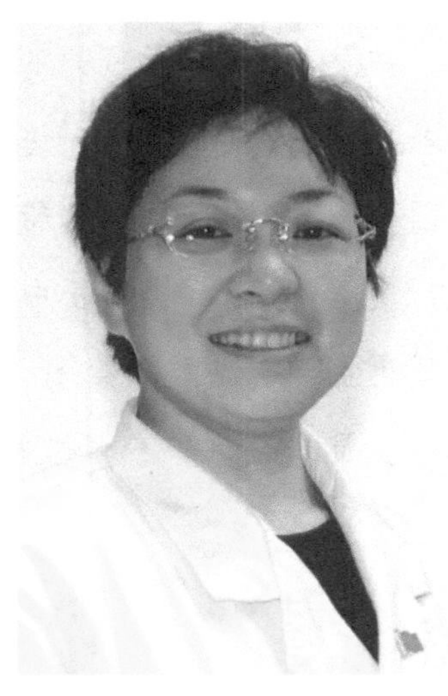

邹洋，女，医学博士，主任医师，现任首都医科大学附属北京友谊医院，北京热带医学研究所寄生虫病研究室主任。自工作至今一直从事热带病，尤其是寄生虫病的临床和科研工作。在各种热带病尤其是寄生虫病、感染性疾病的临床诊治，疑难危重病救治中具有丰富经验。参与国自然、科技部多项课题，主持北京市科委、北京市医管局课题，发表中文核心期刊论文和SCI论文多篇。参与《热带医学（第2版）》、《诸福棠实用儿科学（第8版）》、《陈新谦新编药物学（第18版）》等寄生虫病相关部分编写工作。

现担任中央保健局会诊专家，国家卫健委重症疟疾救治专家组成员，中国动物学会寄生虫病专业委员会常务委员，中国地方病协会热带病分会和布鲁氏菌病专业委员会委员，中华医学会热带病与寄生虫病专业委员会委员，中国微生物学会科技开发与咨询工作委员会委员，中国国际旅行卫生保健协会理事，北京预防医学会感染病学专业委员会常务委员兼寄生虫学组组长等职务。

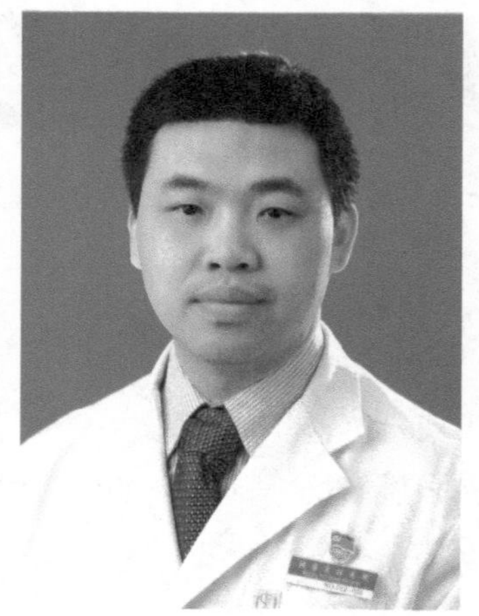

王磊，男，医学博士，副主任医师，长期从事输入性热带疾病、肠道及器官占位性寄生虫病、自然疫源性疾病及人兽共患病的临床诊治，并从事寄生虫感染的免疫学研究。2017—2018年作为访问学者于美国贝勒医学院国立热带医学学院进行交流学习。现担任中国动物学会寄生虫学专业委员会青年委员，北京预防医学会感染病学分会青年委员，北京市食源性寄生虫病临床监测中心秘书等职务。

前　言

热带病是指热带地区炎热潮湿气候环境下流行的感染性疾病，其中寄生虫病是其重要组成部分之一。我国幅员辽阔，热带病尤其是寄生虫病病原体种类繁多，分布广泛，感染病例存在。除了本土性热带病尤其是寄生虫病外，随着国际交流和全球一体化进程，我国输入性热带病，尤其是寄生虫病的种类（如输入性皮肤利什曼病、非洲锥虫病、罗阿丝虫病、曼氏血吸虫病等）和感染人数也呈增加趋势。因此，热带病尤其是寄生虫病的防控和救治面临着严峻的挑战。立足中国，放眼世界，热带病及寄生虫病防治工作任重道远。

本书旨在对临床所见热带病及寄生虫病进行分类阐述，内容分为原虫病、蠕虫病（包括吸虫病、线虫病和绦虫病）、昆虫及其他类疾病，以及特殊微生物感染疾病4大方向，涉及相关病例分析66例。力求内容充实、图文并茂，以供广大医务工作者参考，有助于提高临床诊治水平，为防治热带病及寄生虫病，保障人民健康做出贡献。

在编写过程中，得到各级领导和全所同志的大力支持。同时，书中相关章节得到了中国疾病预防控制中心寄生虫病预防控制所陈家旭研究员，河南省疾病预防控制中心蔺西蒙主任医师，首都医科大学附属北京友谊医院李桓英研究员、冯曼玲副主任医师，中国医学科学院皮肤病研究所沈建平主任医师的认真审阅，并对此书提出许多宝贵意见。在此，谨一并表示衷心的感谢！

因精力、时间有限，书中不足和错误之处，敬祈读者批评指正。

邹洋　王磊

2019 年 5 月 24 日

目 录

原虫病

吸虫病

绦虫病

线虫病

昆虫及其他类疾病

特殊微生物感染

附录

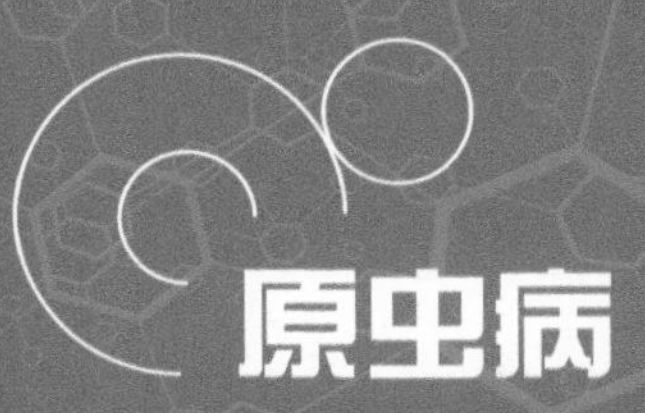

原虫病

001 溶组织内阿米巴病两例

由溶组织内阿米巴（entamoeba histolytica，E. h.）寄生于人体组织或器官引起的疾病称为阿米巴病（amoebicasis）。临床表现因虫株和寄生部位不同而异。由溶组织内阿米巴所致的肠道感染，称为阿米巴性痢疾（amoebic dysentery），又称肠阿米巴病。由溶组织内阿米巴滋养体从肠道病变处经血流进入肝脏，使肝发生坏死，实为肠阿米巴病的并发症，但也可无肠阿米巴病而单独存在，称为阿米巴肝脓肿（amoebic liver abscess）。同时，溶组织内阿米巴还可以引起肺胸阿米巴病。

病例一　阿米巴性痢疾

病历摘要

患者男性，37 岁。主诉“发热，腹痛腹泻，果酱样便间断 1 月余”。患者 1 个月前大量进食生海鲜后出现发热，体温 38.5 ~ 39.0℃，腹痛，为脐周绞痛，伴呕吐，非喷射性，呕吐物为胃内容物，腹泻，每天 10 次左右，大便呈糊状有腥臭、暗红色果酱样，伴里急后重。外院查粪便镜检，见大量黏集成团红细胞 > 15/HP（×400），白细胞 > 25/HP（×400）。粪便培养和动力检测阴性。粪便镜下涂片未见阿米巴滋养体和包囊。按照急性痢疾治疗效果不佳。2018 年 8 月 2 日于北京友谊医院热带病门诊就诊。

流行病学史：患者发病前 1 周大量进食生海鲜。

实验室及影像学检查

（1）查肠镜显示回盲部多发溃疡。

（2）回盲部组织病理回报：黏膜慢性活动性炎伴糜烂，灶状淋巴组织增生，伴多量嗜酸性粒细胞浸润，黏膜表面可见少许阿米巴滋养体。

（3）便找阿米巴滋养体及包囊：可见阿米巴滋养体和包囊。

诊断：急性阿米巴性痢疾。

治疗方案：甲硝唑 600mg，po，tid，疗程 10 天，后自行采购印度产二氯尼特 500mg，po，tid，疗程 10 日治疗。

转归：口服药物 10 天后门诊复查，大便每天 2 ~ 3 次，基本成形便，粪便未见阿米巴滋养体和包囊。

病例二　阿米巴肝脓肿（合并细菌感染）

病历摘要

患者女性，40 岁。主诉“不规则发热 25 天，右下胸及右上腹部疼痛，伴干咳 9 天”。伴盗汗，轻度恶心，但无呕吐。于当地查血常规 WBC 36.8×10^9/L，GR% 81%，予以多种抗生素治疗效果不佳。于北京友谊医院进一步诊治。

体格检查：患者体温 37.8℃，巩膜无黄染，右下胸叩诊为实音，呼吸音消失。肝肋下 3.0cm，质软，轻压痛，腹部移动性浊音可疑。

实验室及影像学检查

（1）血常规：WBC 11.6×10^9/L，GR% 74%，LY% 26%；ESR 41mm/h。

（2）血培养阴性。

（3）胸片：显示右侧胸膜炎，右下胸腔积液。

（4）胸水检查：淡红色，常规化验可见红细胞和白细胞（以淋巴细胞为主），未见癌细胞。

（5）腹部 B 超：显示右叶肝脓肿。考虑结核可能，予以抗结核实验性治疗 6 天，腹痛加重，全腹压痛。

（6）急腹症剖腹探查，见肝右叶膈面 5.5cm × 4.2cm 大小肿块，切开引流出咖啡色脓液 300ml，涂片可见阿米巴滋养体及大量脓细胞。

确诊：阿米巴肝脓肿（合并细菌感染），胸膜炎，胸腔积液。

治疗：甲硝唑 600mg，po，tid，疗程 10 天，后自行采购印度产

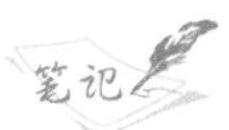

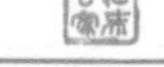

二氯尼特（diloxanide）500mg，po，tid，疗程10日治疗。合并抗生素联合治疗。

病例分析

根据患者临床表现、实验室检查结合流行病学史，病变标本找到溶组织内阿米巴滋养体，溶组织内阿米巴病诊断明确。

阿米巴病由溶组织内内阿米巴原虫所致。阿米巴病在全世界范围都有发生，病例多呈散发。感染率与社会经济水平、卫生条件和生活习惯有关。在发达国家中，阿米巴病通常见于来自流行地区的移民及去过流行地区的旅行者。在发展中国家，该病的发生与当地的社会经济条件和环境卫生水平落后有关。阿米巴感染率较高的地区包括印度、非洲、墨西哥及中美洲、南美洲的部分地区。

该病常通过进食被感染者排泄的包囊所污染的饮水、食物、蔬菜或使用污染的餐具而感染。苍蝇、蟑螂可作为本病的传播媒介。也可发生食物型和水源型暴发流行。阿米巴病的潜伏期为1周至数月不等，甚至可长达1年以上，多数为1～2周。本病起病突然或隐匿，可呈暴发性或迁延性，可分成肠阿米巴病和肠外阿米巴病。

溶组织内阿米巴病临床症状复杂多样，除本次提供的临床病例外，也有文献报道以“发热，腰痛，误诊为出血热”的溶组织内阿米巴病例和以“发热，胸闷，憋气”为首发症状，考虑“肺结核及肺癌”，经治疗未见好转。最终都是通过肝脏病变脓液涂片，或者咳出暗红色的痰液涂片找到病原为确诊依据。因此，实验室的血清检测阿米巴抗原或抗体可以辅助诊断，确诊依据仍是新鲜粪便涂片或肠外病变部位（如肝脓肿脓液）中检测到溶组织内内阿米巴滋

养体和（或）包囊（图 1）。溶组织内阿米巴滋养体多检测于脓血便或腹泻的水样便中，因其在自然环境中非常容易变形，故尽可能新鲜保温粪便检测可提高检出率。采用内镜检查有助于慢性患者的诊断，在内镜观察下从可疑病变处括取或吸取分泌物，做生理盐水涂片检查；或从溃疡边缘取组织标本做病理切片检查，发现滋养体的机会较多。

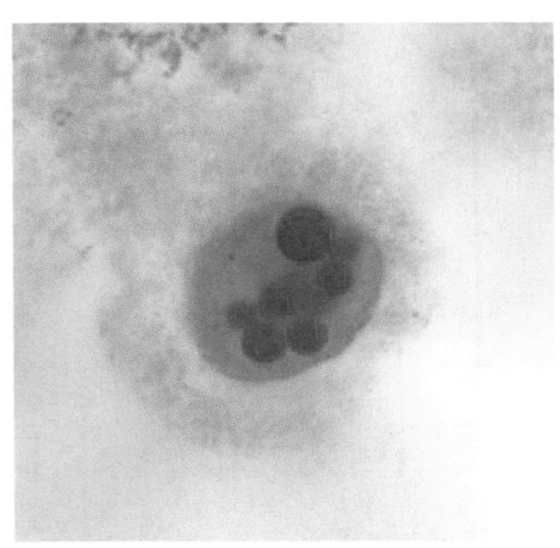

图 1　溶组织内内阿米巴滋养体

[图片来源：Stanley S L. Amoebiasis. Lancet, 2003, 361 (9362): 1025 - 1034.]

病例点评

溶组织内阿米巴的感染多与环境卫生，饮食卫生密切相关，近几年生活水平提高和饮食卫生明显改善，我国溶组织内阿米巴病患者明显减少。但最近城市居民生食水产品，回归自然生食蔬菜等饮食习惯，造成阿米巴病患者有增多趋势。在不洁饮食史后出现结肠炎、腹痛或发烧者也需考虑溶组织内阿米巴病。溶组织内阿米巴的感染期是包囊期，致病期是大滋养体期。阿米巴肝脓肿病变位于肝表面或中央区，容易向上扩展至接近膈肌，形成反应性胸膜炎导致

笔记

胸腔积液，若脓肿向胸腔穿破，脓液进入胸腔，可形成脓胸。滋养体多附着于脓肿壁或溃疡黏膜边缘，故在脓液中不易查到病原，给病原学诊断带来困难。

参考文献

[1] Stanley S L. Amoebiasis. Lancet. 2003，361（9362）：1025 - 1034.

[2] 闵祖威．特殊表现的阿米巴肝脓肿病例．临床误诊误治，1991：4（2）：36 - 38.

[3] 宫玉香．我国肺胸阿米巴病（附 2 例报告）．青岛大学医学院学报，2003，39（1）：93 - 94.

002 原发性阿米巴脑膜脑炎（耐格里属阿米巴病）一例

病历摘要

患儿女性，12 岁。主因“呕吐、发烧、头痛 2 天”入院。患者游泳后 4 天突发高热，体温高达 39.7℃，伴呕吐、头痛，视力模糊。入院后患者出现幻觉和极度口渴。

流行病学史：发病前 6 天湖滨水上公园游泳史。

体格检查：体温 38.5℃，意识障碍，颈项强直，脑膜刺激征阳性。

实验室及影像学检查

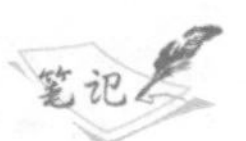

（1）血常规：WBC 20.4 $\times 10^9$/L，GR% 92%，HGB 134.0g/L，

PLT 2.70 × 10^{10}/L。

（2）腰穿：脑脊液压力 > 220mmH_2O，脑脊液混浊，红细胞 500/mm^3，白细胞 4000/mm^3，多形核占 90%，蛋白 550mg%，葡萄糖 < 9mg%（血糖 223mg%）。脑脊液涂片和细菌培养均阴性。

（3）脑脊液涂片检测：检出阿米巴滋养体（阿米巴型），确认为耐格里属阿米巴感染。

（4）脑脊液感染病原高通量基因检测：耐格里属阿米巴（*Naegleria*）福氏耐格里阿米巴（*Naegleria fowleri*）阳性。

诊断（我院专家参与会诊）：耐格里属阿米巴感染导致原发性阿米巴脑膜脑炎。

治疗：患者先后予以甲硝唑、地塞米松、阿奇霉素等药物治疗，仍未能挽救生命。

病例分析

根据患儿病史、流行病学史及实验室检查，脑脊液涂片和脑脊液感染病原高通量基因检测提供了病原确诊依据，原发性阿米巴脑膜脑炎诊断明确。

原发性阿米巴脑膜脑炎（primary amoebic meningoencephalitis）是由福氏耐格里阿米巴（*Naegleia fowleri*）通过鼻黏膜经筛板侵入人大脑（特别是嗅叶和大脑皮质），引起的一种侵袭性、迅速致死的阿米巴病。临床表现以高热、颈项强直、癫痫和上呼吸道感染相关症状（咳嗽、恶心、呕吐）为特征。

福氏耐格里阿米巴是一种营自生生活的阿米巴原虫，自然界广泛分布，主要存在于水和潮湿的土壤中，在江河、池塘、水坑等淡水，生活及工业或发电厂排出的污水或温水，海岸附

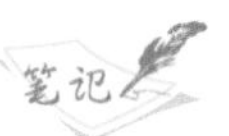

近的海水，医院及居民的供水系统、空调水、水塔水、长期未用的自来水管水，未经氯化消毒的游泳池水，温泉水中均曾分离到福氏纳格里阿米巴。绝大多数感染者在患病前多有在不干净水中游泳的历史，有时也可能因用河水洗头、洗脸而感染。

福氏耐格里阿米巴有滋养体和包囊2个生活阶段，滋养体又有阿米巴型和双鞭毛体型两种。福氏耐格里阿米巴偶然也可以营寄生生活，致病形态为阿米巴型滋养体（图2）。

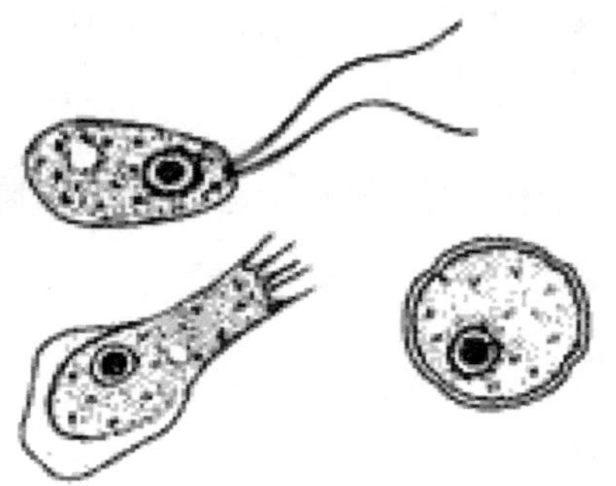

注：左上：福氏耐格里阿米巴双鞭毛体型滋养体；左下：福氏耐格里阿米巴阿米巴型滋养体；右：福氏耐格里阿米巴包囊阶段

图2　福氏耐格里阿米巴不同阶段形态

福氏耐格里阿米巴原虫是一种线性变形虫，具有嗜神经性。人们感染这种寄生虫病的情况比较罕见。此“变形虫”一般由鼻孔进入人体内，并最终进入大脑。潜伏期较短，一般5～8天，可蚕食大脑令感染者出现头痛、发烧、恶心呕吐及颈部僵硬等症状，因此又被称为“食脑虫”。脑脊液镜检或体外培养确认为福氏耐格里阿米巴滋养体，才能确诊（图3～图5）。原发性福氏耐格里阿米巴脑膜脑炎发病急，易误诊，常预后不良。

主要治疗药物为两性霉素B，但即使给药，死亡率仍可达95%。目前成功病例是两性霉素B联合利福平，氟康唑，阿奇霉

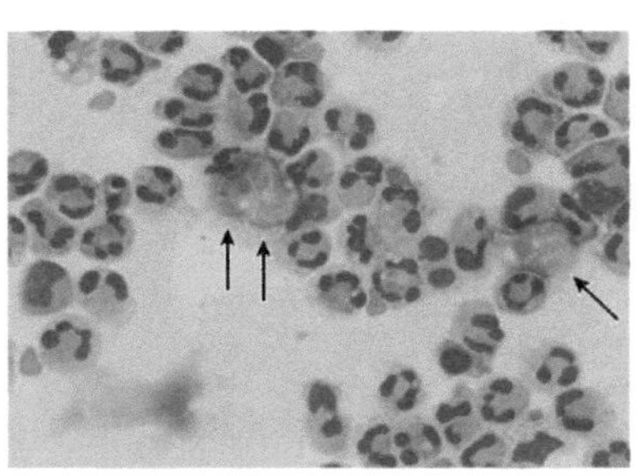

图 3 脑脊液 Wright's Giemsa 染色显示福氏耐格里阿米巴滋养体（箭头）与中性粒细胞渗出物（×50）

［图片来源：Mackowiak P A. Ten - Year - Old With Fever，Headache，and Neck Stiffness. Clin Infect Dis，2012，55：1677.］

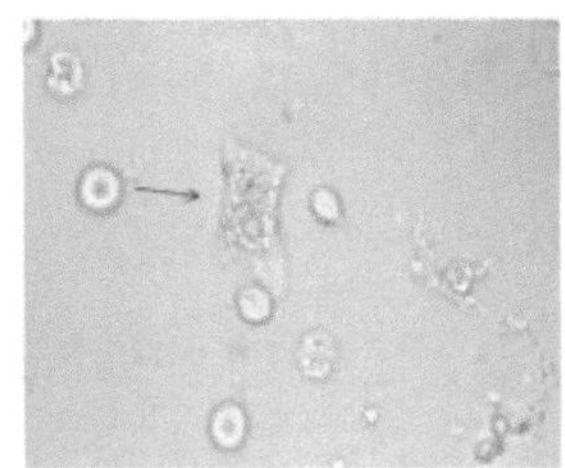
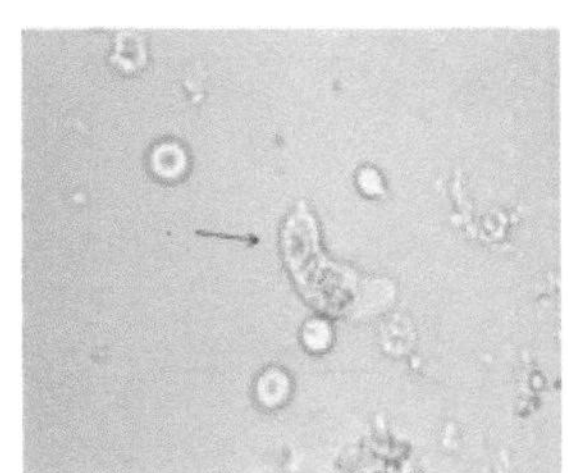
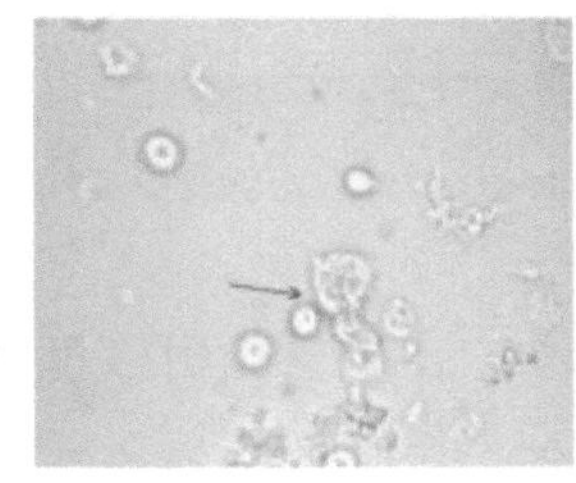

注：箭头表示不同运动状态的福氏耐格里阿米巴滋养体

图 4 CSF 切片上直接镜检的福氏耐格里阿米巴（×400）

［图片来源：Zhang L L，Wu M，Hu B C，et al. Identification and molecular typing of Naegleria fowleri from a patient with primary amebic meningoencephalitis in China. Int J Infect Dis，2018，72：28－33.］

素，米替福新等药物共同治疗。有文献报道使用抗生素和抗真菌药（两性霉素 B、利福平、氟康唑、地塞米松、阿奇霉素）治疗患者，辅助低温，颅内放置引流管以减轻脑水肿。该患者在治疗过程中一度出现意识障碍，无法自主呼吸。诊断后大约 36 小时内开始使用米替福新（50mg，bid）治疗，合并对症支持治疗后 18 天，CFS 样本中没有检测到耐格里属阿米巴病原体。后期经过语音治疗和物理康复治疗，感染后 3 个月患者完全恢复了神经功能，能够自主行走。

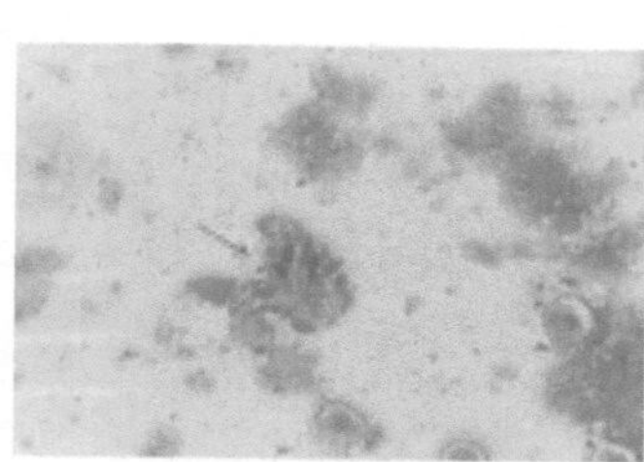
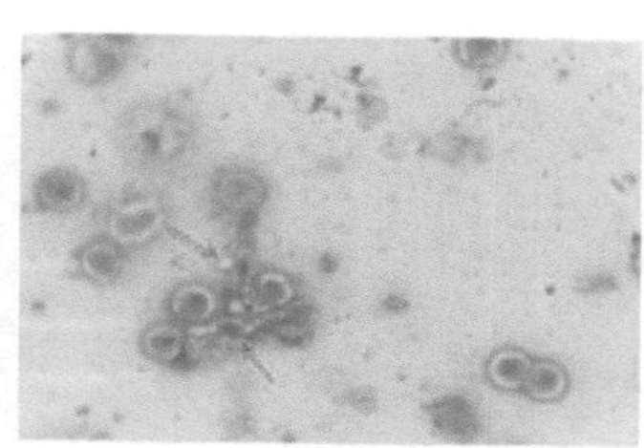

注：箭头表示福氏耐格里阿米巴滋养体。

图 5　脑脊液 Wright－Giemsa 染色的细胞切片显示福氏耐格里阿米巴（×1000，油镜）

［图片来源：Zhang L L，Wu M，Hu B C，et al. Identification and molecular typing of Naegleria fowleri from a patient with primary amebic meningoencephalitis in China. Int J Infect Dis，2018，72：28－33.］

病例点评

自从福氏耐格里阿米巴第一例病例报道以来，已经过去了 50 年。尽管每年确诊病例数都在增加，但是由福氏耐格里阿米巴引起的感染通常被描述为罕见和高度致命的事件。由于许多病例在死后被诊断出来并有很多病例被误诊，因此全世界的发病率有可能被低估。目前基因诊断和基于高通量测序的诊断方法用于临床，有望早期快速诊断该病。开发任何可能成功的治疗方案迫在眉睫。因此，在感染病和旅行医学界，了解和认识该病，丰富早期和准确诊断感染的临床经验，并预期其可能的病情进展风险至关重要。

参考文献

［1］Mackowiak P A. Ten－Year－Old With Fever，Headache，and Neck Stiffness. Clin Infect Dis，2012，55：1677.

［2］Zhang L L，Wu M，Hu B C，et al. Identification and molecular typing of Naegleria fowleri from a patient with primary amebic meningoencephalitis in China. Int J Infect Dis，2018，72：28－33.

［3］Heggie T W，Küpper T. Surviving Naegleria fowleri infections：A successful case

笔记

report and novel therapeuticapproach. Travel Med Infect Dis. 2017, 16: 49 – 51.

[4] Martinez – Castillo M, Cardenas – Zuniga R, Coronado – Velazquez D, et al. Naegleria fowleri after 50 Years: Is it a neglected pathogen? Journal of Medical Microbiology, 2016, 65 (9).

003 棘阿米巴病（致病性自由生活阿米巴病）一例

病历摘要

患者女性，59 岁。主因“右眼红痛、畏光流泪、视物模糊”收入北京某医院。

流行病学史：患者无疫水、动物接触史，也无带角膜接触镜，患者无眼外伤等病史。其家庭日常生活用水为井水。

体格检查：全身情况良好，眼部检查：右眼视力 0.5，左眼视力 1.0；右眼眼睑肿胀，球结膜混合性充血，角膜中央可见混浊深层溃疡面;左眼未见异常。全身皮肤未见皮疹及溃疡,神经系统检查未见异常。

实验室及影像学检查

（1）眼部溃疡病理：显示慢性溃疡，多量浆细胞及淋巴细胞浸润，局部浆细胞肉芽肿形成。

（2）角膜溃疡刮片镜检：病原学检查鉴定为棘阿米巴感染。

诊断（我院专家参与会诊）：棘阿米巴角膜病。

治疗：甲硝唑滴眼液，点眼，每日 6 次；合并静点甲硝唑注射液抗阿米巴治疗。同时予以眼科对症治疗。

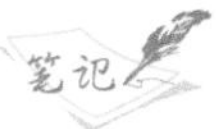

转归：患者治疗 3 周后症状好转，治疗 7 周后复诊患者右眼角膜溃疡面完全愈合，形成斑翳。

病例分析

根据患者病史、流行病学史及实验室检查，特别是眼部溃疡病理及角膜溃疡刮片镜检，棘阿米巴角膜病诊断明确。

棘阿米巴角膜炎(acanthamoeba keratitis)由棘阿米巴(*Acanthamoeba species*)，侵入和破坏角膜引起的角膜炎和角膜溃疡。此病多与角膜损伤和佩戴隐形眼镜有关。

棘阿米巴广泛存在于淡水、海水、湿润土壤及腐败植物中，主要以细菌、真菌及土壤里的有机物为食。目前报道，至少已发现了 25 种棘阿米巴，其中一些种株的棘阿米巴与感染性眼病及致死性中枢神经系统疾病密切相关。有 8 种棘阿米巴与角膜炎相关，包括卡氏棘阿米巴（*Acanthamoeba castellaxii*）、多噬棘阿米巴（*A. polyphaga*）、哈氏棘阿米巴（*A. hatchetti*）、柯氏棘阿米巴（*A. culbertsoni*）、皱棘阿米巴（*A. rhysodes*）、葛氏棘阿米巴（*A. griffni*）、*A. lugdunensis* 和 *A. quina*。5 种与中枢神经系统感染相关，包括柯氏棘阿米巴（*A. culbertsoni*）、皱棘阿米巴（*A. rhysodes*）、*A. palestinensis*、*A. castellanii* 和 *A. astronyxis*。本病致病的危险因素主要与佩戴角膜接触镜、角膜外伤、接触污染水源及植物等有关。棘阿米巴可从皮肤伤口、穿透性角膜外伤、损伤的眼结膜或经呼吸道、生殖道等进入人体。多数寄生于脑、眼、皮肤等部位。

本病的主要临床表现有眼部疼痛、异物感、畏光、流泪、结膜充血和视力模糊，甚至角膜溃疡、穿孔、失明。棘阿米巴角膜炎的症状与其他许多普通眼部感染症状相似。症状会持续数周至数月，

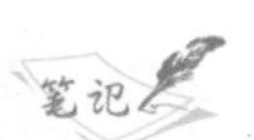

症状不尽相同。棘阿米巴的患者也可以表现为皮肤病变（图6）。

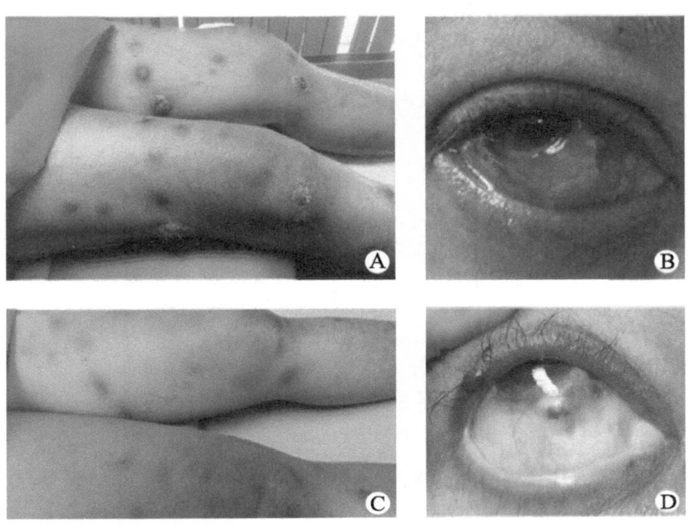

注：A：皮肤棘阿米巴感染的初步表现；B：治疗2个月后新的右眼棘阿米巴感染；C：口服治疗2个月后皮肤结节的改善；D：经过一年的口服和颅内治疗后，右眼得到改善

图6　棘阿米巴病患者的临床表现

［图片来源：Kutner A，Aldrich M，Patel S，et al. Acanthamoeba endophthalmitis during treatment for cutaneous disease in a renal transplant patient. Transpl Infect Dis，2018，20（2）：12843.］

棘阿米巴可以引发严重的，甚至是致死性的脑部感染，称为“肉芽肿阿米巴脑炎”。一旦发生了此感染，患者会出现头痛、颈部僵硬、反胃呕吐、疲惫、思维混乱、对周围的人和环境缺乏反应、失去平衡感及对身体的控制、癫痫和出现幻觉等症状。病程超过数周，患者通常会死亡。

眼睛和皮肤的感染一般是可以治疗的。如果怀疑自己眼睛或皮肤感染了棘阿米巴，应咨询专科医生。皮肤活检切片通过苏木精－伊红染色（HE染色）和GMS染色（Gomori－methenamine银染色）鉴定出棘阿米巴（图7）。进一步的确证试验可以通过棘阿米巴抗体进行的免疫组织化学染色阳性完成。

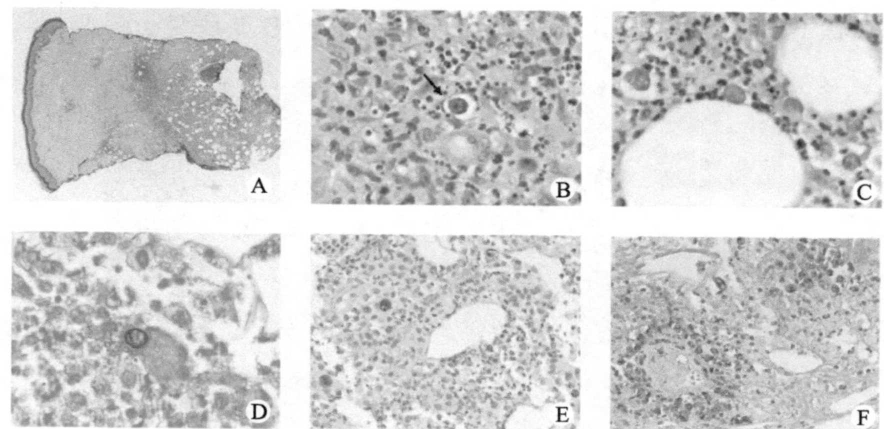

注：A：皮肤病变的镜下主要显示为皮下化脓性肉芽肿性皮炎（HE 染色）；B：棘阿米巴滋养体（箭头），被中性粒细胞和组织细胞浸润包围（HE 染色）；C：滋养体的放大；D：棘阿米巴包囊（GMS 染色）；E：免疫组织化学染色显示红染的棘阿米巴滋养体；F：滋养体、血管壁和巨噬细胞中丰富的棘阿米巴抗原

图 7　棘阿米巴所致皮肤病变的病理改变（×400）

［图片来源：Kutner A，Aldrich M，Patel S，et al. Acanthamoeba endophthalmitis during treatment for cutaneous disease in a renal transplant patient. Transpl Infect Dis，2018，20（2）：12843.］

当确诊后，药物治疗是非常有效的。药物治疗应采用联合用药的方式，在治疗的不同阶段用药方法也不同。

病例点评

有关棘阿米巴眼内炎的病例报告很少见，通常被视为角膜炎的并发症。但已有文献报道播散性皮肤棘阿米巴病并发眼内炎。关于治疗棘阿米巴病的第一线抗菌疗法，目前尚无共识，治疗方法主要是根据已发表的病例报告中的经验治疗结果来定制的。然而，人们一致认为，与单药治疗相比，联合用药治疗更有效。皮肤病变和播散性感染已经用两性霉素 B（amphotericin B）、利福平（rifampin）、5－氟胞嘧啶（5－fluorocytosine）的各种组合治疗。目前的治疗方

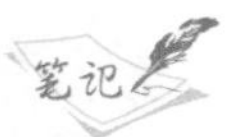

案还包括三唑类抗真菌药物［如伊曲康唑（itraconazole），酮康唑（ketoconazole），氟康唑（fluconazole），伏立康唑（voriconazole），甲硝唑（metronidazole）］，阿奇霉素（azithromycin），戊烷脒（pentamidine）和米替福新（miltefosine）。

中枢神经系统疾病通常由原发性肺部或皮肤部位的血源性传播引起，并且几乎是致命的，防止这种传播对患者存活至关重要，并且早期和积极的治疗至关重要。

参考文献

[1] Kutner A, Aldrich M, Patel S, et al. Acanthamoeba endophthalmitis during treatment for cutaneous disease in a renal transplant patient. Transpl Infect Dis, 2018, 20（2）: 12843.

[2] Brondfield M N, Reid M J, Rutishauser R L, et al. Disseminated Acanthamoeba infection in a heart transplant recipient treated successfully with a miltefosine – containing regimen: Case report and review of the literature. Transpl Infect Dis, 2017, 19（2）.

[3] 张岩，孙旭光．棘阿米巴的分型及鉴定研究进展．国外医学眼科学分册. 2002, 26（4）: 24－217.

004 内脏利什曼病（杜氏利什曼原虫病内脏型）一例

病历摘要

患者女性，46岁。主因“间断发热10月余”于2018年7月25日收入我院热带病病房。患者10月余前（2017年9月）无明显

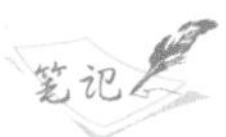

诱因出现发热，体温最高39℃，伴畏寒、寒战，乏力，恶心，呕吐，呕吐物为胃内容物。

2017 年 9 月 22 日当地医院查血常规提示 WBC 1.69 × 10^9/L，GR 1.21 × 10^9/L，GR% 71.6%，HGB 111g/L，PLT 81 × 10^9/L。2017 年 9 月 23 日当地医院骨髓细胞学检查提示：粒系占 59%，中晚粒增多可见巨变，巨核细胞 35 个产板巨占 4/25，未见寄生虫。考虑“伤寒”，给予抗感染治疗（具体药物及剂量不详）1 周后，患者体温降至正常。

2017 年 10 月患者再次出现发热，体温最高 40℃，伴畏寒、寒战。2017 年 10 月 10 日当地医院查血常规提示 WBC 2.66 × 10^9/L，GR 1.47 × 10^9/L，GR% 55.3%，HGB 111g/L，PLT 133 × 10^9/L，给予输液治疗（具体药物及剂量不详），患者仍有发热。

2017 年 12 月 4 日当地医院腹部 CT 提示脾大，脾静脉及门脉增宽，腹膜后多发小淋巴结。未给予治疗。患者自服中药治疗 1 个月后体温降至正常。

2018 年 6 月 1 日患者再次发热，体温最高 39.6℃，伴畏寒、寒战。2018 年 6 月 7 日查血常规：WBC 1.01 × 10^9/L，GR 0.63 × 10^9/L，GR% 62.4%，HGB 86g/L，PLT 55 × 10^9/L。骨髓细胞学检查提示骨髓增生活跃，粒系增生活跃，血小板少。

2018 年 7 月 4 日复查腹部 CT 提示：与 2017 年 12 月 4 日老片相比，巨脾，较前增大；脾静脉及门静脉增宽，大致同前；腹膜后多发小淋巴结，同前。当地医院医生建议患者于我院就诊，2018 年 7 月 19 日于我院查杜氏利什曼原虫 IgG 抗体阳性，布氏杆菌虎红试验阴性，莱姆病 IgG 抗体阴性，弓形虫 IgM 抗体 + IgG 抗体均阴性。

流行病学史：患者为山西运城人，家居农村，无明确白蛉叮咬史，家中未养狗。2016 年 10 月 17 日因“甲状腺癌”于中国人

笔记

民解放军第四军医大学唐都医院行“甲状腺全切 + 左侧Ⅱ ~ Ⅵ区淋巴结清扫 + 右侧Ⅲ、Ⅳ、Ⅵ区淋巴结清扫 + 双侧喉返神经探查术”。

体格检查： T 36.5℃, P 83 次/分, R 18 次/分, BP 120/80mmHg，神志清楚，声音嘶哑，颈部可见弧形手术瘢痕。全身皮肤黏膜无苍白、黄染，全身浅表淋巴结未触及肿大。颈软，无抵抗。双肺呼吸音稍粗，未闻及明显干湿性啰音，心率 83 次/分，律齐，各瓣膜听诊区未闻及病理性杂音，腹软，全腹无压痛及反跳痛，肝肋下未触及，脾肋下 5 指可触及，移动性浊音阴性，肠鸣音 4 次/分。双下肢无浮肿。

实验室及影像学检查

（1）血常规（2018 年 7 月 26 日，我院）：WBC 1.70×10^9/L，LY 0.42×10^9/L，MO 0.10×10^9/L，GR 1.17×10^9/L，LY% 24.7%，MO% 5.9%，GR% 68.8%，RBC 3.87×10^{12}/L，HGB 98g/L，PLT 127×10^9/L，CRP 4mg/L，血型 A 型 Rh 阳性。ESR 53mm/h。生化 P3 + AMY：CK 46U/L，AMY 58U/L。

（2）胸部 CT（2018 年 7 月 26 日，我院）：甲状腺术后改变，双肺多发小结节影，性质待定；纵隔、双腋窝多发小淋巴结双肺多发结节，双肺上叶钙化灶；脾大，请结合临床。

（3）腹部超声（2018 年 7 月 26 日，我院）：脾大，脾静脉增宽。

（4）腹部 CT（2017 年 12 月 4 日，北京某医院）：脾大，脾静脉及门脉增宽，腹膜后多发小淋巴结。

（5）腹部 CT（2018 年 7 月 4 日，我院）：与 2017 年 12 月 4 日老片相比，巨脾，较前增大；脾静脉及门静脉增宽，大致同前；腹膜后多发小淋巴结，同前。

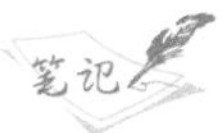

（6）骨髓细胞学检查（2018 年 7 月 26 日，我院）：骨髓增生活跃，粒系增生活跃，血小板减少。

（7）骨髓涂片找利杜体（2018 年 7 月 25 日，我院）：可见杜氏利什曼原虫无鞭毛体。

（8）杜氏利什曼原虫 IgG 抗体（2018 年 7 月 19 日，我院）：阳性。

（9）骨髓提取 DNA 验证杜氏利什曼原虫检测（图 8）：杜氏利什曼原虫阳性，分型为婴儿利什曼原虫。

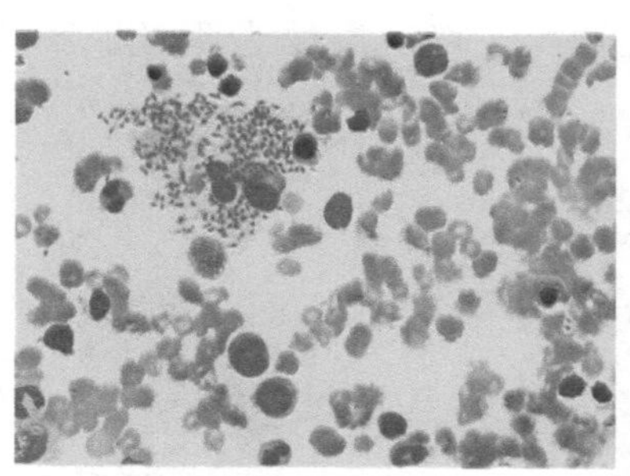

图 8　骨髓涂片可见利什曼原虫无鞭毛体（瑞姬染色，×400）

诊断：内脏利什曼病，白细胞减少，中度贫血，血小板减少，脾大，脾静脉增宽。

治疗方案：给予葡萄糖酸锑钠注射液 600mg（分两侧臀部，含五价锑 0.6g，相当于葡萄糖酸锑钠 1.9g），每天一次，肌肉注射杀虫治疗（6 日疗法），并给予升白药（利可君）对症处理，血小板减少到 30×10^9/L 以下时输注血小板，肝泰乐、维生素 C 保肝，碳酸氢钠碱化尿液，复合维生素 B 对症支持等治疗。

转归：治疗 1 个月后复诊，复查骨髓涂片未见杜氏利什曼原虫，血杜氏利什曼原虫 IgG 抗体阳性，骨髓提取 DNA 验证杜氏利什曼原虫检测阳性。予以第二个疗程治疗。第二个疗程后 1 个月再次复诊，复查骨髓涂片未见杜氏利什曼原虫，血杜氏利什曼原虫

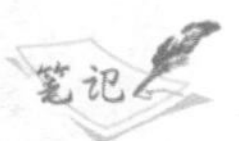

IgG 抗体阴性，骨髓提取 DNA 验证杜氏利什曼原虫检测阴性。

病例分析

根据患者病史、流行病学史及实验室检查，杜氏利什曼原虫 IgG 抗体阳性，骨髓涂片可见利什曼原虫无鞭毛体，内脏利什曼病诊断明确。通过骨髓提取 DNA 分型为婴儿利什曼原虫感染。

利什曼病（leishmaniasis）由寄生于人体巨噬细胞内的利什曼原虫（*Leishmania spp.*）引起的一组具有不同临床表现的寄生虫病，主要包括内脏利什曼病和皮肤利什曼病。内脏利什曼病（visceral leishmaniasis，VL）又称黑热病（kala - azar），经白蛉或罗蛉传播，由杜氏利什曼原虫（*L. donovani*）、婴儿利什曼原虫（*L. infantum*）或恰氏利什曼原虫（*L. chagasi*）寄生于人体巨噬细胞内引起的寄生虫病。其主要临床表现以长期不规则发热、肝脾大、贫血、白细胞下降和高丙种球蛋白血症为特征。

利什曼原虫侵入宿主巨噬细胞并在其中繁殖，逃避固有免疫应答和细胞介导免疫应答。通常在原发感染临床治愈后，感染仍会持续存在。多数亚临床型感染者会终身携带有活力的寄生虫，如果发生免疫抑制则可出现疾病的再激活。

近年来，内脏利什曼病主要分布在我国的西北部，西南也有部分区域有较多病例报道，其中发病率最高的 3 个地区为新疆维吾尔自治区、甘肃省、四川省。青海省、内蒙古自治区、陕西省、山西省等 4 个地区为流行区。非流行区病例主要是去流行区务工的成年人，且以男性体力工作者为主，而流行区则以婴幼儿为主。

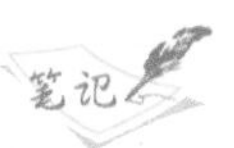

VL 潜伏期通常为 2 ~6 个月，但也可能为数周到数年。症状通

常为隐匿性或亚急性起病，在数月间缓慢出现不适、发热、体重减轻和脾肿大（伴或不伴肝肿大）。较少见情况下，急性发热性疾病可伴急进性症状发生。VL 患者血常规大多有不同程度三系下降，其中贫血最为常见（>90%），骨髓象提示白细胞毒性变、巨核细胞成熟障碍、缺铁性贫血，外周血丙种球蛋白升高。

确诊需要证实存在寄生虫，通过对骨髓或脾脏进行针吸活检或普通活检获得的材料进行组织病理学检查或培养来证实。组织病理学诊断需要观察到无鞭毛体；培养可以在 Novy - McNeal - Nicolle（简称 3N）培养基或其他寄生虫生长培养基上进行。分子生物学方法（聚合酶链式反应）也可以用来检测组织或外周血中的寄生虫。骨髓、淋巴结核脾脏穿刺液镜检仍是 VL 最可靠的确诊实验。通过吉姆萨染色，发现胞质呈淡蓝色、细胞核和动基体呈紫色的无鞭毛体。脾脏穿刺液诊断价值最高（特异性和敏感性均>90%），其次为骨髓（敏感性 53%～86%）和淋巴结（敏感性 53%～65%）。

血清学检测是有用的诊断工具，包括间接荧光抗体试验和酶联免疫吸附试验（enzyme linked immunosorbent assay，ELISA）。重组驱动蛋白抗原（rK39）是一种被有效应用于 ELISA 中的抗原，也被有效应用于免疫层析试纸条检测（作为一种快速检测）。血清学试验阳性并不是活动性 VL 的确切证据；必须结合临床和流行病学信息来判断。基于 rK39 的抗体检查诊断 VL 的敏感性（97%～100%）和特异度（83%～85%）均很高，操作简单、价格低廉，易于在基层开展，已成为目前流行区诊断 VL 最主要的实验室检测方法。

在我国，锑剂仍然是首选的治疗药物，在临床中应及时识别锑剂耐药现象，并及时改用其他治疗方案。普通两性霉素 B 虽然疗效

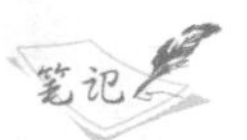

确实，然而其不良反应较大，适合有用药经验的专科医生应用。近年来逐渐推广应用的两性霉素 B 脂制剂具有疗效好，不良反应较小的特点，在国外部分地区（印度、美国），两性霉素 B 脂质体单用于内脏利什曼病已经被证实具有良好的疗效和低复发率，并作为一线治疗方案予以推荐。出于预防耐药性产生、缩短疗程、减轻不良反应等目的，内脏利什曼病还可联用药物进行治疗，目前有报道的联用方案包括：单剂量两性霉素 B 脂质体 + 米替福新、锑剂 + 巴龙霉素、锑剂 + 两性霉素 B 等。鉴于药物的可及性，并结合国内的临床实践，锑剂联合两性霉素 B（或者两性霉素 B 脂质体）是推荐首选的联用方案。

病例点评

内脏利什曼病的临床表现多样而复杂，常常被误诊为再生障碍性贫血，肝炎，慢性胃炎等消化系统疾病及上呼吸道、肺部感染等呼吸系统疾病，或者临床上按照“不明原因发热”“噬血细胞综合征”反复治疗而延误病程。

内脏利什曼原虫无鞭毛体，在淋巴结病理或骨髓病理中，从形态学方面需要与组织胞质菌、马尔尼菲青霉菌进行鉴别诊断。

我院收治的内脏利什曼患者在院外经历 3 个月甚至 12 个月的病程，才得以确诊。疾病诊治的延误使得这些患者的病情显著加重、恶化，增加了其死亡率，即使给予葡萄糖酸锑钠的治疗，仍无法逆转病程，挽回生命。内脏利什曼病患者如果病程长、多脏器损害、累及中枢神经系统、外周血三系减低显著、低白蛋白血症及低钠血症均与临床预后密切相关，是引起死亡的危险因素。

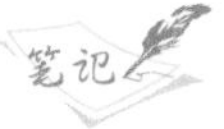

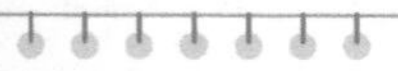
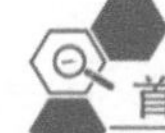

参考文献

[1] Burza S, Croft S L, Boelaert M. Leishmaniasis. Lancet, 2018, 15, 392 (10151): 951 - 970.

[2] Lun Z, Wu M, Chen Y, et al. Visceral Leishmaniasis in China: an Endemic Disease under Control. Clinical Microbiology Reviews, 2015, 28 (4): 987 - 1004.

[3] 李小丽，王非，王磊，等. 内脏利什曼病死亡病例的临床分析. 中国感染控制杂志，2019，18 (3)：79 - 82.

005 皮肤利什曼病（杜氏利什曼原虫皮肤型及黏膜型）一例

病历摘要

患者男性，50 岁。主因“发现皮肤溃疡 3 月余”于 2018 年 5 月 3 日于我院诊治。患者 3 月余前在伊拉克被昆虫叮咬后腹部，左前臂及右臀部各出现一处皮疹，起初为红斑，边界清晰，略高出皮面，伴瘙痒，无发热及其他伴随症状，此后皮疹出现破溃并形成溃疡，伴分泌物渗出，溃疡迁延不愈，患者回国后于吉林某医院就诊，查血常规大致正常。

2018 年 3 月 22 日于吉林当地医院行皮损病理检查提示，混合细胞性肉芽肿性炎症。给予克拉霉素、特比萘芬、碘化钾等治疗（具体剂量不详），症状无明显缓解。为进一步诊治于北京某医院就诊，2018 年 4 月 13 日查皮损病理检查提示，真皮全层弥漫结节状

嗜中性细胞、上皮样细胞、浆细胞及淋巴细胞浸润，未见微生物成分，PAS（－）、抗酸染色（－）、甲苯胺蓝（－）。皮损真菌镜检（－）。给予伊曲康唑 200mg，bid，克拉霉素 500mg，bid 治疗，并建议患者于我院就诊查利什曼原虫。

流行病学史：患者自 2016 年 6 月开始于伊拉克工作，期间被昆虫叮咬后发病，2018 年 3 月 1 日回国。

体格检查：T 36.0℃，P 91 次/分，R 18 次/分，BP 130/98mmHg。神清状可，腹部、左前臂及右臀部各可见一处约 5.0cm × 3.5cm 隆起性溃疡，溃疡表面可见分泌物渗出。全身浅表淋巴结未触及肿大。颈软，无抵抗。双肺呼吸音清，未闻及明显干湿性啰音，心率 91 次/分，律齐，各瓣膜听诊区未闻及病理性杂音，腹软，全腹无压痛及反跳痛，肝、脾肋下未触及，移动性浊音阴性，肠鸣音 4 次/分。双下肢无浮肿。

实验室及影像学检查

（1）血常规（2018 年 5 月 3 日，我院）：WBC $4.47 \times 10^9/L$，GR% 62.4%，HGB 159g/L，PLT $180 \times 10^9/L$。

（2）骨髓涂片找利杜体（2018 年 5 月 3 日，我院）：未见利什曼原虫。

（3）杜氏利什曼原虫 IgG 抗体（2018 年 5 月 10 日，我院）：阳性。

（4）皮损刮片，涂片找利杜体（2018 年 5 月 3 日，我院）：可见利什曼原虫无鞭毛体。

（5）皮损活检细菌培养（2018 年 5 月 3 日，我院）：患者右腹壁部皮损分泌物行细菌培养可见金黄色葡萄球菌生长，β－ESBL 产酶型，多药耐药，依据药敏结果给予左氧氟沙星抗感染治疗。

（6）皮损刮片，分子生物学检测（2018 年 5 月 3 日，我院，图 9）：利什曼原虫阳性，鉴定为杜氏利什曼原虫。

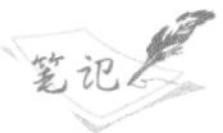

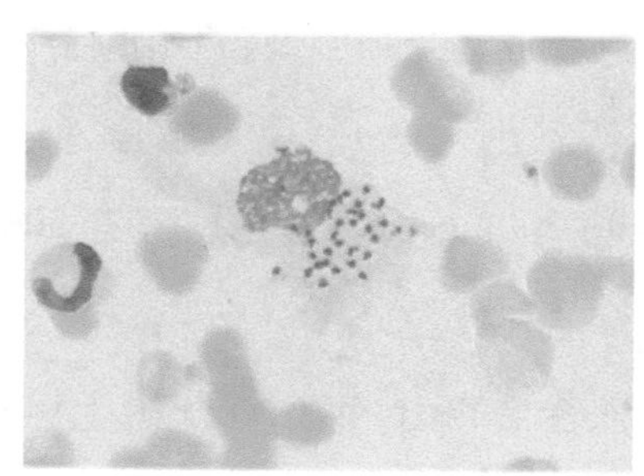

图 9　皮损刮片可见利什曼原虫无鞭毛体
（瑞姬染色、油镜，×1000）

诊断：皮肤利什曼病，皮肤溃疡，合并皮肤细菌感染。

治疗方案：葡萄糖酸锑钠注射液 6ml（含五价锑 0.6g，相当于葡萄糖酸锑钠 1.9g），每天一次杀虫治疗，达维邦凝胶局部皮损外用抗感染治疗，并予以肝泰乐、维生素 C 保肝治疗。同时予以左氧氟沙星抗感染。

转归：治疗 1 个月后复诊，复查局部皮损涂片未见杜氏利什曼原虫，血杜氏利什曼原虫 IgG 抗体阳性，局部皮损提取 DNA 验证杜氏利什曼原虫检测阳性。予以第二个疗程治疗。第二个疗程后 1 个月再次复诊，复查血杜氏利什曼原虫 IgG 抗体阴性，局部皮损涂片未见杜氏利什曼原虫，局部皮损提取 DNA 验证杜氏利什曼原虫检测阴性（图 10）。

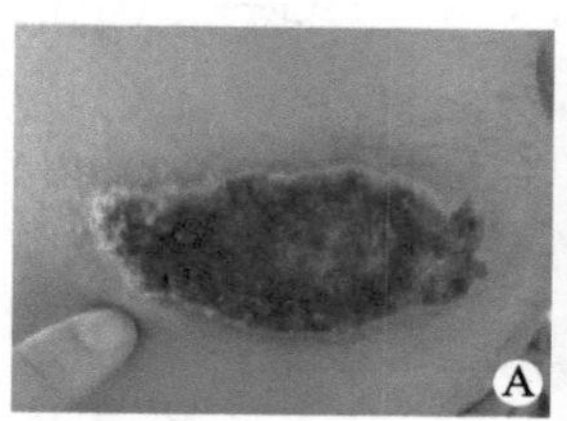

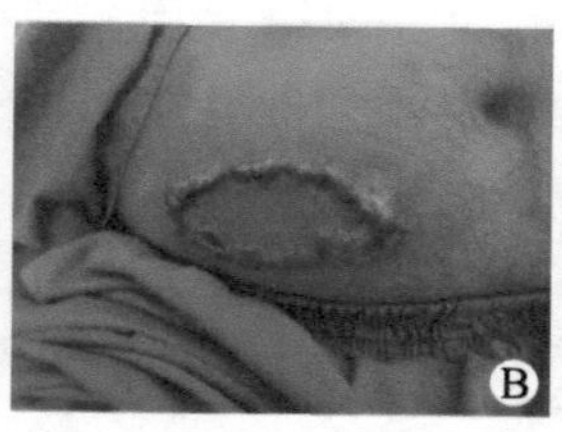

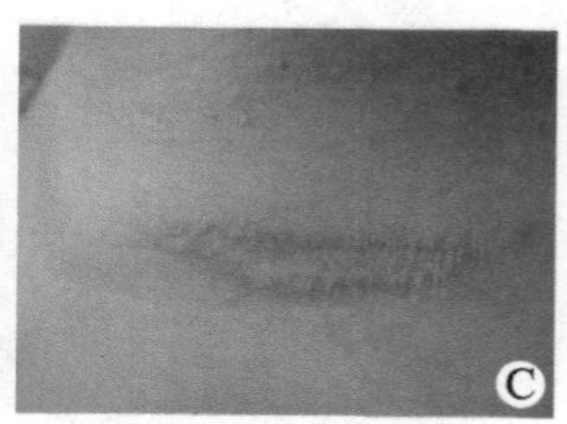

注：A：皮损治疗前；B：第 1 个疗程锑剂治疗后；C：第 2 个疗程锑剂治疗后

图 10　皮肤利什曼病患者皮损治疗前和治疗后对比图

笔记

病例分析

患者有明确的伊拉克工作史并被昆虫叮咬后发病，结合实验室检查，杜氏利什曼原虫 IgG 抗体阳性，皮损刮片可见利什曼原虫无鞭毛体，皮损刮片的分子生物学检测利什曼原虫阳性，鉴定为杜氏利什曼原虫。皮肤利什曼病诊断明确。

利什曼原虫可引发一系列皮肤疾病。黏膜利什曼病（mucous leishmaniasis，ML）和复发性利什曼病（recurrent leishmaniasis，LR）由低寄生虫负荷疾病（与明显的细胞免疫应答有关）引起。弥漫性皮肤利什曼病（disseminated cutaneous leishmaniasis，DCL）由高寄生虫负荷疾病引起，主要寄生于巨噬细胞且无肉芽肿性炎症。病情处于两者之间的疾病为局部皮肤利什曼病（local cutaneous leishmaniasis，LCL），它是最常见的临床表现。

LCL 为皮肤暴露区域的皮肤病变。LCL 以粉红色丘疹开始，随后丘疹扩大并发展成一个结节或斑块样病变（通常中间部位软化），引起无痛性溃疡，并且边缘变硬。其中旧大陆型利什曼病（old world leishmaniasis），又称东方疖（oriental sore），由热带利什曼原虫（*L. tropica*）、硕大利什曼原虫（*L. major*）和埃塞俄比亚利什曼原虫（*L. aethiopica*）寄生在白蛉叮咬部位皮肤的巨噬细胞内，引起以结节和溃疡为主的寄生虫病。溃疡通常覆盖有角化过度的焦痂。皮损通常发生在身体的外露部位，如面、手、脚和腿部。在新大陆型利什曼病（new world leishmaniasis），又称采胶工溃疡（chiclero ulcer）。由墨西哥利什曼原虫复合体（*L. mexicana Complex*）寄生在罗蛉叮咬部位皮肤的巨噬细胞内，引起的以单一、自限性的皮肤丘疹、结节或无痛性溃疡为主的寄生虫病。溃疡可能覆盖有厚层的黄

白色纤维类物质。皮损常见于面部和耳部。

有免疫抑制情况的患者出现更严重 CL 的风险增加。这类患者包括长期使用皮质类固醇、生物调节剂或其他免疫抑制药物的患者，器官移植受者，妊娠患者，以及 HIV 感染者/艾滋病患者。

对于有一处或多处慢性皮肤病变（通常无痛）且在利什曼病流行区域有暴露史的患者，应考虑 CL 的诊断。确诊需要对临床标本（通常是皮肤）通过组织学检查、培养或通过聚合酶链式反应进行分子生物学分析，证实有寄生虫的存在。因为利什曼原虫的种可能影响治疗决定，所以如果可行，应继续进行种水平的寄生虫诊断。

患者治疗痊愈后对利什曼原虫具有终身免疫力，且对其他原虫种类有交叉免疫。

病例点评

引起皮肤利什曼病的利什曼原虫目前报道有 21 个亚种，包括常见划分为旧大陆虫种的为硕大利什曼原虫（*L. major*）、婴儿利什曼原虫（*L. infantum*）、热带利什曼原虫（*L. tropica*）及属于新大陆虫种的墨西哥利什曼原虫（*L. Mexicana*）、维纳尼亚利什曼原虫（*L. Viannia*）及巴西利什曼原虫（*L. braziliensis*）等。不同亚种感染引起的皮肤利什曼病不仅可以造成不同的临床表现、病程进展及预后，引起机体不同的免疫反应，而且有可能造成皮肤利什曼病病原体内化进而发展成内脏利什曼病。

皮肤利什曼病发病隐匿、临床表现复杂、常常造成不同程度的皮肤损害。主要的皮肤损害主要有丘疹型、斑块型、溃疡型、脓肿及脓疱疮样表现。由于皮肤损害的表现不甚一致，临床上常常造成误诊误治。

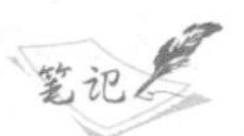

参考文献

[1] Follador I, Araújo C, Bacellar O, et al. Epidemiologic and immunologic findings for the subclinical form of Leishmania braziliensis infection. Clin Infect Dis, 2002, 34 (11): 54 - 58.

[2] Boggild A K, Ramos A P, Espinosa D, et al. Clinical and demographic stratification of test performance: a pooled analysis of five laboratory diagnostic methods for American cutaneous leishmaniasis. Am J Trop Med Hyg, 2010, 83 (2): 345 - 350.

[3] Showler A J, Boggild A K. Cutaneous leishmaniasis in travellers: a focus on epidemiology and treatment in 2015. Curr Infect Dis Rep, 2015, 17 (7): 489.

[4] Ramírez J D, Hernández C, León C M, et al. Taxonomy, diversity, temporal and geographical distribution of Cutaneous Leishmaniasis in Colombia: A retrospective study. Sci Rep, 2016, 6: 28266.

[5] Kollipara R, Peranteau A J, Nawas Z Y, et al. Emerging infectious diseases with cutaneous manifestations: Fungal, helminthic, protozoan and ectoparasitic infections. J Am Acad Dermatol, 2016, 75 (1): 19 - 30.

[6] de Vries H J, Reedijk S H, Schallig H D. Cutaneous leishmaniasis: recent developments in diagnosis and management. American Journal of Clinical Dermatology, 2015, 16 (2): 99 - 109.

006 非洲冈比亚锥虫病一例

病历摘要

患者男性，42 岁。主诉“低热 15 个月、进行性淋巴结肿大 3 个月、嗜睡 1 周”。2014 年底，患者出现发热（体温最高 38℃），

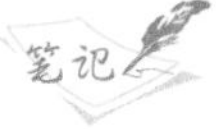

但没有明显寒战、头痛、咳嗽或盗汗。患者反复低热，并在加蓬和国内多次查 HIV 检测和血培养均为阴性，血涂片未发现疟原虫。诊断不清，未给予治疗。

2016 年 4 月，患者出现全身淋巴结肿大，逐渐出现疲劳、冷漠、下肢麻痹、体重减轻、视力模糊和嗜睡，以致出现精神状态改变、认知障碍和偶尔的尿失禁。

2016 年 7 月 16 日和 2016 年 8 月 31 日，在加蓬当地两家医院进行了淋巴结活检，均显示淋巴反应性增生。腹部 CT 断层增强扫描显示腹部多个区域的淋巴结肿大，以及脾肿大。骨髓涂片未见明显异常。然而，血涂片的显微镜显示非洲锥虫病的可能性。患者随后于加蓬当地医院进一步诊治（北京友谊医院专家参与会诊）。

流行病学史：患者是一名中国船员，2012 年至 2016 年，患者在非洲西部加蓬地区从事内陆航行工作。

体格检查：入院时检查显示患者有冷漠和嗜睡。精神状态检查（MMSE）显示中度认知障碍（患者为 12 分，满分 30 分）。

实验室及影像学检查

（1）血涂片和淋巴结活检：见到锥虫体。

（2）人非洲锥虫病（human African trypanosomiasis，HAT）特异性抗体快速诊断试验阳性。

（3）外周血和脑脊液（CSF）布氏冈比亚锥虫 DNA 检测阳性。

（4）脑脊液检测：蛋白质为 1.42g/L。IgG 为 278.00mg/L。

（5）脑脊液白细胞计数为 80×10^6/L，主要为小淋巴细胞。

诊断（北京友谊医院专家参与会诊）：布氏冈比亚锥虫病（脑膜脑炎期）。

治疗方案：给予静脉注射依氟鸟氨酸的标准方案（每 6 小时 100mg/kg，持续 14 天）。

病例分析

根据患者病史，结合其在非洲工作史，尤其是病原学检测及影像学检查，脑脊液分子生物学检测布氏冈比亚锥虫 DNA 阳性。非洲锥虫病诊断明确。

锥虫病（trypanosomiasis）是由锥虫（*Trypanosomes*）感染所致的原虫感染性疾病。锥虫病有两种，即非洲锥虫病（African trypanosomiasis）和美洲锥虫病（American trypanosomiasis）。非洲锥虫病由布氏冈比亚锥虫（*T. brucei. gambiense*）和布氏罗得西亚锥虫（*T. b. rhodeshense*）引起，前者分布于非洲西部和中部，主要传染源是人，传播媒介为须舌蝇；后者分布于非洲东部，动物和人均为传染源，传播媒介为刺舌蝇。非洲锥虫病以神经系统病变为主，又称昏睡病（sleeping sickness）。

两种锥虫侵入人体以后的基本过程包括：锥虫在局部增殖所引起的局部初发性反应期和在体内散播的血淋巴期（第一阶段），以及侵入中枢神经系统的脑膜炎期（第二阶段）。布氏冈比亚锥虫（*T. b. g.*）病分布于非洲西部和中部，故又名中、西非锥虫病。这种类型目前占昏睡病报告病例的95%以上，并造成慢性感染。患者可感染数月或甚至数年，但没有明显体征或症状。*T. b. g.*）引起的颈后三角区淋巴结肿大，称为温特博特姆征（Winterbottom's sign）。引起明显症状时，患者常已到疾病晚期，中枢神经系统受累。我国目前已经报道有输入性非洲冈比亚锥虫病例。疾病诊断以血液涂片或淋巴液、脑脊液、骨髓穿刺液、淋巴结穿刺物等作涂片检查见到锥虫病原体为确诊依据（图 11、图 12）。当血中虫数多时，锥鞭毛体以细长型为主，血中虫数因宿主免疫反应减少时，则

笔记

以粗短型居多。

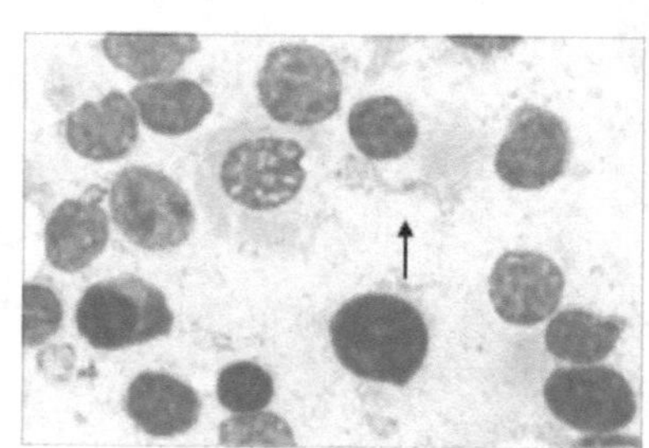

图 11　布氏冈比亚锥虫在淋巴结活检的切片中的显示（箭头）（Giemsa 染色，×1000）

［图片来源：Chen N，Jin K，Xu J，et al. Human African trypanosomiasis caused by Trypanosoma brucei gambiense：The first case report in China. Int J Infect Dis，2018，79：34－36.］

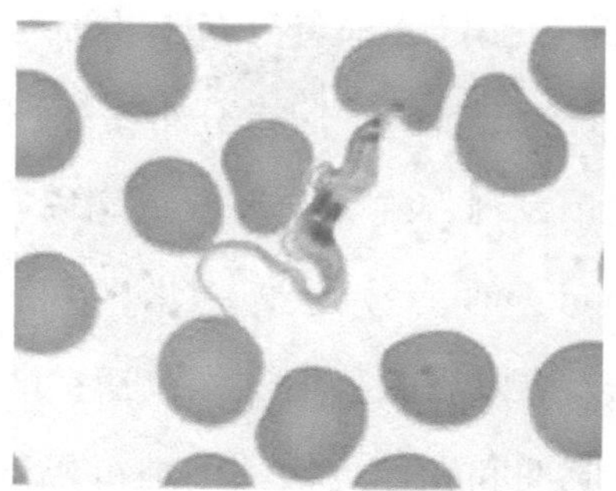

图 12　薄血涂片（Giemsa 染色，×1000）显示布氏锥虫

［图片来源：Reproduced from：Centers of Disease Control and Prevention. DPDx：Trypanosomiasis，African. Available at：http://www.cdc.gov/dpdx/trypanosomiasis African/index.html.］

目前有五种药物用于治疗昏睡病。第一阶段治疗使用的药物包括喷他脒（pentamidine）和苏拉明（Suramin）；第二阶段治疗使用的药物包括美拉胂醇（Melarsoprol）和依氟鸟氨酸（eflornithine）（仅对布氏冈比亚锥虫有效）。2009 年引进了硝呋替莫（Nifurtimox combination therapy）联合治疗。治疗类型取决于疾病阶段。疾病第一阶段比第二阶段使用的药物毒性较小并较容易施药。确定疾病的时间越早，治愈的机会越大。由于寄生虫可能保持存活很长时间和

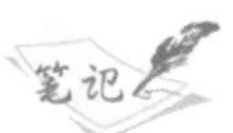

在治疗数月后再次致病，治疗结果的评估需要随诊长达 24 个月，并需要进行体液、包括通过腰椎穿刺获得脑脊液的实验室检查。第二阶段的成功治疗依赖于可穿过血脑屏障的一种药物。这种药物有毒性，而且用药过程复杂。

病例点评

随着我国国际交流日趋频繁，凡从非洲流行区归来的人群如果出现锥虫性“下疳”、不规则发热、剧烈头痛、嗜睡、昏睡、淋巴结肿大、心动过速者均要考虑到非洲锥虫感染的可能，完成相应的诊断与鉴别诊断。确诊有赖于病原学依据。锥虫仍然是一个潜在的致命疾病，表现在其诊断困难，致病作用强。对疑似病例，根据流行病学史和可疑的临床表现，应该在诊断后及时得到有效的标准治疗。

参考文献

[1] Büscher P, Cecchi G, Jamonneau V, et al. Human African trypanosomiasis. Lancet, 2017, 390 (10110): 2397 – 2409.

[2] Chen N, Jin K, Xu J, et al. Human African trypanosomiasis caused by Trypanosoma brucei gambiense: The first case report in China. Int J Infect Dis, 2018, 79: 34 – 36.

[3] Burri C, Nkunku S, Merolle A, et al. Efficacy of new, concise schedule for melarsoprol in treatment of sleeping sickness caused by Trypanosoma brucei gambiense: A randomised trial. Lancet, 2000, 355: 1419 – 1425.

007 非洲罗德西亚锥虫病一例

病历摘要

患者男性，41 岁。主因“发热伴头晕 1 天”于当地住院诊治（北京友谊医院专家参与会诊）。患者发热，体温 40.1℃，并伴有头晕、疲劳等明显不适症状。曾静脉输液和广谱抗生素治疗，效果不佳。

流行病学史： 患者发病前 2 周在坦桑尼亚的塞伦盖蒂国家公园拍摄照片时，被采蝇咬伤。已接种过黄热病疫苗，未患过疟疾。

体格检查： 患者神志清楚，定位良好，全身无淋巴结肿大。左脚后跟有一个直径为 21mm 的红色下疳。

实验室及影像学检查：

（1）血液生化检查（当地医院）显示 ALT 212.0IU/L（0 ~ 40IU/L），AST 168IU/L（0 ~ 46IU/L），碱性磷酸酶 460IU/L（3 ~ 104IU/L）。血钠 131.2mmol/L（135.0 ~ 148.0mmol/L），血钾 3.11mmol/L（3.5 ~ 5.0mmol/L）。

（2）血常规：PLT 70×10^9/L[（100 ~ 300）$\times 10^9$/L]。

（3）薄血涂片和厚血涂片（吉姆萨染色）：未见疟原虫。可见锥虫虫体。

（4）疟疾抗原试验（免疫层析试验）均对疟原虫种呈阴性。

（5）脑脊液检查未发现锥虫体，其中白细胞 2 个/mm^3。

（6）患者外周血 PCR 扩增出罗德西亚锥虫两个特异性靶向基因，即 *T. b. rhodesiense* 特异人血清耐药相关基因（*SRA*）和锥虫通

用内转录间隔物（*ITS*）基因阳性。

诊断： 急性罗得西亚锥虫病，合并血小板减少，肝功能不全，电解质紊乱。

治疗方案： 治疗第 1 天，静脉注射喷他脒 200mg，第 2 天和第 3 天肌肉注射相同剂量喷他脒。第 4 天，停用喷他脒，静脉注射苏拉明 200mg，此后的第 3、第 7、第 14、第 21 和第 28 天将治疗剂量增加到 1g。治疗期间未见明显不良反应。

病例分析

根据患者病史，结合其在非洲工作史，尤其是实验室的病原学检查及分子生物学检测结果，罗得西亚锥虫病诊断明确。

非洲锥虫病由布氏冈比亚锥虫（*T. brucei. gambiense*）和布氏罗得西亚锥虫（*T. b. rhodeshense*）引起，布氏罗得西亚锥虫分布于非洲东部，动物和人均为传染源，传播媒介为刺舌蝇。

布氏罗得西亚锥虫引起急性感染，主要流行于非洲东部和南部的 13 个国家，占疫区报告病例 3% 以下。但是在非疫区报告的输入性锥虫病中，布氏罗得西亚锥虫病占比例较大（76.4%）。坦桑尼亚、博茨瓦纳、卢旺达、肯尼亚和马拉维等国家短期旅行者中均有病例报道。我国已有输入性非洲罗得西亚锥虫病例的报道。该病感染之后数周或数月可观察到最初的体征和症状，可以在舌蝇叮咬部位引起局部皮肤红肿，称为锥虫下疳（trypanosomal chancre）(图 13)。疾病迅速发展并侵入中枢神经系统。仍然以病原学诊断为金标准。可采用涂片检查法，取患者血液涂片染色镜检。当血中虫数多时，锥鞭毛体以细长型为主，血中虫数因宿主免疫反应减少时，则以粗短型居多（图 14）。也可取淋巴液、脑脊液、骨髓穿刺液、淋巴结穿刺物等作涂片检查。

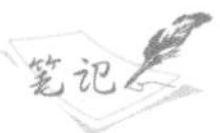

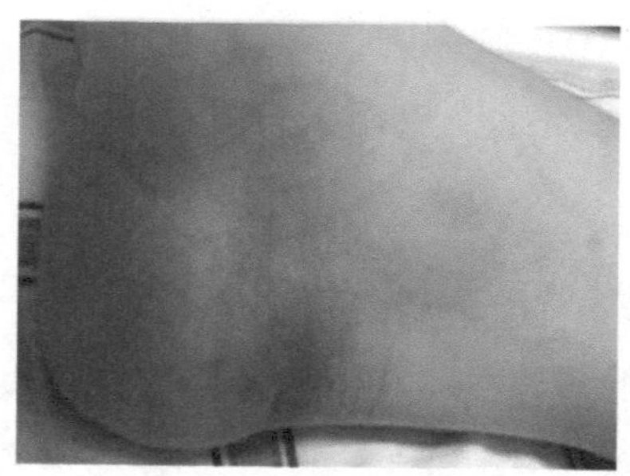

图 13 罗德西亚锥虫感染引起的锥虫下疳

［图片来源：Liu Q，Chen X L，Chen M X，et al. Trypanosoma brucei rhodesiense infection in a Chinese traveler returning from the Serengeti National Park in Tanzania. Infect Dis Poverty，2018，7（1）：50.］

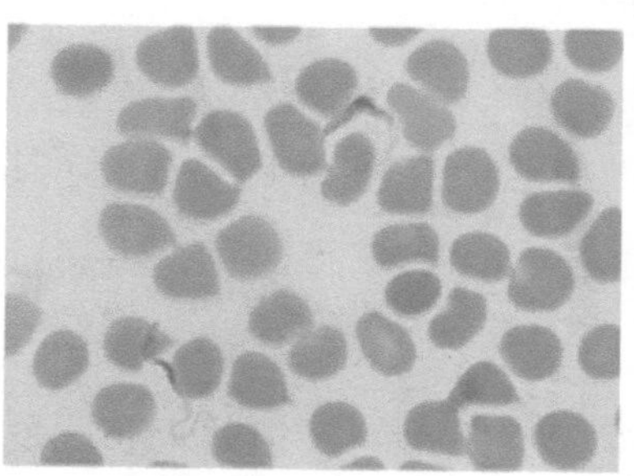

图 14 薄血涂片（Giemsa 染色，油镜，×1000）可见非洲锥虫

［图片来源：Liu Q，Chen X L，Chen M X，et al. Trypanosoma brucei rhodesiense infection in a Chinese traveler returning from the Serengeti National Park in Tanzania. Infect Dis Poverty，2018，7（1）：50.］

病例点评

凡是从非洲疫区野生动物园游玩回国旅客，2 周左右出现发热等不适，且查体发现锥虫下疳或淋巴结肿大，应警惕布氏罗得西亚锥虫感染可能。

该输入性布氏罗得西亚锥虫病的发现，也提示发热患者血涂片检查的必要性。由于我国没有非洲锥虫病流行，且输入性病例极少，临床医师对该病不熟悉，因此只将样品送检“疟疾”，如果只使用疟疾快速诊断试剂进行疟原虫检测，就无法检出锥虫，极大延

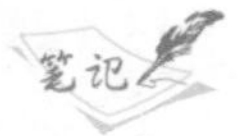

误了患者的诊断和治疗。确诊寄生虫的感染，应该进行及时的标准治疗（推荐成人和儿童非洲锥虫病的治疗方案见表 1）。

表 1　成人和儿童非洲锥虫病的治疗

布氏冈比亚锥虫		布氏罗得西亚锥虫	
早期感染			
首选			
喷他脒	4mg/（kg·d），肌肉注射或静脉滴注（静脉滴注时间要大于 2 小时），总疗程 7 天	苏拉明	首次 100～200mg（监测用药剂量），静脉滴注，然后 20mg/kg（最大量不超过 1000mg）静脉滴注，分别在第 1、第 3、第 7、第 14 和第 21 天
替代方案			
苏拉明	首次 100～200mg（监测用药剂量），静脉滴注，然后 20mg/kg（最大量不超过 1000mg）静脉滴注，分别在第 1、第 3、第 7、第 14 和第 21 天	无	
晚期感染			
首选			
依氟尼汀合并硝呋莫司	依氟尼汀 200mg/kg，每 12 小时一次，静脉滴注（静脉滴注时间要大于 1 小时），总疗程 7 天；同时使用硝呋莫司 5mg/kg，口服，每 8 小时一次，总疗程 10 天	美拉胂醇*	2.2mg/（kg·d），静脉滴注，总疗程 10 天
依氟尼汀	100mg/kg，静脉滴注，每 6 小时一次，总疗程 14 天		
替代方案			
美拉胂醇*	2.2mg/（kg·d），静脉滴注，总疗程 10 天	美拉胂醇*	3.6mg/（kg·d），静脉滴注，3 天为一个疗程，间隔 7 天第二个疗程，共 3 个疗程

注：*美拉胂醇应每天与强的松龙合用 1mg/kg（每天至多 40mg/kg），在治疗前 1～2 天开始，并持续至治疗结束。

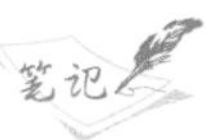

近些年由于国际交往、援非及劳务输出等，由此带来的输入性疾病风险逐渐增大，应加强临床医务人员的培训，提高输入性疾病的诊疗水平；进一步加强对此类我国新发、少见、罕见、输入性寄生虫病的诊断、治疗等技术药品储备，提升输入性寄生虫病的防控和处置能力。同时对援非工作人员、赴非务工或旅游人员应进行包括锥虫病等在内的热带病防治知识教育等。

参考文献

[1] Liu Q, Chen X L, Chen M X, et al. Trypanosoma brucei rhodesiense infection in a Chinese traveler returning from the Serengeti National Park in Tanzania. Infect Dis Poverty, 2018, 7 (1): 50.

[2] Barrett M P, Burchmore R J, Stich A, et al. The trypanosomiases. Lancet, 2003, 362 (9394): 1469.

[3] Urech K, Neumayr A, Blum J. Sleeping sickness in travelers - do they really sleep? PLoS Negl Trop Dis. 2011, 5 (11): e1358.

008 蓝氏贾第鞭毛虫病一例

病历摘要

患者男性，36 岁。主因“非血性腹泻、腹胀、恶心、呕吐 1 周”入院。

流行病学史：患者两年前被诊断为骨髓增生异常综合征。

体格检查：无明显阳性体征。

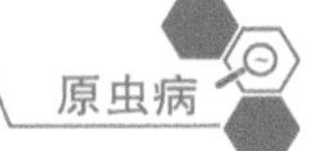

实验室及影像学检查

（1）粪便常规：白细胞 > 10/HP（×400），红细胞 > 5/HP（×400）。

（2）粪便难辨梭状芽孢杆菌毒素阴性。

（3）粪便沙门氏菌、志贺菌和弯曲杆菌、肠出血性大肠杆菌培养阴性。

（4）粪便蓝氏贾第鞭毛虫抗原检测阳性。隐孢子虫抗原检测阴性。

（5）粪便寄生虫和虫卵检测：可见蓝氏贾第鞭毛虫滋养体。

诊断： 蓝氏贾第鞭毛虫病。

治疗方案： 甲硝唑 500mg，tid，连续 7 天。

转归： 治疗后症状消失，随访 6 个月后仍无复发。

病例分析

根据患者病史，实验室粪便检测到蓝氏贾第鞭毛虫滋养体，贾第虫病诊断明确。

蓝氏贾第鞭毛虫病（giardiasis lamblia），又称贾第虫病（giardiasis）。由寄生于小肠（主要在十二指肠）的蓝氏贾第鞭毛虫（*Giardia lamblia*）滋养体引起的一种以腹泻和消化不良为主要临床症状的寄生虫病。

十二指肠贾第虫感染在全世界均有发生。其可引起流行性和散发性疾病，是水源性和食源性腹泻、日托中心腹泻暴发的重要病因。高危人群包括婴儿、幼儿、跨国被收养者、旅行者和免疫功能低下患者。贾第虫有两种形态：包囊和滋养体。包囊是贾第虫的感染形式，它可随粪便排出体外，在潮湿的环境中可存活较长时间。

包囊被摄入后，会在近端小肠脱囊，并形成滋养体（图 15）。贾第虫感染性包囊向人类传播的途径有三种：水源性传播、食源性传播和粪 - 口传播。

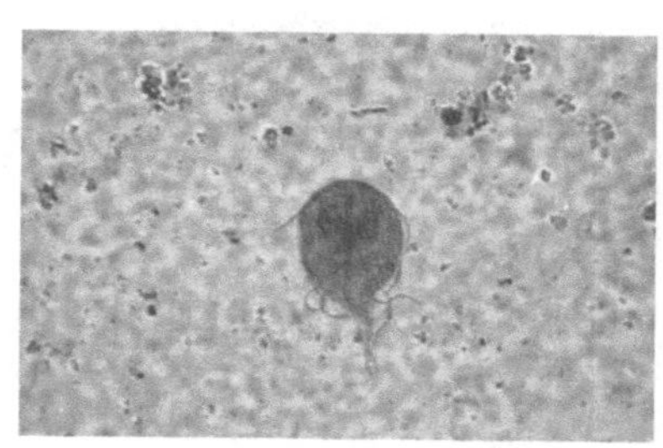

图 15　蓝氏贾第鞭毛虫滋养体（Gimsa 染色，×400）

［图片来源：Reproduced from：Centers for Disease Control and Prevention. DPDx：Giardiasis. Available at：http://www.cdc.gov/dpdx/giardiasis/index.html.］

贾第虫病临床表现的严重程度不一。一般而言，约半数的暴露者可在无临床症状的情况下清除感染，约 15% 的个体可无症状地排出包囊（无症状性排出包囊的情况可持续 6 个月或更长时间），剩余 35%～45% 的个体则表现为症状性感染。不同体临床表现与多种因素有关，包括分离株的毒力、寄生虫载量及宿主免疫应答。急性贾第虫病的症状包括腹泻、不适、腹部痛性痉挛和体重减轻。吸收不良可能是慢性贾第虫病患者体重明显减轻的原因。多达 40% 的患者可出现获得性乳糖不耐受。

急性症状通常出现于 7～14 日的潜伏期之后。若感染 1 周内出现急性胃肠道症状，则不太可能是贾第虫感染造成的。症状可持续 2～4 周。慢性贾第虫病可能发生于急性期病变之后，或者也可在之前无急性病变的情况下发生。多达半数的症状性患者可出现慢性症状。

贾第虫病的诊断方法包括抗原检测分析、核酸检测分析及粪便检测。在条件允许的情况下，相较于粪便检测，优选抗原或核酸检测。一般来说，贾第虫病患者不存在外周血白细胞增多和嗜酸性粒

笔记

细胞增多。粪便样本中通常也不存在白细胞。粪便中脂肪排泄物及其他反映吸收不良的实验室检查结果可能异常。胃镜和肠镜可以表现为黏膜水肿，病理切片可见十二指肠绒毛表面的蓝氏贾第鞭毛虫滋养体（图 16、图 17）。

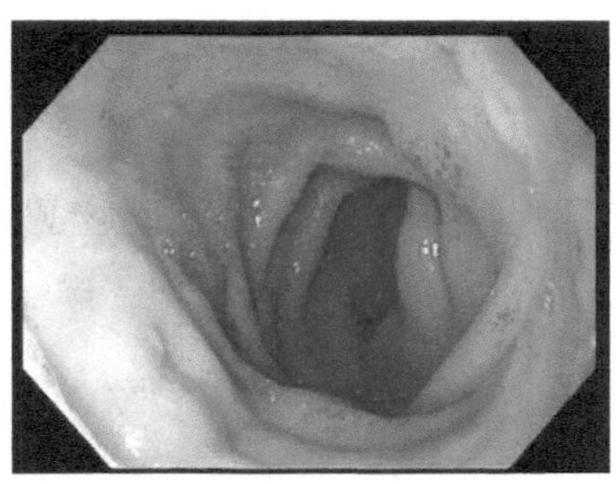

图 16　十二指肠镜显示十二指肠球部有斑片状红斑及糜烂

［图片来源：Ajumobi A B，Daniels J A，Sostre C F，et al. Giardiasis in a hematopoietic stem cell transplant patient. Transpl Infect Dis，2014，16（6）：984－987.］

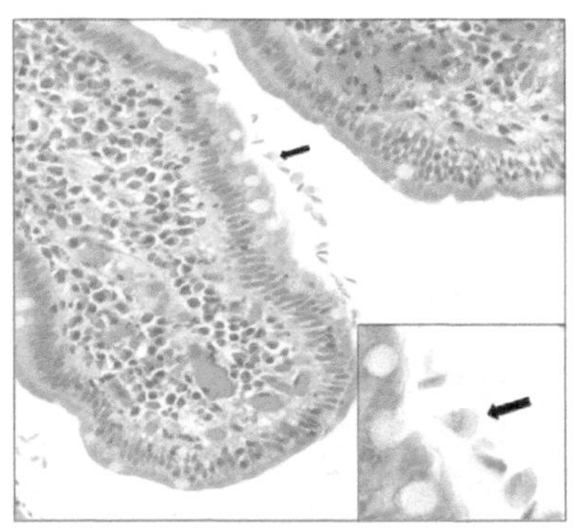

注：高倍镜（×100）显示蓝氏贾第鞭毛虫滋养体（箭头）。

图 17　肠镜活检病理发现十二指肠绒毛面可见数个蓝氏贾第鞭毛虫滋养体（HE 染色，×40）

［图片来源：Ajumobi A B，Daniels J A，Sostre C F，et al. Giardiasis in a hematopoietic stem cell transplant patient. Transpl Infect Dis，2014，16（6）：984－987.］

一般而言，对有症状的贾第虫病患者应进行抗生素治疗。然而，一些感染呈自限性，因此对症状轻微和（或）存在抗生素治疗

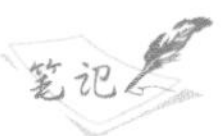

禁忌证的患者可以不给予治疗。此外，在没有传播风险的情况下，对没有症状的个体可以不给予治疗。我们建议对以下无症状贾第虫病患者进行治疗：食物处理人员、患者家中有孕妇或免疫功能受损者，或者日托中心或其他机构里可能传染他人的儿童患者。

贾第虫病患者，治疗方法包括抗生素疗法和支持治疗（如纠正腹泻导致的液体和电解质紊乱）。贾第虫病治疗的药物包括甲硝唑（metronidazole），替硝唑（tinidazole）和硝唑尼特（Nitazoxanide），阿苯达唑（Albendazole）等。对于症状消失数周或数月后再次复发的患者，可以采用与前次相同的抗生素治疗。初始抗生素治疗无效或疗效极小的患者，可以使用另一类抗生素治疗。例如，初始使用硝基咪唑类药物（替硝唑或甲硝唑）的患者可以使用硝唑尼特治疗，后者已被证实对硝基咪唑类耐药虫株有效。单药治疗反复失败的难治性贾第虫病患者可能需要使用联合治疗方案。

病例点评

粪便寄生虫检测虽然对贾第虫病的诊断具有特异性，但是缺乏敏感性，特别是如果只进行一次或两次检测。粪便镜检对水样稀便样本可能检出滋养体，而半成形或成形粪便样本中可能仅能检测到包囊。对于单份粪便样本，贾第虫检测的阳性率为50%~70%，而对于同一患者的3份粪便样本，贾第虫检测的阳性率为90%。粪便检测还可以包括ELISA或直接荧光抗体检测。对所有有接触史和腹泻症状的潜在患者进行筛查是有一定必要的。所有其他非侵入性试验均未明确病因的慢性腹泻患者应考虑内镜检查。

参考文献

[1] Vivancos V, Gonzalez – Alvarez I, Bermejo M, et al. Giardiasis: characteristics, pathogenesis and new insights about treatment. Curr Top Med Chem, 2018, 18 (15): 1287 – 1303.

[2] Guerrant R L, Walker D H, Weller P F. Tropical infectious diseases: principles, pathogens and practice Tropical Infectious Diseases: Principles, Pathogens, and Practice. 2011.

[3] Cantey P T, Roy S, Lee B, et al. Study of nonoutbreak giardiasis: novel findings and implications for research. Am J Med, 2011, 124 (12): 1175.

[4] Heyworth M F. Diagnostic testing for Giardia infections. Trans R Soc Trop Med Hyg, 2014, 108 (3): 123.

[5] Ajumobi A B, Daniels J A, Sostre C F, et al. Giardiasis in a hematopoietic stem cell transplant patient. Transpl Infect Dis, 2014, 16 (6): 984 – 987.

[6] Lalle M, Hanevik K. Treatment – refractory giardiasis: challenges and solutions. Infect Drug Resist, 2018, 24 (11): 1921 – 1933.

[7] Hiatt R A, Markell E K, Ng E. How many stool examinations are necessary to detect pathogenic intestinal protozoa? Am J Trop Med Hyg, 1995, 53 (1): 36.

009 脆弱双核阿米巴病一例

病历摘要

患者女性，49 岁。主因“突发腹痛 8 小时”入院。就诊前 8 小时（饭后几个小时后）突然开始发作，逐渐加重，脐周明显。无放射痛。无恶心呕吐，无腹泻，无发热。

流行病学史： 否认外伤。既往无明显的病史，无腹部外科手术。近3个月在农场工作，接触鸡鸭等家禽，自述卫生习惯差。无国外旅行史。

体格检查： BP 160/90mmHg。余生命体征均在正常范围。腹软，全腹压痛，无反跳痛，没有明显的肿块。肠鸣音正常。妇科检查正常。直肠检查未见异常。

实验室及影像学检查

（1）血常规和血生化检查未见异常。

（2）尿常规，尿培养阴性。

（3）粪便潜血试验阴性。

（4）腹部X线检查：显示肠内气体过多，但无腹腔病理征象。

（5）肠道细菌和病毒病原体检测均阴性。

（6）粪便寄生虫检测：粪便涂片（铁苏木素染色）可见脆弱双核阿米巴滋养体。

诊断： 脆弱双核阿米巴病。

治疗方案： 甲硝唑（750mg/次，每日3次）10天。

转归： 治疗后患者的症状消失，粪便检查未发现任何寄生虫；实时PCR结果对脆弱双核阿米巴也为阴性。

病例分析

根据患者病史，且粪便寄生虫检测可见脆弱双核阿米巴滋养体，该病诊断明确。

脆弱双核阿米巴病（dientamoebiasis fragilis）由脆弱双核阿米巴（*Dientamoeba fragilis*）滋养体寄生于人体结肠内引起的一种寄生

虫病。临床表现为腹泻和疲乏。

脆弱双核阿米巴滋养体虽无鞭毛，但因其结构和抗原特性与鞭毛虫相似，故其生物学分类仍属鞭毛虫科的鞭毛虫。本虫寄居于盲肠和结肠黏膜陷窝内，不吞噬红细胞，也从不侵犯组织。在标本中大多数虫体处于2核状态。典型的核结构为，核膜缺如，无核周染色质粒，核中央可见由4～8个相互分开且呈对称排列的染色质粒组成的大团块。在良好的铁苏木素染色标本中，染色质颗粒尤为清晰（图18）。一般认为，2核滋养体处于分裂停滞期（arrested telophase）。如染色适当，可见伸展于两核之间的核外纺锤体（extranuclear spindle），且多见于2核形式。3核和4核的形式比较少见。在排出的新鲜粪便标本内，滋养体运动十分活跃，但遇冷后便很快变成圆形。

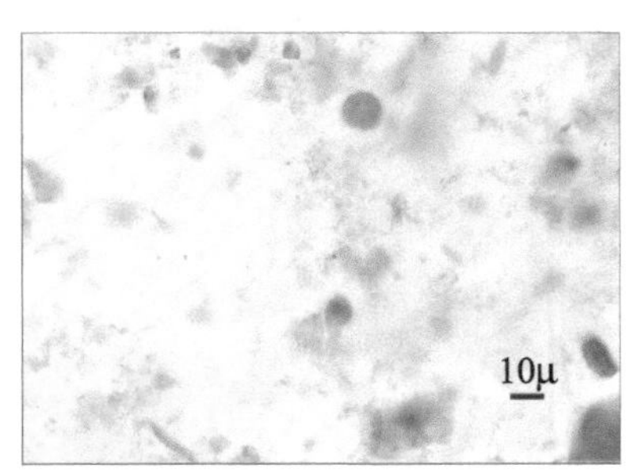

注：有两种滋养体存在，一种是双核滋养体（约12μm），另一种是单核滋养体（约9μm），其核含有显著的核小体（×100）

图18 患者粪便涂片（铁苏木素染色）可见脆弱双核阿米巴滋养体

［图片来源：Vassalou E，Vassalos C M，Spanakos G，et al. First report of Dientamoeba fragilis infection explaining acute non－specific abdominalpain. Indian J Med Microbiol，2016，34（1）：106－108.］

脆弱双核阿米巴滋养体、前囊和包囊可以通过感染宿主的粪便污染周围环境，人类摄入污染的食物和（或）水源而感染。虽然大猩猩、猪和啮齿动物也被认为是自然宿主，但人类被认为是脆弱双核阿米巴的首选宿主。最近的报告证实了脆弱双核阿米巴DNA存

在于蠕虫卵内，尽管尚不清楚这些卵内是否存在活的和（或）可传染的脆弱双核阿米巴。

国外资料显示，15%~27%受染者表现临床症状，主要有腹泻、腹痛、恶心、呕吐，粪便带血或黏液等。国外报道，在一般人群中，本虫流行率为1.5%~20.0%，但特殊人群的可能更高。但致病机理目前尚不十分清楚。镜检脆弱双核阿米巴仍是诊断的金标准，同时使用分子诊断技术扩增脆弱双核阿米巴 SSU rRNA 基因片段可快速诊断脆弱双核阿米巴（图19）。

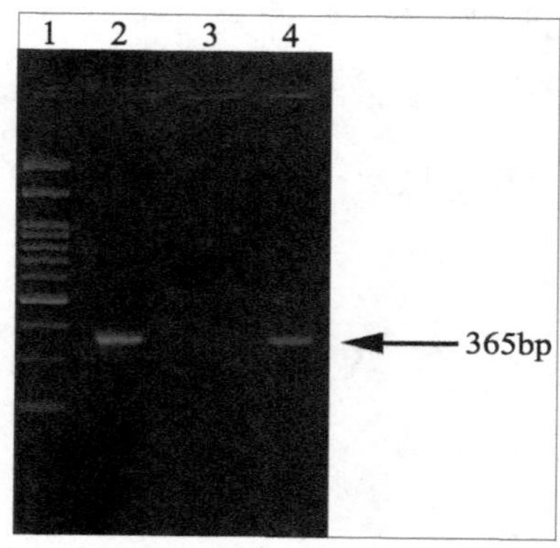

图19　聚合酶链反应检测粪便标本，可检测到脆弱双核阿米巴相应特异性条带（365bp）

［图片来源：Röser D，Nejsum P，Carlsgart A J，et al. DNA of Dientamoeba fragilis detected within surface - sterilized eggs of Enterobius vermicularis. Exp Parasitol，2013，133（1）：57-61.］

四环素类（Tetracycline）是目前疾控中心唯一推荐的治疗药物，但临床治疗数据有限仍有待深入研究。目前有文献报道的治疗用药包括氯碘喹啉（Clioquinol）、碘化对苯二酸（iodoquinol）、巴龙霉素（Paromomycin）和硝基咪唑类，如甲硝唑（Metronidazole）、塞克硝唑（Secnidazole）和奥硝唑（Ornidazole）。

笔记

病例点评

脆弱双核阿米巴可以分泌潜在的细胞毒性/溶细胞分子，这也许可以解释患者出现急性腹痛症状。治疗消除病原体，从而改善了患者的临床症状。因此，对于非特异性腹痛需要急诊入院的病例，粪便不应忽视镜检脆弱双核阿米巴，同时分子诊断技术将进一步促进快速诊断脆弱双核阿米巴。

参考文献

[1] Vassalou E, Vassalos C M, Spanakos G, et al. First report of Dientamoeba fragilis infection explaining acute non - specific abdominalpain. Indian J Med Microbiol, 2016, 34 (1): 106 - 108.

[2] Stark D, Barratt J, Chan D, et al. Dientamoeba fragilis, the Neglected Trichomonad of the Human Bowel. Clin Microbiol Rev, 2016, 29 (3): 553 - 580.

[3] Röser D, Nejsum P, Carlsgart A J, et al. DNA of Dientamoeba fragilis detected within surface - sterilized eggs of Enterobius vermicularis. Exp Parasitol, 2013, 133 (1): 57 - 61.

010 蠊缨滴虫病一例

病历摘要

患者女性，57 岁。因“发热、咳嗽、咳出大量白色粘丝状痰”就诊当地医院呼吸科。当地查血常规 WBC 12.67 $\times 10^9$/L，中性粒

细胞占 71.6%，嗜酸粒细胞占 6.7%。胸部平片显示双肺视野模糊，左肋膈角模糊，边缘不清，提示双下肺感染。痰细菌培养，先后培养出嗜麦芽窄食假单胞菌，肺炎克雷伯菌和大肠埃希菌。纤维支气管镜检查显示肺泡灌洗液中查到大量活体蠊缨滴虫（北京友谊医院专家参与会诊）。

体格检查：双肺呼吸音粗，未闻及干湿啰音。

实验室及影像学检查：纤维支气管镜检查：显示肺泡灌洗液中查到大量活体蠊缨滴虫。

诊断：蠊缨滴虫病。

治疗方案：甲硝唑 500mg，bid，15 天，然后甲硝唑 750 mg，tid，15 天。合并其他抗感染治疗。

转归：治疗后患者症状减轻，治疗 2 周后复查纤维支气管镜检查未见蠊缨滴虫。

病例分析

根据患者病史，特别是肺泡灌洗液中查到大量活体蠊缨滴虫，蠊缨滴虫病诊断明确。

蠊缨滴虫病(Lophomomas blattarum disease)：蠊缨滴虫(*Lophomonas blattarum*) 寄生于人体肺部和上呼吸道引起的一种寄生虫病。以发热、胸闷、气短、咳嗽、咳白色黏液丝样痰为主要临床表现。

据文献报告，蠊缨滴虫是一种寄生于白蚁、蟑螂（包括森林树木中的蟑螂）肠道的单细胞原虫。20 世纪末，国内陆续有从人呼吸道检出蠊缨滴虫的报道，近年来该类病例报道明显增多（图 20）。部分免疫功能低下感染蠊缨滴虫的患者常需呼吸机辅助呼吸，常用抗生素治疗无效，及时应用甲硝唑类抗生素治疗

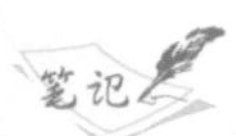

可使肺部感染得以控制。根据现有的报道推测蠊缨滴虫所致呼吸道感染可能是一种新发的、人们尚未完全认识的机会性感染寄生虫病。

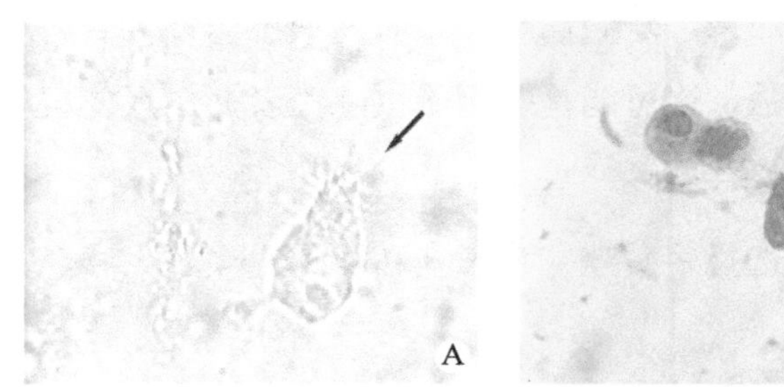

图 20　新鲜痰样本中观察到的蠊缨滴虫，均可见蠊缨滴虫顶端有许多不规则的鞭毛（黑色箭头）

［图片来源：Fariba B，Mahmoud P，Abdolmajid F，et al. First Case Report of Sinusitis withLophomonas blattarumfrom Iran. Case Rep Infect Dis，2016，2016（8）：2614187.］

有文献表明，蠊缨滴虫病在成人患者中，最常见的临床症状是类似于其他呼吸道疾病，如支气管疾病、哮喘、肺炎、支气管扩张或肺脓肿。患者均有阵发性、刺激性咳嗽、咳痰、胸闷、气促；据报不同程度有少量咳出痰白，痰黄脓，或带血痰。90% 的患者有发热，体温 37.5 ~ 39.0℃，体检很多病例双肺有细微的咯吱咯吱声和喘息声。胸部 X 线和 CT 扫描显示有斑片状结节或条索状阴影，弥散于双肺的浸润性改变。支气管镜检查显示受影响的气管狭窄，支气管口阻塞，支气管黏膜出现充血和水肿，伴有增生灶黏膜上的炎症和白色坏死物质。35% 的患者血常规检查显示嗜酸性粒细胞增多。

我国学者陈元辉等报道，回顾性分析 117 例蠊缨滴虫感染患者的临床资料，患者漱口液离心镜检未发现蠊缨滴虫，进行痰涂片及支气管灌洗液进行蠊缨滴虫检验显示，因发育阶段及其观察时视角不同其形态各异，有圆形、椭圆形、乌贼鱼形、虱形、石榴形等多

笔记

种形态；包囊呈圆形或不规整椭圆形，大小为 12 ~ 35μm，壁较厚，单层。50 例随访患者经过半年随访后总的治愈率（无复发）为 46.00%，复发率为 34.30%。提示蠊缨滴虫在环境不利于生长繁殖的情况下可形成包囊，致病性降低，而当环境条件适宜时则变为滋养体，致病性增强，这可能是蠊缨滴虫感染者病情反复复发，病程迁延不愈的原因之一。

治疗药物可选择甲硝唑，替硝唑和阿苯达唑。

病例点评

大多数蠊缨滴虫感染的病例报告在免疫功能低下的患者，但本例是免疫功能正常的患者。由于真正的传播机制尚不清楚，根据临床表现，临床医师在鉴别诊断时应考虑蠊缨滴虫。目前蠊缨滴虫的诊断多是病原学诊断，仍缺乏免疫学、分子生物学辅助方法的佐证，因此在蠊缨滴虫确诊仍需要慎重。此外，由于在室内的尘螨肠道中已经报道发现了蠊缨滴虫，因此对于慢性过敏症患者治疗无效，需完善蠊缨滴虫感染的鉴别诊断。

参考文献

[1] Fariba B, Mahmoud P, Abdolmajid F, et al. First Case Report of Sinusitis withLophomonas blattarumfrom Iran. Case Rep Infect Dis, 2016, 2016 (8): 2614187.

[2] Martinez - Girón R, van Woerden H C. Lophomonas blattarum and bronchopulmonary disease. J Med Microbiol, 2013, 62 (11): 1641 - 1648.

[3] 陈元辉，陈文俊，王霞，等．呼吸道感染致病原 - 蠊缨滴虫的初步研究．临床医学研究与实践，2017，32 (11)：7 - 9.

011 疟疾（普通多脏器损伤）两例

病例一 恶性疟

病历摘要

患者男性，49 岁。主因“间断发热4 天”于2018 年9 月19 日到我院急诊就诊。患者4 天前无明显诱因出现发热，体温最高 39.2℃，伴有畏寒、寒战，咳嗽、咳痰，头痛、乏力、腰痛。

流行病学史：患者2012 年8 月至2018 年9 月10 日在非洲马达加斯加居住，2018 年9 月10 日由深圳回国。

体格检查：T 36.9℃，P 60 次/分，R 20 次/分，BP 100/60mmHg，神志清楚，全身皮肤黏膜无苍白、无出血点，全身浅表淋巴结未触及肿大。颈软，无抵抗。双肺呼吸音粗，未闻及明显干湿性啰音，心率60 次/分，律齐，各瓣膜听诊区未闻及病理性杂音，腹软，无压痛及反跳痛，肝、脾触诊不满意，移动性浊音阴性，肠鸣音 4 次/分。双下肢无浮肿。

实验室及影像学检查

（1）血常规（2018 年9 月19 日，我院）：WBC 4.99 $\times 10^9$/L，GR% 66.5%，HGB 115g/L，PLT 140 $\times 10^9$/L，CRP 28mg/L。

（2）血生化检查（2018 年9 月19 日，我院）：ALT 29U/L，AST 29.4U/L，T－BIL 42.97μmol/L，D－BIL 12.79μmol/L，I－BIL 30.18μmol/L，TP 73.7g/L，ALB 38.5g/L，Cr 61.6μmol/L，

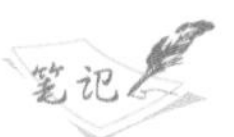

Urea 6.23mmol/L，K 3.86mmol/L。

（3）疟疾筛查（2018 年 9 月 19 日，我院）：疟原虫抗原检测为阳性，血涂片可见恶性疟原虫。

诊断：恶性疟，肝损害，贫血。

治疗方案：

该患者给予蒿甲醚抗疟治疗，地塞米松抑制炎症反应，还原型谷胱甘肽保肝及补液对症支持等治疗。3 日后复查血涂片未见疟原虫。青蒿素类制剂用药总疗程 7 天结束抗疟治疗。

根据《抗疟药使用规范（WS/T 485 – 2016）》，静脉注射青蒿琥酯首剂 120mg，在 12 小时和 24 小时分别再次静脉注射各 120mg；以后每日静脉注射一次，每次 120mg，连续 7 日。若肌肉注射蒿甲醚首剂 160mg（患者昏迷或原虫密度≥5%，6 小时再次给予 80mg）；以后每日 1 次，每次 80mg，连续 7 日。均可待患者症状缓解并且能进食后，改口服青蒿素复方一个疗程继续治疗。

转归：治疗后患者症状消失，疟原虫检测阴性，血涂片未见疟原虫。

病例二（卵形疟）

患者男性，35 岁。主诉“间断发热 5 天”收入院。患者 5 天前无明显诱因出现发热，体温最高 38.5℃，无明显畏寒，无寒战，伴全身关节酸痛，无咳嗽、咳痰，无头痛，无腹痛、腹泻，无恶心、呕吐等不适，就诊于北京友谊医院急诊。

流行病学史：患者 2018 年 6 月 22 日至 2018 年 10 月 25 日在非洲刚果金工作，当地有蚊虫叮咬史，2018 年 9 月 1 日曾患疟疾 1 次，予以抗疟疾治疗好转（具体不详）。

体格检查：T 36.3℃，P 69 次/分，R 18 次/分，BP 120/80mmHg。

神志清楚，全身皮肤黏膜无苍白、无出血点，全身浅表淋巴结未触及肿大。颈软，无抵抗。双肺呼吸音粗，未闻及明显干湿性啰音，心率69次/分，律齐，各瓣膜听诊区未闻及病理性杂音，腹软，无压痛及反跳痛，肝、脾肋下未触及，移动性浊音阴性，肠鸣音4次/分。双下肢无浮肿。

实验室及影像学检查

（1）血常规+C反应蛋白：WBC 7.85 $\times 10^9$/L，GR% 73.8%，RBC 5.18 $\times 10^{12}$/L，HGB 147g/L，PLT 128 $\times 10^9$/L，CRP 77mg/L。

（2）血生化检查：GLU 9.15mmol/L，ALT 32U/L，ALB 37.2g/L，D－BIL 15.42μmol/L，I－BIL 19.99μmol/L，Na 136.7mmol/L，Urea 4.33mmol/L，Cr 67.7μmol/L，K 3.66mmol/L。

（3）胸片：双肺纹理增重，肺内散在小点影，性质待定。

（4）疟疾筛查：疟原虫抗原检测阴性，疟原虫涂片可见疟原虫（图21）。

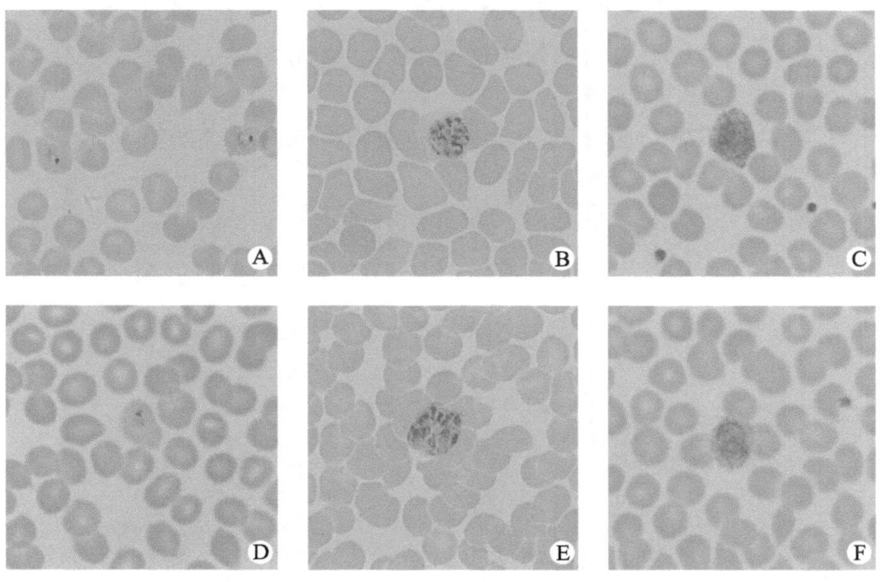

注：A、B：滋养体；C：未成熟裂殖体；D：成熟裂殖体；E、F：配子体

图21 卵形疟患者血涂片镜检结果（Giemsa染色，×1000）

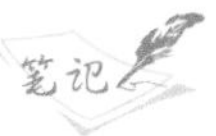

（5）全血提取总 DNA：采用疟原虫分型引物扩增为卵形疟阳性，全血 DNA 不同卵形疟亚型巢氏 PCR 扩增鉴定为 *P. ovale curtis* 亚型（图 22）。

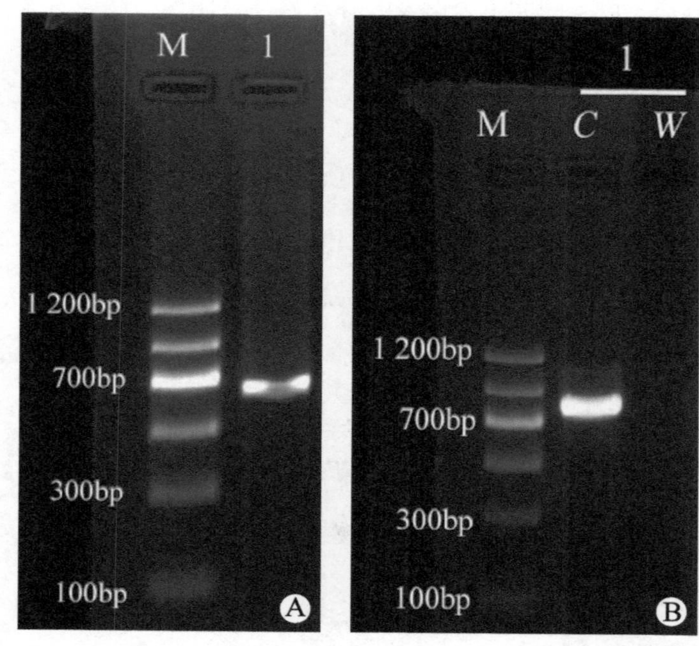

注：A：疟原虫通用引物扩增结果；B：*P. ovale curtis* 亚型和 *P. ovale wallikeri* 亚型引物扩增结果

图 22　疟疾患者全血 DNA 疟疾相关 PCR 扩增结果

诊断： 卵形疟，合并肝功能受损，肺炎。

治疗： 给予蒿甲醚抗疟疾，还原型谷胱甘肽保肝及补液支持等治疗。

病例分析

根据患者病史、流行病学史，结合实验室检查，特别是血涂片中找到疟原虫，疟疾诊断明确。

疟疾（malaria）是由疟原虫（*plasmodium*）寄生于人体红细胞内

笔记

引起的传染性寄生虫病，包括恶性疟原虫（*Plasmodium falciparum*）引起的恶性疟（subtertian malaria），间日疟原虫（*P. vivax*）引起的间日疟（tertian malaria），三日疟原虫（*P. malariae*）引起的三日疟（quartan malaria），卵形疟原虫（*P. ovale*）引起的卵形疟（ovale malaria）和诺氏疟原虫（*P. knowlesi*）引起的诺氏疟五种。其临床表现以周期性寒热发作、贫血和脾大为特点。传播媒介为按蚊。

恶性疟临床表现为热型不规则，脾大、严重贫血，并发症多，若不及时治疗可危害生命。*P. falciparum* 感染的潜伏期为 12 ~ 14 日（范围为 7 ~ 30 日）；大多数 *P. falciparum* 所致感染在疟原虫暴露后 1 个月内会出现明显临床症状。*P. vivax* 和 *P. ovale* 可在初次感染后数周或数月引起疟疾的复发（relapse of malaria），原因为肝内存在休眠子。*P. falciparum*、*P. vivax*、*P. malariae* 和 *P. ovale* 均可因为治疗不彻底引起疟疾的再燃（recurrence of malaria）。

对于曾在疟疾传播季节于疟疾流行区住宿、夜间停留或近二周内有输血史的任何发热患者，应怀疑疟疾。疟疾的始发症状和体征并不具有特异性，临床症状复杂多样，还可包括心动过速、呼吸过速、寒战、全身不适、疲劳、出汗（发汗）、头痛、咳嗽、厌食、恶心、呕吐、腹痛、腹泻、关节痛和肌痛等。根据流行病学史、临床表现及实验室检查结果（显微镜检查血涂片查见疟原虫，或疟原虫抗原检测阳性，疟原虫基因检测阳性）（图 23、图 24）等，予以诊断。

疟疾的鉴别诊断包括病毒感染、脑膜炎、肺炎、菌血症、钩端螺旋体病、斑疹伤寒和伤寒。疟疾能和这些疾病共存，也能和人类免疫缺陷病毒（HIV）、营养不良及肠道土源性蠕虫感染等疾病共存。

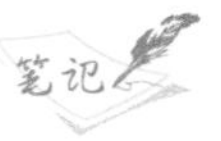

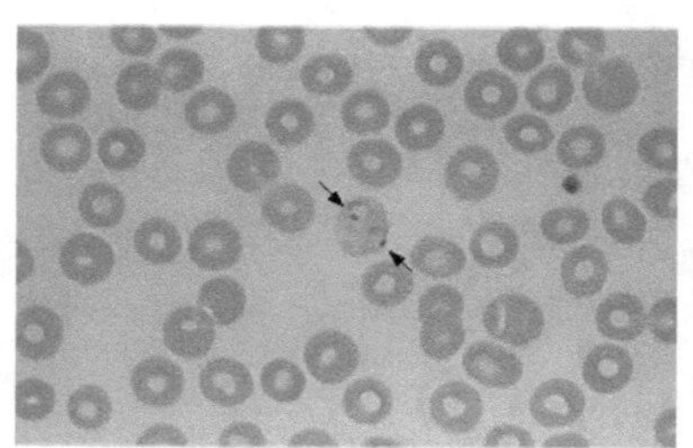

图 23　疟疾患者的外周血涂片（Gimsa 染色，×100）
显示红细胞内环状体（滋养体）(箭头)

［图片来源：https://www.cdc.gov/dpdx/resources/pdf/benchAids/malaria/Pfalciparum_ benchaidV2.pdf.］

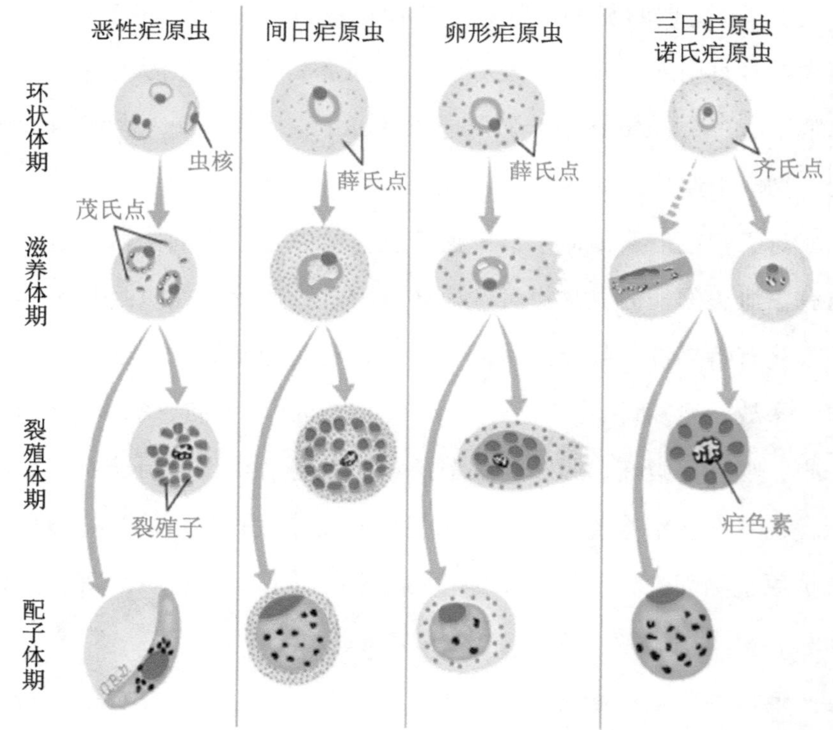

图 24　不同型疟原虫感染红细胞后形态

［图片来源：World Health Organization. Guidelines for the treatment of malaria，3rd ed，WHO，Geneva 2015. http://www.who.int/malaria/publications/atoz/9789241549127/en/(Accessed on June 29，2018).］

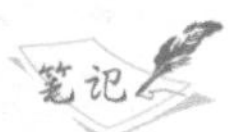

病例点评

疟疾仍然是全球范围内最为严重的感染性疾病之一，截至2016年，全球仍有约2.16亿疟疾病例。到疟疾流行区旅行者一般无疟原虫既往暴露史，感染恶性疟原虫后发生重型疟疾的风险极高。对于有疟疾流行区生活史的任何发热患者，应怀疑疟疾。卵形疟原虫（*Plasmodium ovale*）是5种主要人体疟原虫中较为少见的疟原虫种。其主要分布在西部非洲、东南亚和南亚等国家的热带地区，但因其发病率低、临床症状较轻等特点一直未引起足够重视。卵形疟原虫在形态学上和间日疟原虫相似，因而使用形态学方法较难鉴别，误诊率较高。不同型疟原虫感染后的临床表现差异不大，病原学诊断对不同疟疾预后判断至关重要。因此，采用分子生物学检测体系用于将卵形疟与其他类型疟原虫鉴别，同时用于卵形疟两种感染亚型间的区分，弥补了疟原虫抗原检测和血涂片镜检造成的误诊和漏诊，可以为临床提供更为精准的诊断信息。两亚型卵形疟感染患者的实验室检查结果均有所不同。提示*P. ovale wallikeri*亚型感染可能造成更为严重的机体器官功能损伤，这可能与这一亚型的毒力、传播效率及患者易感性有关。

参考文献

[1] 中华人民共和国国家卫生与计划生育委员会．抗疟药使用规范：WS/T485－2016. 北京：卫生出版社，2016.

[2] Groger M，Fischer H S，Veletzky L，et al. A systematic review of the clinical presentation，treatment and relapse characteristics of human Plasmodium ovale malaria. Malar J，2017，16（1）：112.

[3] Fuehrer H P，Noedl H. Recent advances in detection of Plasmodium ovale：

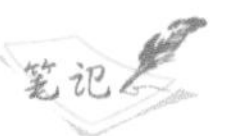

implications of separation into the two species Plasmodium ovale wallikeri and Plasmodium ovale curtisi. J Clin Microbiol，2014，52（2）：387－391.

［4］王磊，黄敏君，李晶晶，等.8 例输入性卵形疟不同亚型的鉴定．传染病信息，2017，30（5）：83－86.

012 重症疟疾一例

病历摘要

患者男性，32 岁。主因“间断发热 7 天”于 2018 年 10 月 15 日于我院就诊。

患者 2018 年 10 月 8 日无明显诱因出现发热，体温最高 42℃，伴畏寒、寒战，无咳嗽、咳痰，无腹痛、腹泻等不适，自服感冒药治疗，症状无好转，2018 年 10 月 13 日出现意识不清，躁动不安，无法回答问题，10 月 15 日就诊于河北某医院，查血常规：WBC 5.14×10^9/L，GR% 89.3%，HGB 152g/L，PLT 15×10^9/L。疟疾检查：血涂片可见疟原虫，诊断为疟疾，因当地医院无抗疟疾药，为进一步诊治于 10 月 15 日转入北京友谊医院。

流行病学史：患者 2015 年 6 月 1 日至 2018 年 10 月 1 日于非洲尼日利亚工作，在当地曾被蚊虫叮咬，未发作疟疾。

体格检查：T 42.0℃，P 120 次/分，R 20 次/分，BP 105/58mmHg。神志不清，呼之可睁眼，急性面容，全身皮肤黏膜黄染，四肢甲床苍白，巩膜黄染，全身浅表淋巴结未触及肿大。颈软，无抵抗。双肺呼吸音粗，未闻及明显干湿性啰音，心率 120 次/分，

律齐，各瓣膜听诊区未闻及病理性杂音，腹软，肝、脾肋下未触及，移动性浊音阴性，肠鸣音4次/分。双下肢无浮肿。

实验室及影像学检查

（1）血常规（2018年10月15日，我院）：WBC 5.07 $\times 10^9$/L，GR% 85.2%，HGB 149g/L，PLT 17 $\times 10^9$/L，CRP 182mg/L。

（2）血液生化检查（2018年10月15日，我院）：TP 46.6g/L，ALB 25.6g/L，ALT 62U/L，AST 84.2U/L，D－BIL 121.23μmol/L，I－BIL 42.20μmol/L，Cr 212.7μmol/L，Urea 13.22mmol/L，Ca 1.87mmol/L，Na 135.7mmol/L，CO_2 19.6mmol/L，LDH 702U/L，AG 19.9mmol/L。

（3）血气（2018年10月15日，我院）：血浆pH 7.279，PCO_2 44.40mmHg，PO_2 93.00mmHg，SO_2 96.10%，HCO_3^- 20.30mmol/L，ABE －6.30mmol/L，SBE －6.40mmol/L

（4）疟疾筛查（2018年10月15日，我院）：疟原虫抗原检测阳性，疟原虫涂片可见恶性疟原虫（图25），密度10%（经北京市疾病预防控制中心复核）。

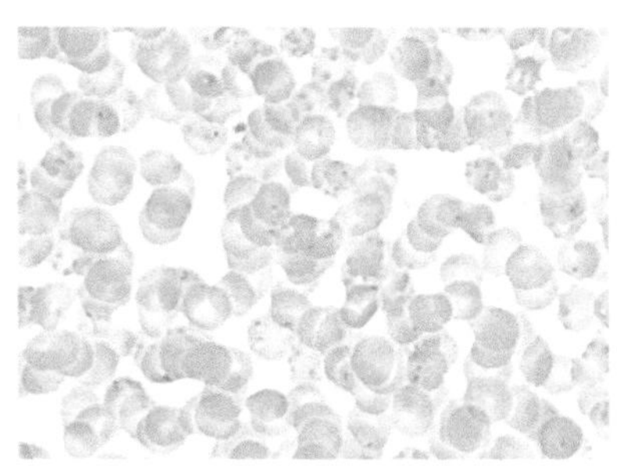

图25　血涂片可见恶性疟原虫，原虫密度10%
（瑞姬染色，×1000）

（5）床旁胸片（2018年10月15日，我院）：两肺透过度减低，纹理增重模糊，可见大片模糊影，中内带为著。心影不大，双

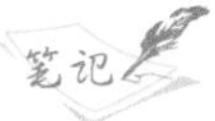

膈面模糊。提示双肺病变，炎症？肺水肿？请结合临床复查；双侧胸腔积液不除外。

（6）胸部 CT（2018 年 10 月 15 日，我院）：双肺炎症可能，请结合临床治疗后复查；双侧腋窝下、双侧肺门及纵隔内多发淋巴结，请结合临床建议随诊；双侧胸腔积液。

（7）登革病毒抗体 IgM + IgG（2018 年 10 月 15 日，我院）：登革热病毒 IgM 抗体阴性，登革热病毒 IgG 抗体阴性。

（8）尿常规（2018 年 10 月 15 日，我院）：RBC 43/μl，WBC 33/μl，URO ±，BIL（+），KET（+），BLD（+++），PRO（+++），NIT（+），LEU（++），SG = 1.030。

（9）头颅 CT 平扫（2018 年 10 月 15 日，我院）：轻度脑水肿。

诊断：脑型疟疾，恶性疟，急性肝损伤，急性肾损伤（KDIGO 2 期），急性心肌损害，凝血功能异常，心功能不全，双肺炎，Ⅰ型呼吸衰竭，肺水肿，双侧胸腔积液，代谢性酸中毒，血小板减少，贫血（轻度），电解质紊乱，低蛋白血症。

治疗：

（1）原发病方面：患者恶性疟诊断明确，高原虫血症，予以联合抗疟治疗（蒿甲醚 80mg，im，q12h，合并双氢青蒿素哌喹 720mg，qd 口服抗疟疾）。血常规提示白细胞升高，中性粒细胞为主，PCT 明显升高，因不除外感染，完善病原学检查同时给予拜复乐 400mg，qd，抗感染治疗，8 天后停用。抗疟治疗第 3 天复查疟疾抗原检测阳性，涂片未见疟原虫。患者体温高峰逐渐下降，白细胞及中性粒细胞百分比下降至正常。青蒿素类用药 7 天后停药。

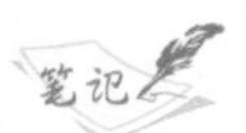

（2）呼吸方面：治疗初期患者脉氧饱和度持续下降，查体双肺

满布干湿啰音，予以高流量吸氧仍无法维持脉氧饱和度，2018 年 10 月 18 日晨予气管插管，呼吸机辅助通气，氧饱和度可维持稳定。予以持续维持出入量负平衡后，评估患者呼吸功能及氧合状况好转，逐渐降低呼吸支持条件，并于 2018 年 10 月 22 日拔除气管插管，给予面罩吸氧，脉氧饱和度维持稳定。

（3）循环方面：治疗初期患者血压持续呈下降趋势，BNP 高于上限，CVP 升高，TNT、TNI 明显升高，予以去甲肾上腺素持续静脉泵入维持血压，为药物治疗及病情监测，予以置入左锁骨下静脉置管及右股动脉 PICCO 用置管，PICCO 提示高心排，外周血管阻力偏低，血管外肺水指数升高，全心舒张末容积指数正常，予以采取限制性补液策略，同时予以血滤加强除水，减轻肺水肿。后监测患者血压升高并稳定，PICCO 提示肺水指数下降，考虑循环趋于稳定，逐渐停用血管活性药物，并为降低感染风险拔除右股动脉置管。

（4）肾功能方面：治疗初期患者少尿，肌酐明显升高，急性肾损伤明确，并伴有肺水肿，予以右颈内静脉置管，并予以持续床旁肾替代治疗，控制出入量负平衡，维持酸碱及电解质稳定。监测肌酐逐渐下降至正常，尿量逐渐正常，停止床旁肾替代治疗。

（5）神志方面：患者躁动明显，神志不清，给予丙泊酚联合力月西镇静、芬太尼镇痛，并给予甘露醇脱水治疗，拔除气管插管后暂停镇静镇痛药物，评估患者神志清晰，言语尚清，仍有烦躁不安，继续给予丙泊酚持续静脉泵入镇静治疗，2018 年 10 月 24 日夜间起意识恢复，躁动完全缓解，可正常交流，予以停用镇静药物。

（6）出凝血方面：治疗初期患者凝血功能障碍，血小板明显减少，血红蛋白逐渐下降，口鼻腔持续出血，给予红细胞、血浆及血小板输血支持，后复查 PT，APTT 恢复正常，血小板逐渐恢复正

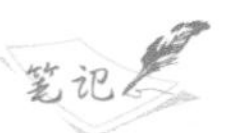

常，血红蛋白维持稳定。

（7）肝功能方面：治疗初期患者皮肤巩膜黄染，急性肝损伤，予以保肝治疗，复查肝酶及胆红素均明显下降，后肝功能稳定。

（8）其他方面：治疗初期给予患者持续静脉补液营养支持，病情好转后逐渐过渡至肠内营养，患者意识恢复后，逐渐减停补液及肠内营养，鼓励患者经口进食，床旁适当活动，并为预防感染，予以拔除左锁骨下静脉置管及尿管。

转归：2018 年 10 月 29 日患者病情相对稳定，转回普通病房继续治疗。2018 年 11 月 2 日出院。至今随诊无不适。

病例分析

根据患者病史、流行病学史和实验室检查，患者重症疟疾（合并多脏器功能损伤）诊断明确。

重型疟疾（severe malaria）为实验室确诊疟疾病例，同时合并多脏器损伤中一项或多项临床表现或实验室指征。其中，脑型疟多见。在流行区，年幼儿童和妊娠女性发生重型疟的风险很高。到达疟疾流行地区的旅行者一般在之前未暴露于疟原虫，所以其发生重型疟的风险较高。重症疟疾主要由恶性疟原虫（*P. alciparum*），也可见间日疟原虫和诺氏疟原虫引起。

世界卫生组织《重症疟疾管理实用手册》的内容，重症疟疾的临床特征，包括意识障碍（包括昏迷）；虚脱，即全身无力，患者无法自行坐下、站立或行走；多次惊厥发作：24h 内发作超过两次；深大呼吸和呼吸窘迫（呼吸性酸中毒）；急性肺水肿和急性呼吸窘迫综合征；循环衰竭或休克，成人的收缩压＜80mmHg，儿童的收缩压＜50mmHg；急性肾损伤；临床黄疸及其他重要器官功

能障碍；异常出血。实验室和其他检查包括低血糖（ <2.2mmol/L或 <40mg/dl）；代谢性酸中毒（血浆碳酸氢盐 <15mmol/L）；严重的正细胞性贫血（儿童的血红蛋白 <5g/dl，红细胞压积 <15%；成人的血红蛋白 <7g/dl，红细胞压积 <20%）；血红蛋白尿；高乳酸血症（乳酸 >5mmol/L）；肾损伤（血肌酐 >265μmol/L）；肺水肿（放射检查）。高原虫血症无疑造成恶性疟致死的一个高危因素，但原虫血症与预后的关系因疟疾传播水平的不同而有所差异。在疟疾低传播地区，当疟原虫密度超过 100000/μl（原虫密度 2.5%）时，恶性疟急性感染的死亡率开始增加；然而在疟疾高传播地区，即使原虫血症的密度较上述指标显著增加，患者也可能表现出良好的耐受性。但是，在所有疟疾流行地区，原虫血症大于20%时患者会表现出针对死亡率显著增高的风险。虽然高原虫血症目前仍然是我国重症疟疾诊断的重要指标，但 WHO《重症疟疾管理实用手册》没有包括该项内容。

脑型疟（cerebral malaria）是一种表现为意识受损、谵妄和（或）癫痫发作的脑病，少见局灶性神经病学体征。可能逐渐发作也可能在惊厥后突然发作。严重程度取决于综合因素，包括寄生虫毒力、宿主免疫应答及症状发作至开始治疗之间的时间。脑型疟的危险因素包括年龄（儿童及年龄较大成人）、妊娠、营养状况不良、HIV 感染、宿主遗传易感性及脾切除史。在成人中，脑型疟在无免疫力人群中比生活在疟疾高流行区（在这些地方脑型疟更多见于儿童）的人群中更常见。多见于对恶性疟原虫无免疫力的人群和 5 岁以下儿童。临床表现为剧烈头痛、高热、抽搐、烦躁、谵妄、嗜睡、甚至昏迷。此病特点是来势凶猛、病情险恶，病死率高。影像学方面有一定辅助诊断意义（图 26）。

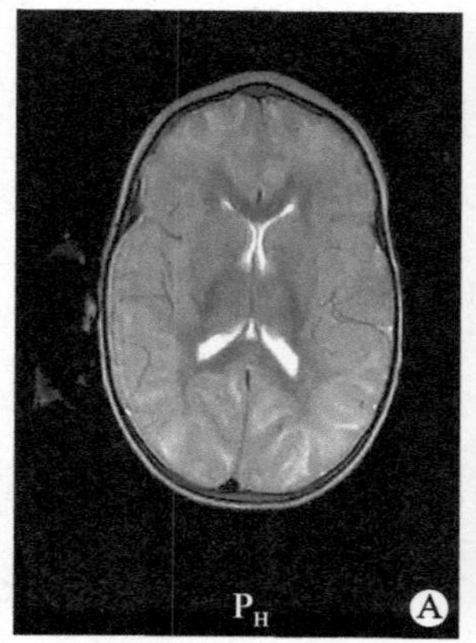

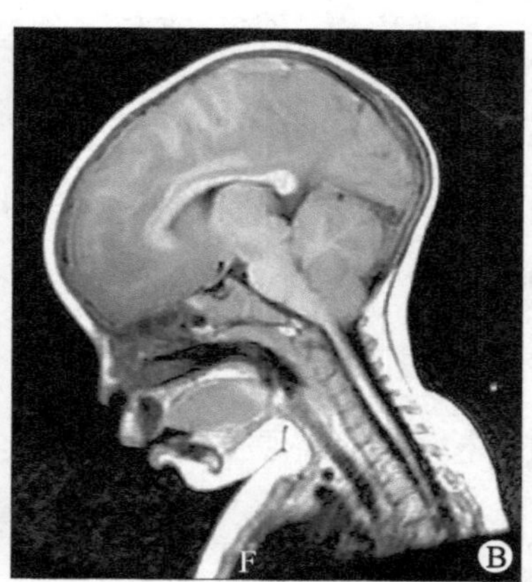

注：A：横轴位 T_2 图像示双侧大脑半球弥漫性脑组织肿胀伴相邻脑沟消失，双侧侧脑室变窄，以前脚为著。双侧颞枕叶脑白质区域内可见片状 T_2 WI 高信号，边界不清；B：矢状位 T_1 FLAIR 图像示双侧大脑半球弥漫性脑组织肿胀，脑干受压，第四脑室及桥前池受压变窄，以第四脑室为著。小脑扁桃体下疝

图 26　脑 MRI 显示一名两岁马拉维男孩患有脑型疟疾

［图片来源：Seydel K B，Kampondeni S D，Valim C，et al.. Brain swelling and death in children with cerebral malaria. N Engl J Med，2015，372（12）：1126.］

应该对脑型疟的体征进行迅速评估和处理，因其能够快速进展至昏迷和死亡。如果不进行治疗，脑型疟几乎普遍为致命性的；如果采取治疗，死亡率为 15%～20%。脑水肿和升高的颅内压可能是导致致死性结局的部分原因。脑型疟存活者中，儿童患者神经系统后遗症（约为 15%）较成人多见（约为 3%）。残留的缺陷可能包括偏瘫、脑性瘫痪、皮质盲、耳聋、癫痫、言语缺陷及认知受损。这些后遗症更常见于有其他不良预后指征的患者，包括低血糖、酸中毒、重度贫血、癫痫反复发作和深度昏迷。

笔记

病例点评

在我国大多数临床实践中，医生常简单地把脑型疟和重症疟疾等同起来。确切地讲，重症疟疾是由临床或实验室发现，由感染疟疾而引起的人体一个或多个重要器官功能障碍。我国每年有 3000 ~ 4000 例境外输入的疟疾病例，上百例重症疟疾病例和十几到几十例因疟疾死亡病例。因此，对于重症疟疾的诊断和救治仍需要高度重视。采用重症疟疾（恶性疟伴急性呼吸窘迫综合征、意识障碍、肝肾功能损伤等）规范性表述，同时注意不同重症疟疾病例的临床表现和病程有很大差别，有些临床体征和实验室检验指标在治疗过程中甚至会急剧恶化。因此，临床医师进行疟疾诊断和重症疟疾判定时，应该根据患者实际病情和进展情况进行动态判定，并提前做好重症疟疾的救治准备，减少死亡率。

参考文献

[1] 华海涌，孙芳，陈伟，等．世界卫生组织《重症疟疾管理实用手册》(第三版）解读．中国热带医学，2018，18（7）：643 – 649.

[2] Seydel K B，Kampondeni S D，Valim C，et al. Brain swelling and death in children with cerebral malaria. N Engl J Med，2015，372（12）：1126.

[3] Mung'Ala – Odera V，Snow R W，Newton C R. The burden of the neurocognitive impairment associated with Plasmodium falciparum malaria in sub – saharan Africa. Am J Trop Med Hyg，2004，71：64.

[4] Christensen S S，Eslick G D. Cerebral malaria as a risk factor for the development of epilepsy and other long – term neurological conditions：a meta – analysis. Trans R Soc Trop Med Hyg，2015，109：233.

013 弓形虫眼病（获得性弓形虫病感染性视网膜脉络膜炎）一例

病历摘要

患者女性，28 岁。主诉“视力模糊、右眼黑影 3 周，左眼视物不清 1 周”，于 2016 年 9 月 6 日就诊于某医院眼科。

流行病学史：养猫 20 年，间接猫暴露史 1 次半天。

实验室及影像学检查

（1）血常规：WBC $6.7\times10^9/L$，GR% 82.9%。

（2）血巨细胞病毒抗体、单疱病毒抗体均阴性。

（3）血抗结核抗体：阴性。

（4）血结核 T、B 淋巴细胞亚群检测：阴性。

（5）血弓形虫 IgM 和 IgG 抗体检测：均阳性。

（6）眼内液体的 IL－10/IL－6 值：IL－10/IL－6＜1。

（7）眼科检查右眼和左眼视力分别为 0.3 和 0.1，右眼和左眼眼压分别为 15mmHg 和 13mmHg。双眼前段未见明显异常。裂隙灯在右眼可见明显的玻璃体混浊，可见炎性细胞。散瞳后右眼眼底模糊。左眼底玻璃体尘埃状混浊，黄斑区水肿。

（8）荧光血管造影（fundus fluorescein angiography，FFA）：右眼造影早期黄斑区见数个片状高荧光，晚期未见荧光渗漏。左眼造影早期黄斑区片状不规则高荧光，随时间延长，渗漏明显，范围扩

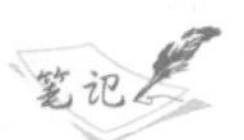

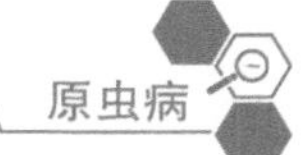

大，晚期持续高荧光。

(9) 脉络膜造影（indocyanine green angiography，ICGA）：右眼早期对应 FFA 病灶处低荧光，晚期未见高荧光点。左眼：造影中期黄斑区片状高荧光，晚期持续渗漏。

(10) Goldmann – Witmer 系数：Goldmann – Witmer 系数 > 4（房水中抗弓蛔虫抗体测定方法，即房水抗体效价与血清抗体效价经 Goldmann – Witmer 公式计算后，Goldmann – Witmer 系数超过 4，可确诊眼弓蛔虫病；系数在 1 ~4，可疑眼弓蛔虫病；系数小于 1 时为阴性。)。

(11) 眼内液弓形虫 DNA 检测：可检测到弓形虫特异片段。

诊断：弓形虫眼病（获得性弓形虫病感染性视网膜脉络膜炎）。

治疗方案（我院专家参与会诊）：阿奇霉素每日 7mg/kg，晚饭后 2 小时顿服，服药 10 天，停药 10 天为 1 个疗程，共治疗 4 个疗程。辅助强的松 20mg/d，每周减少 5mg，共 1 个月。

转归：随访 9 个月，视力为 0.6，眼底未见活动性病变。

病例分析

根据患者临床表现，有明确的养猫史，血弓形虫 IgM 和 IgG 抗体检测均阳性。结合眼科对眼部的检查，眼内液弓形虫分子生物学方法检测到弓形虫特异片段，弓形虫眼病诊断明确。

弓形虫病（toxoplasmosis）由刚地弓形虫（*Toxoplasma gondii*）寄生于人体的有核细胞内引起的寄生虫病，包括先天性弓形虫病和获得性弓形虫病。

先天性弓形虫病（congenital toxoplasmosis）女性在妊娠早期（妊娠 1 ~2 个月）感染了刚地弓形虫，母体中的虫体经胎盘感染胎

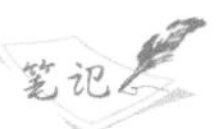

儿的有核细胞引起的寄生虫病，以神经系统和眼部病变为常见，典型临床表现有脑积水、大脑钙化灶、小头畸形、视网膜脉络膜炎、精神或运动障碍等。

获得性弓形虫病（acquired toxoplasmosis）是刚地弓形虫随淋巴和血液循环至人体组织、器官（肺、心、淋巴器官、眼、中枢神经系统）的有核细胞内寄生引起的疾病（累及脑、眼可引起脑炎、脑膜炎、脑膜脑炎、癫痫、精神失常）；弓形虫眼病在眼科就诊的视网膜脉络膜炎患者中具有鉴别诊断意义（图 27）。淋巴结肿大也是最常见的临床表现之一。绝大多数的刚地弓形虫感染为隐性感染，但在人体免疫功能低下时，可使隐性感染转为急性或亚急性临床发作，导致严重并发症，甚至死亡。

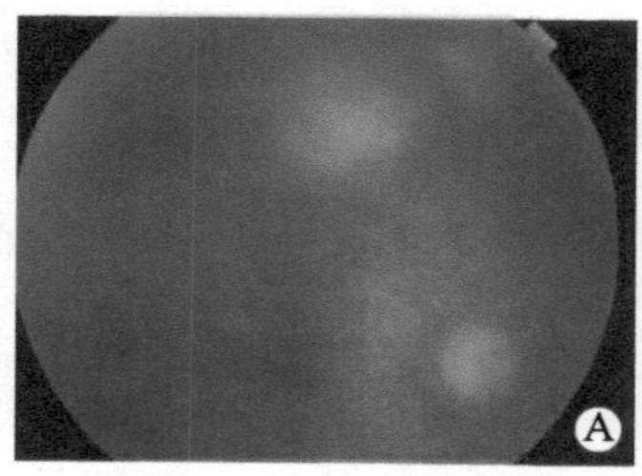

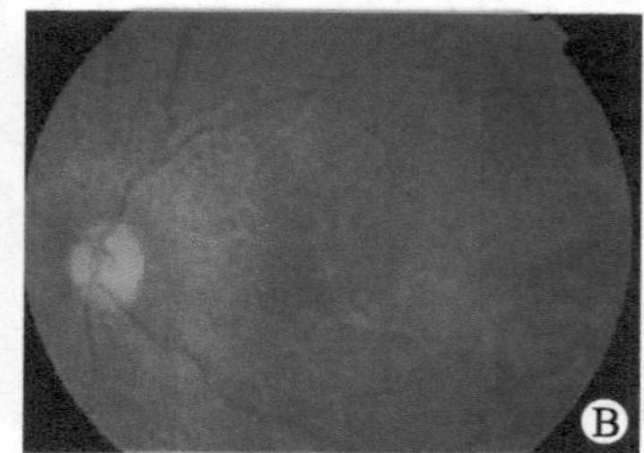

注：A. 右眼显示玻璃体混浊和炎症细胞；B. 左眼圆盘为红色，边界清楚

图 27　弓形虫眼病患者眼底检查情况

[图片来源：Lv X，Yu P. Early diagnosis and successful treatment of acquired toxoplasmosis infectious retinochoroiditis：A case report. Medicine（Baltimore），2018，97（26）：11231.]

刚地弓形虫广泛寄生在人和动物的有核细胞内。人类一般通过食入传染性囊合子而获得弓形虫病，囊合子通常来源于被猫粪污染的土壤或猫砂，或感染动物的未煮熟的肉。当人类食入刚地弓形虫的卵囊后，该病原体侵入肠上皮细胞并播散至全身。随后，在任何类型有核细胞内形成包囊并可在组织内休眠持续宿主终生。发病者临床表现复杂，其症状和体征又缺乏特异性，易造

笔记

成误诊，主要侵犯眼、脑、心、肝、淋巴结等。弓形虫是孕期宫内感染导致胚胎畸形的重要病原体之一。弓形虫病也是未在接受恰当预防治疗的获得性免疫缺陷综合征（acquired immunodeficiency syndrome，AIDS）患者最常见的中枢神经系统（central nervous system，CNS）感染。

弓形虫病的诊断以血液、体液或穿刺液涂片或病例切片染色镜检发现弓形虫，或血液、体液或穿刺液经动物接种分离发现弓形虫为确诊标准。

目前乙胺嘧啶（Pyrimethamine），磺胺类药物包括磺胺嘧啶（SD）、磺胺甲基嘧啶（SMR）、磺胺二甲基嘧啶和复方新诺明（SMZ + TMP）等，螺旋霉素（Spiromycin），氯林可霉素（Clindamycin），阿奇霉素（Arithromycin）等大环内酯类抗生素均被证明有抗弓形虫作用。

病例点评

本病例提示免疫功能正常的老年人，同样可能存在弓形虫的机会性感染并发病，Goldmann - Witmer 系数在诊断获得性弓形虫病感染性视网膜脉络膜炎上具有价值，弓形虫抗原检测或分子生物学依据，或分离培养到弓形虫。口服阿齐霉素（Arithromycin）联合螺旋霉素，局部和全身皮质类固醇激素可以取得满意的临床效果。

该患者表现为双眼先后视力下降，主要为双眼后极部病变，最易诊断为感染性脉络膜视网膜炎。除结核、梅毒等鉴别诊断外，需要考虑弓形虫感染的可能。该患者有明确的长期与猫接触史。在诊断明确后，及时应用激素联合抗生素治疗，疗效显

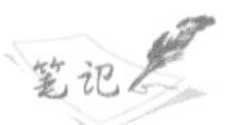

著。提示在临床遇到不明原因的后部葡萄膜炎、多灶性脉络膜炎、中心性渗出性脉络膜视网膜炎等疑似患者，应追问有无动物/宠物接触史，同时行免疫学检查。必要时联合抗生素及激素治疗。

参考文献

[1] Lv X, Yu P. Early diagnosis and successful treatment of acquired toxoplasmosis infectious retinochoroiditis: A case report. Medicine (Baltimore), 2018, 97 (26): 11231.

[2] Zhang J, Liu X, Fu K, et al. Diagnostic Value and Safety of Stereotactic Biopsy in Acquired Immune Deficiency Syndrome Patients with Intracranial Lesions: Systematic Review and Meta – Analysis. World Neurosurg, 2017, 98: 790 – 799.

[3] 中华人民共和国国家卫生与计划生育委员会．弓形虫病的诊断．WS/T 486 – 2015. 北京：人民卫生出版社，2015.

014 隐孢子虫病一例

病历摘要

患者女性，25 岁。化疗期间，患者出现腹泻，每天排便的频率从 3 次/天增加到 15 次/天，伴有严重的呕吐和腹痛。

既往史： 肝移植术后 2 年。

体格检查： 下腹压痛，无反跳痛。

实验室及影像学检查

(1) 粪便镜检：见红细胞 10 ~ 15/HP（×400），白细胞 10 ~

15/HP（×400）。

（2）粪便隐孢子虫抗原检测：阳性。

（3）粪便 PCR：隐孢子虫阳性。

（4）乙状结肠活检：发现隐孢子虫卵囊。

诊断：隐孢子虫肠炎。

治疗方案：阿奇霉素（1g/d，分 2 次），联合大蒜素治疗。

转归：患者腹泻状态得到改善。

病例分析

患者属于免疫功能低下人群，有腹泻病史，粪便隐孢子虫抗原检测阳性；粪便分子生物学检测隐孢子虫阳性；乙状结肠活检发现隐孢子虫卵囊。隐孢子虫肠炎诊断明确。

隐孢子虫病（cryptosporidiosis）由隐孢子虫属（*Cryptosporidium*）中的微小隐孢子虫（*C. parvum*）和人隐孢子虫（*C. hominis*）寄生于人体小肠黏膜上皮细胞内，引起自限性腹泻为特征的一种寄生虫病。隐孢子虫病患者、无临床症状的卵囊携带者及感染的动物是主要传染源。该病主要经粪 - 口途径传播，水源污染是引起隐孢子虫病暴发或流行的主要原因，人主要因摄入被隐孢子虫卵囊污染的饮水、食物和娱乐用水（如游泳池水、喷泉等），或与宠物、家畜尤其是幼畜和野生动物密切接触而感染。

隐孢子虫是一种细胞内原生动物寄生虫。该病的诊断是结合流行病学史，临床表现，以显微镜镜检粪便涂片或肠道病理查见隐孢子虫卵囊为确诊依据（图 28、图 29）。

在免疫功能正常宿主中可引起自限性腹泻，而在免疫功能受损的患者（如 AIDS 患者）中可引起严重腹泻伴体重减轻和吸收不

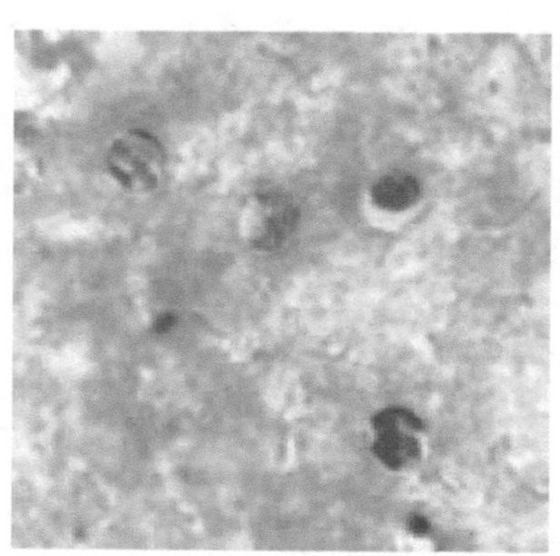

图 28　隐孢子虫卵囊（改良耐酸染色，×1000）

［图片来源：https://www.cdc.gov/dpdx/cryptosporidiosis/index.html. Laboratory Diagnosis of Cryptosporidiosis—Cryptosporidium spp.］

良。免疫功能正常的患者通常可在几日到几周内自行恢复，并在几周到几月内出现寄生虫学治愈，不需要任何特异性治疗。然而，对于存在重度急性症状或症状持续超过 14 日的患者，文献推荐硝唑尼特治疗 3 日，而不是单纯给予支持治疗。对于合并 HIV 感染的隐孢子虫病患者，推荐除支持治疗外还要开始抗逆转录病毒治疗，免疫重建与症状缓解有关。对于其他免疫功能受损患者（如接受过实体器官移植的患者），如果可能，文献推荐降低免疫抑制治疗的剂量，且使用硝唑尼特治疗至少 2 周。对于存在严重腹泻的免疫功能受损患者及初始治疗失败的患者，文献建议给予联合治疗而不是单药治疗。硝唑尼特或巴龙霉素与阿奇霉素联用可能改善免疫功能受损宿主的临床结局。国内有报道，用中药和大蒜素治疗有效。

此外，应建议有隐孢子虫腹泻的人群在腹泻缓解后 2 周内避免在公共泳池游泳。良好的洗手习惯和妥善处理污染材料是预防感染最重要的方法。

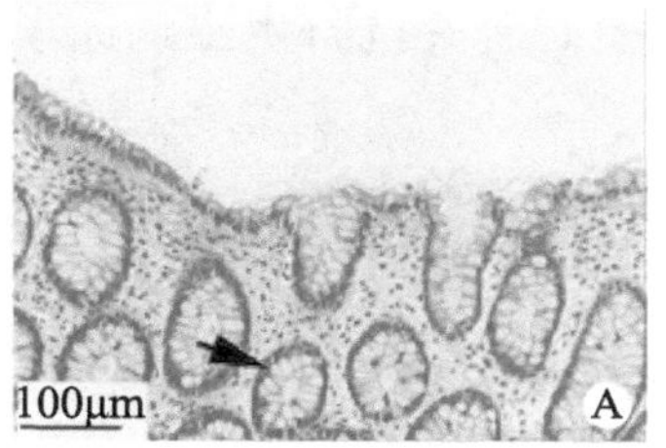

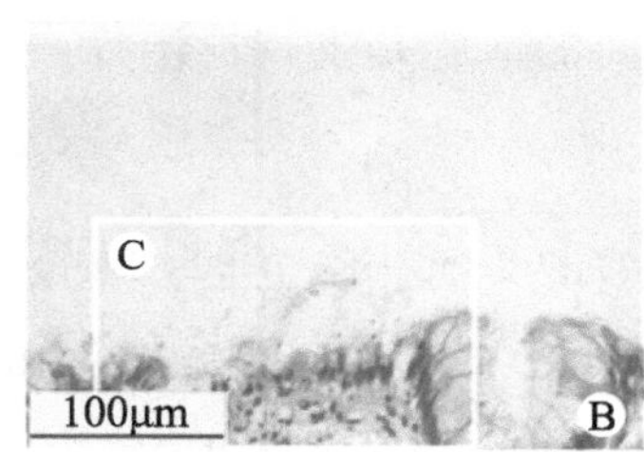

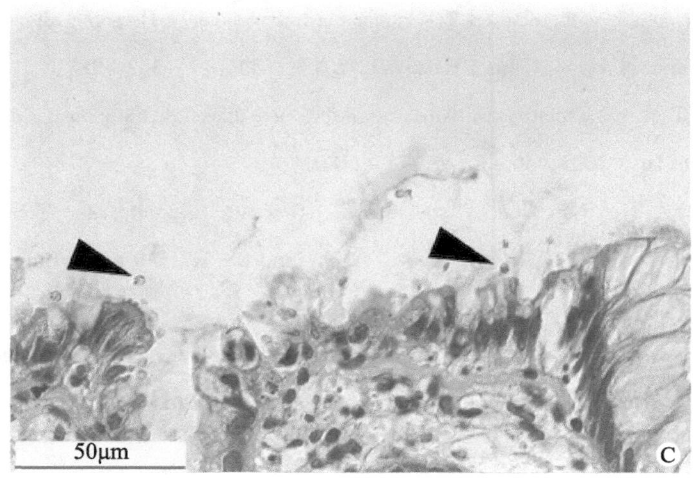

注：A：结肠活检（HE 染色）可见结肠黏膜具有大致完整的上皮层，仅在隐窝（箭头）中出现罕见的凋亡小体；B、C：到顶端刷边缘表面上的各种小圆体为隐孢子虫卵囊结构。

图 29　隐孢子虫肠炎的病理诊断

［图片来源：Schiller J，Klein S，Engels M，et al. Case Report：A Cryptosporidium infection in a patient with relapsed T – lymphoblasticlymphoma undergoing allogeneic stem cell transplantation. Eur J Haematol，2018，100（4）：383 – 385.］

病例点评

隐孢子虫病是接受异基因造血干细胞移植者发生胃肠道并发症的罕见原因。然而，对那些存在隐孢子虫感染高风险的患者来说，隐孢子虫病应该被重点考虑。由于没有证据表明抗寄生虫治疗对免疫受损患者有益，所以在恢复细胞免疫以清除病原体之前，应采取

笔记

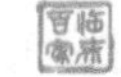

的最重要的措施是支持性治疗，必要时合并抗寄生虫病原学治疗。

参考文献

[1] 中华人民共和国国家卫生与计划生育委员会．隐孢子虫病的诊断．WS/T 487－2016. 北京：人民卫生出版社，2016.

[2] Schiller J，Klein S，Engels M，et al. Case Report：A Cryptosporidium infection in a patient with relapsed T－lymphoblasticlymphoma undergoing allogeneic stem cell transplantation. Eur J Haematol，2018，100（4）：383－385.

[3] Fox L M，Saravolatz L D. Nitazoxanide：a new thiazolide antiparasitic agent. Clin Infect Dis，2005，40（8）：1173－1180.

[4] Sparks H，Nair G，Castellanos － Gonzalez A，et al. Treatment of Cryptosporidium：What We Know，Gaps，and the Way Forward. Curr Trop Med Rep，2015，2（3）：181－187.

[5] Priyamvadaa P S，Parameswaranb S，Morkhandikarc S，et al. Successful eradication of cryptosporidium in kidney transplant recipients－Two case reports. Indian J Transplantation，2014，8：22.

[6] Legrand F，Grenouillet F，Larosa F，et al. Diagnosis and treatment of digestive cryptosporidiosis in allogeneic haematopoietic stem cell transplant recipients：a prospective single centre study. Bone Marrow Transplant，2011，46（6）：858－862.

[7] 邵兆霞，张龙现，宁长申，等．隐孢子虫病治疗研究进展．中国人兽共患病杂志，2005，21（10）：906－909.

015 人芽囊原虫病一例

病历摘要

患者男性，34 岁。主因“腹泻2 个月，伴恶心、呕吐2 周”入院。

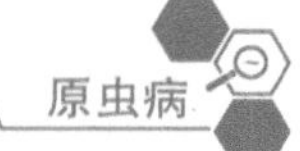

流行病学史：患者溃疡性结肠炎 2 年，药物控制良好，近 2 个月间断腹泻，按照溃疡性结肠炎治疗效果不佳。

体格检查：无特殊发现。

实验室及影像学检查

（1）血常规检测：WBC 19.58 × 10^9/L，GR% 81.4%，HGB 111g/L，PLT 42 × 10^9/L。

（2）血生化检测：Urea 16.5mg/dl、Cr 0.9mg/dl、ALT 191U/L、ALT 103U/L、T - BIL 6.99mg/dl

（3）血培养和痰培养：均获得阴性结果。

（4）粪便找阿米巴滋养体及包囊：阴性。

（5）粪便隐孢子虫和蓝氏贾第鞭毛虫抗原检测：阴性。

（6）大便培养：艰难梭菌培养阴性。

（7）粪便镜检：可见人芽囊原虫。

诊断：人芽囊原虫病。

治疗方案：甲硝唑 500mg，tid，口服，13 天。

转归：甲硝唑治疗 13 天后无发热及腹部不适，出院无并发症。

病例分析

根据患者病史，结合实验室检查，粪便镜检可见人芽囊原虫，该病诊断明确。

人芽囊原虫病（blastocystis hominis disease）由人芽囊原虫（*Blastocystis hominis*）寄生于人体回盲部肠黏膜引起的一种寄生虫病。主要临床表现为腹泻。

人芽囊原虫广泛分布于世界各地。该虫是寄生在高等灵长类和人类肠道内可致病的原虫。人芽囊原虫可侵入肠黏膜上皮。人芽囊

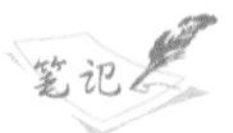

原虫形态多样，在体外培养时可见空泡型、颗粒型、阿米巴型、复分裂型、包囊型（图30）。

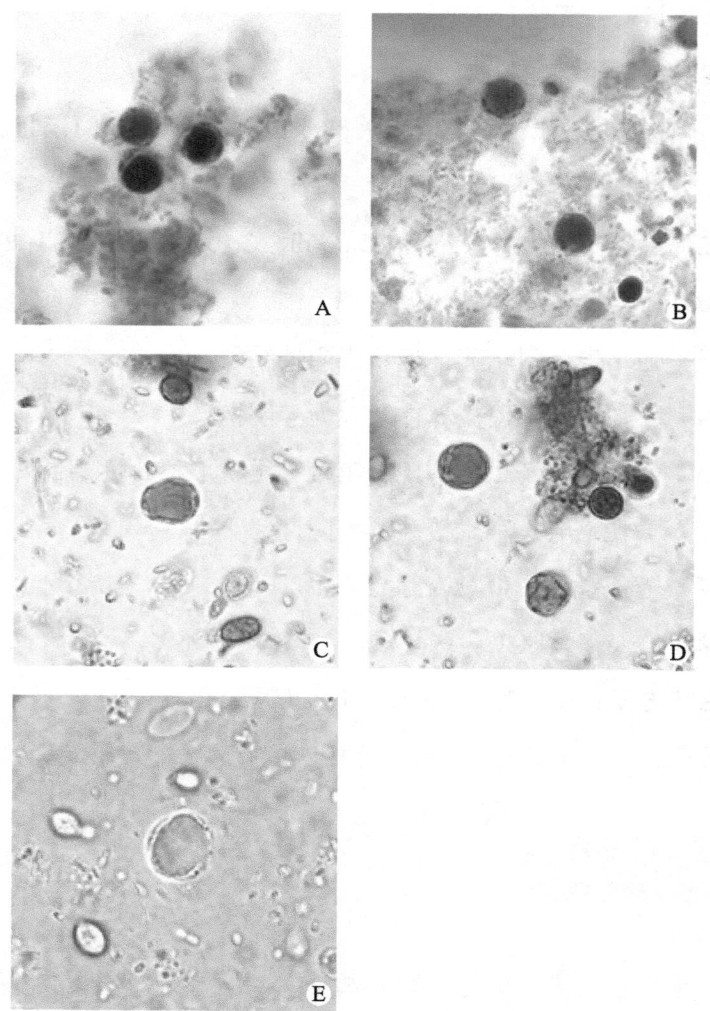

注：A、B：人芽囊原虫包囊型。外周细胞质边缘的细胞核可见，染成紫色（三色染色）；C、D：采用生理盐水涂片碘染色的人芽囊原虫包囊型；E：采用生理盐水涂片未染色的人芽囊原虫包囊型

图30　粪便中人芽囊原虫形态

［图片来源：Reproduced from：Centers for Disease Control and Prevention. DPDx：Blastocystis hominis. Available at：http://www.cdc.gov/dpdx/blastocystis/index.html.］

笔记

临床表现轻重不一，无症状带虫者可高达44.12%。感染重者可有消化道症状，如腹泻、腹胀、厌食、恶心、呕吐，甚至出现发烧寒战等。免疫功能正常的患者多数为自限性。艾滋病患者容易感染人芽囊原虫，而且症状严重，治疗十分困难。该虫主要寄生在人体的回盲部，在成形的人粪便中典型形态为空泡型虫体，大小为6～40mm。空泡中常含有碳水化合物和脂肪。而在腹泻水样便中存在阿米巴型虫体。一般认为包囊存在于感染期，有薄壁包囊和厚壁包囊之分，薄壁包囊可在肠腔内增殖，造成自体感染，而厚壁包囊则与肛－口传播的肠外途径有关。这样的生活史特点决定了人芽囊原虫有远高于其他肠道原虫的感染率。致病期为阿米巴型虫体。轻微症状者无须治疗，当大量寄生或出现严重症状时，可用灭滴灵，在这种情况下，甲硝唑是首选药物，但在某些情况下其疗效较低。其他使用的药物包括三甲氧苄啶－磺胺甲恶唑、帕罗霉素和呋喃唑酮。

预防应加强卫生宣传教育，注意个人卫生和饮食卫生。粪便无害化处理，保护水源，杀灭传播媒介昆虫。对饮食行业人员要定期检查并及时治疗。

病例点评

目前研究表明，人芽囊原虫可以定植在许多个体上，但感染的发生取决于寄生虫的毒性和宿主的免疫能力之间的相互作用。在某些情况下，人芽囊原虫是唯一的感染源，患者某些症状，针对人芽囊原虫的病原学治疗是必要的。

本次病例表明机会致病性病原体人芽囊原虫可以在患者中引起严重感染，特别是当患者有基础疾病的情况下。虽然人芽囊原虫通

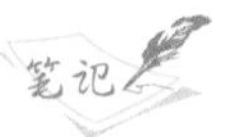

常是自我限制的过程，但患者应接受治疗，以防止进一步的并发症和死亡率。

参考文献

[1] Iguchi A，Ebisu A，Nagata S，et al. Infectivity of different genotypes of human Blastocystis hominis isolates in chickens and rats. Parasitol Int，2007，56（2）：107 – 112.

[2] Kurt Ö，Doğruman Al F，Tanyüksel M. Eradication of Blastocystis in humans：Really necessary for all? Parasitol Int，2016，65（6 Pt B）：797 – 801.

016 巴贝西虫病一例

病历摘要

患者男性，55 岁。主因“发烧、虚弱及肌痛”入院。

流行病学史：患者在 2 个月前于美国得克萨斯州旅行期间曾被蜱虫叮咬。

体格检查：发烧、虚弱及肌痛。

实验室及影像学检查

（1）血常规：WBC 4.89 × 10^9/L，GR% 65.5%，HGB 115g/L，PLT 78 × 10^9/L，CRP 28mg/L。

（2）血涂片可见巴贝西虫。

（3）全血巴贝西虫 PCR 鉴定：扩增出 446bp 特异片段，对比序列为微小巴贝虫（*Babesia microti*）。

诊断：巴贝西虫病。

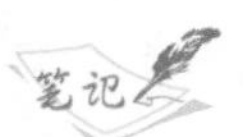

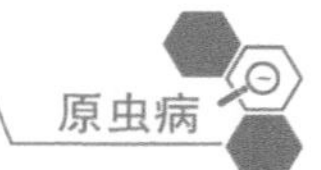

治疗方案： 克林霉素、阿托伐醌和多西环素，持续30天。

转归： 治疗后患者出院时的血红蛋白和血小板计数恢复正常。

病例分析

患者发病前2个月在美国有明确被蜱虫叮咬史，结合发病后的临床表现，实验室血涂片可见巴贝西虫；全血巴贝西虫分子生物学检测扩增出446bp特异片段，对比序列为微小巴贝虫，巴贝西虫病诊断明确。

巴贝虫病（babesiasis）由微小巴贝虫（*Babesia microti*）和分歧巴贝虫（*Babesia divergens*）寄生于人体红细胞内引起的一种寄生虫病。主要由蜱媒传播，罕见情况下由输血、器官移植或先天性传播。巴贝虫原虫可感染哺乳动物，导致宿主红细胞（red blood cell，RBC）溶解。常见临床表现颇似疟疾，主要有寒战、间歇发热、出汗、头痛、肌肉和关节疼痛、溶血性贫血、黄疸、血红蛋白尿等症状，严重者可引起休克、昏迷、甚至死亡。免疫功能低下者病情严重。

在美国，尤其是呈地方性流行的美国东北部和上中西部，微小巴贝虫（*B. microti*）是人巴贝虫病的主要病原体。在欧洲，几乎所有巴贝虫病病例均由分歧巴贝虫（*B. divergens*）所致，但感染是散发性的。在中国东北地区流行的是猎户巴贝虫（*B. venatorum*）。巴贝虫感染轻则无症状，重则有重度症状，有时甚至致命。感染严重程度取决于巴贝虫的虫种和宿主的免疫状态。蜱叮咬后*B. microti*感染的潜伏期通常为1～4周；输入受污染血制品后的潜伏期通常为1～9周，但最长可达6个月。

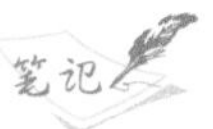

在有相关流行病学暴露的情况下（如流行地区的居民、从流行

地区返回的旅行者或既往6个月内有过输血），患者具有典型的临床表现（发热、乏力、寒战、发汗、头痛、肌痛）和实验室特征［溶血性贫血、血小板减少和（或）氨基转移酶水平升高］。血涂片检查发现巴贝虫和PCR检测巴贝虫DNA，可以作为确诊依据（图31）。

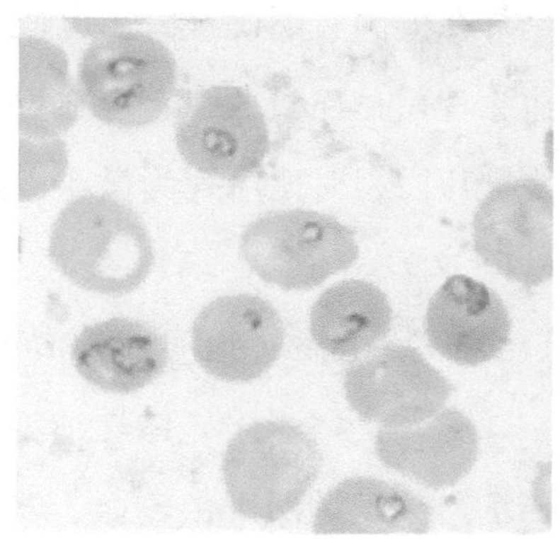

图31　血涂片可见红细胞中寄生的巴贝西虫（Gimsa 染色，×1000）

［图片来源：Reproduced from：Centers for Disease Control and Prevention. DPDx：Babesiosis. Available at：https://www.cdc.gov/dpdx/babesiosis/index.html.］

重度微小巴贝虫感染的危险因素包括年龄大于50岁、新生儿早产、无脾、恶性肿瘤、HIV感染和免疫抑制药物。有些巴贝虫病患者尽管接受了标准疗程的抗巴贝虫药物治疗，但仍出现复发，这些患者通常是巴贝虫抗体产生受损的患者，包括接受利妥昔单抗治疗的B细胞淋巴瘤或其他疾病患者、无脾的恶性肿瘤患者、器官或干细胞移植患者、HIV/AIDS患者。免疫功能低下患者也推荐巴贝西虫病的治疗。文献推荐阿奇霉素联合阿托喹治疗重度巴贝西虫病，这种方法不同于2006年美国传染病学会的指导方针（该指南推荐克林霉素联合奎宁治疗重度巴贝西虫病）（表2）。

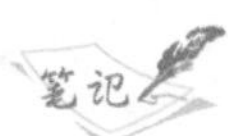

表 2　免疫功能正常患者巴贝西虫病的抗生素治疗方案

疾病严重程度	成人剂量	儿童剂量
轻至中度巴贝虫病[*]		
首选方案	阿奇霉素 第一天 500mg/d，口服，此后连续 2 天为 250mg/d，口服	阿奇霉素 第一天 10mg/（kg·d），口服，最大剂量为 500mg；此后连续 2 天为 5mg/（kg·d），口服，最大剂量为 250mg/剂
	联合用药	联合用药
	阿托伐醌 750mg，口服，每 12 小时一次	阿托伐醌 20mg/kg，口服，每 12 小时一次，（最大剂量为 750mg/剂）
替代方案	克林霉素 600mg，口服，每 8 小时一次	克林霉素 7～10mg/kg，口服，每 6～8 小时一次，（最大剂量为 600mg/剂）
	联合用药	联合用药
	奎宁 650mg，口服，每 6～8 小时一次	奎宁 8mg/kg，口服，每 8 小时一次，（最大剂量为 650mg/剂）
重度巴贝虫病		
首选方案[Δ]	阿奇霉素 500mg/天，静脉滴注，	阿奇霉素[Δ] 10mg/（kg·天），静脉滴注，（最大剂量为 500mg/剂）
	联合用药	联合用药
	阿托伐醌 750mg，口服，每 12 小时一次	阿托伐醌 20mg/kg，口服，每 12 小时一次，（最大剂量为 750mg/剂）
替代方案	克林霉素 600mg，静脉滴注，每 6 小时一次	克林霉素 7～10mg/kg，静脉滴注，每 6～8 小时一次，（最大剂量为 600mg/剂）
	联合用药	联合用药
	奎宁 650mg，口服，每 6～8 小时一次	奎宁 8mg/kg，口服，每 8 小时一次，（最大剂量为 650mg/剂）

注：[*]治疗时间为 7～10 天。一般治疗时间为 7～10 天。当寄生虫血症和症状持续时，需要延长疗程。一旦症状减轻和寄生虫血症减少，静脉注射阿奇霉素（或克林霉素）可以用口服疗法代替。

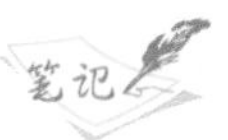

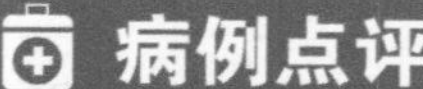

病例点评

巴贝虫病在治疗期间出现多发性细胞减少症而未能解释其寄生虫血症或继发细胞减少症的无症状患者时，应考虑伊文氏综合征（自身免疫性溶血性贫血，同时伴有血小板减少并能引起紫癜等出血性倾向的一种病症。本病的特点是自身抗体的存在，导致红细胞，以及血小板的破坏过多，而造成溶血性贫血及血小板减少性紫癜）的治疗。研究已经表明，巴贝虫病在有自身免疫性溶血性贫血病史的无脾患者中不仅可以重新激活，而且可以加剧自身免疫失调。

参考文献

[1] Shatzel J J, Donohoe K, Chu N Q, et al. Profound autoimmune hemolysis and Evans syndrome in two asplenic patients with babesiosis. Transfusion, 2015, 55(3): 661 – 665.

[2] Vannier E, Krause P J. Human babesiosis. N Engl J Med, 2012, 366: 2397.

[3] Krause P J, Lepore T, Sikand V K, et al. Atovaquone and azithromycin for the treatment of babesiosis. N Engl J Med, 2000, 343: 1454.

[4] Wormser G P, Dattwyler R J, Shapiro E D, et al. The clinical assessment, treatment, and prevention of Lyme disease, human granulocytic anaplasmosis, and babesiosis: Clinical practice guidelines by the Infectious Diseases Society of America. Clin Infect Dis, 2006, 43: 1089.

笔记

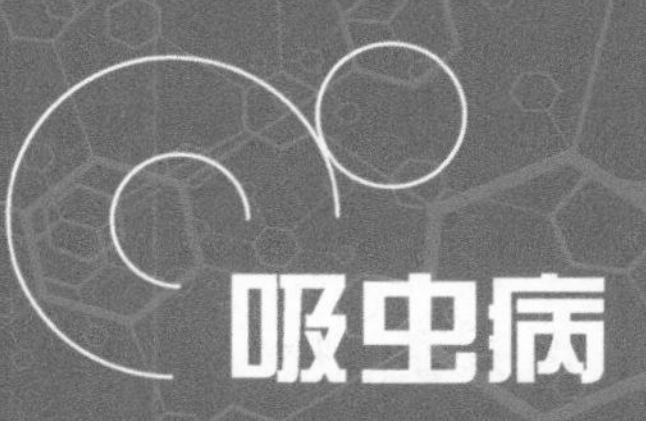

017 华支睾吸虫病一例

病历摘要

患者男性，36 岁。主因“间断发热，发现肝占位、嗜酸粒细胞增多1月余”入院。患者1月余前无明显诱因出现发热，体温最高达39℃，伴有畏寒、寒战，右中上腹痛，腹泻，4~5次/天，为黄稀便，上述症状反复发作。

于当地某医院查血常规提示：WBC 19.01×10^9/L，EO 10.55×10^9/L，EO% 55.5%。血生化：ALT 120U/L，AST 44U/L。胸片未

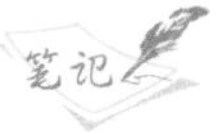

见明显异常。腹部超声提示胆囊萎缩，胆囊壁水肿，胆汁黏稠，肝胰脾肾正常声像图。上腹部 CT 提示平扫未见明显异常。诊为“胆囊炎”，给予头孢抗感染、保肝等治疗（具体剂量不详），患者症状无明显缓解。肠镜检查：所见直肠、结肠未见明显异常。复查腹部超声提示右肝下段见一低回声光团，大小约为 4.0cm × 2.2cm，椭圆形，边界模糊，低回声，不均质，未探及血流信号，提示肝低回声光团，炎性？其他？胆囊壁增厚，胰脾肾正常声像图。肝脏 CT 提示肝内多发不规则低强化区，考虑感染性病灶，寄生虫病待排除。为进一步诊治于北京友谊医院就诊。

流行病学史：患者为贵州贵阳人，患者发病前 2 月余于广西南宁旅游时曾多次食用生淡水鱼片。

体格检查：T 36.1℃，P 86 次/分，R 18 次/分，BP 120/80mmHg。神清状可，全身皮肤黏膜无苍白、黄染，全身浅表淋巴结未触及肿大。颈软，无抵抗。双肺呼吸音清，未闻及明显干湿性啰音，心率 86 次/分，律齐，各瓣膜听诊区未闻及病理性杂音，腹软，全腹无压痛及反跳痛，肝、脾肋下未触及，移动性浊音阴性，肠鸣音 4 次/分。双下肢无浮肿。

实验室及影像学检查

（1）血常规（2017 年 4 月 10 日，我院）：WBC 26.22 $\times 10^9$/L，EO 17.76 $\times 10^9$/L，EO% 67.7%，GR% 11.9%，HGB 158g/L，PLT 296 $\times 10^9$/L。

（2）血生化（2017 年 4 月 10 日，我院）：ALT 63U/L，AST 37.2U/L，ALP 320U/L，GGT 104U/L，TP 81.1g/L，ALB 41.2g/L，T－BIL 12.35μmol/L，D－BIL 2.42μmol/L，I－BIL 9.93μmol/L，BUN 4.27mmol/L，Cr 103.2μmol/L。

（3）粪便液基寄生虫检测（2017 年 4 月 10 日，我院）：未见

笔记

虫卵。

（4）寄生虫抗体检测（2017 年 4 月 10 日，我院）：华支睾吸虫 IgG 抗体阳性，肺吸虫 IgG 抗体阴性、血吸虫 IgG 抗体阴性、旋毛虫 IgG 抗体、广州管圆线虫 IgG 抗体均阴性。

（5）骨穿显示（2017 年 4 月 10 日，我院）：骨髓增生活跃，嗜酸性粒细胞比例明显增高，染色体检查仅有 1 个中期分裂象，未见异常。

（6）腹部 MRCP（2017 年4 月 10 日，我院）：胆胰管及胆囊未见异常，肝体积增大，Glisson 鞘增宽，肝内多发斑片状异常信号，炎症？请结合增强 MRI 检查报告。肝门区和胰颈前上方多发淋巴结，部分肿大。

（7）腹部核磁（2017 年 4 月 10 日，我院）：腹部核磁影像所见：肝脏体积增大，肝脏包膜下可见多发不规则斑片状 T_1WI 略低信号、T_2WI 略高信号、DWI 略高信号、ADC 图稍低信号，边缘模糊，大者位于 S7、S8 交界（S7 为主）及 S3，大小分别约为 2. 9cm × 2. 2cm、2. 8cm × 2. 3cm，增强后病变周围动脉期明显强化，病变本身中心区轻度不均质强化；呈逐渐延迟强化。动脉期肝脏边缘见更多一过性高强化。肝 S8 见点状水样信号灶，直径约 0. 3cm，未见强化。肝内胆管无扩张，腔内未见异常信号。Glisson 鞘增宽。胆总管直径约为 0. 7cm，其内未见异常信号。肝门区、胰颈前上方、门腔间隙见多发肿大淋巴结，最大者大小约 1. 4cm × 2. 6cm。胆囊不大，壁不厚，腔内未见异常信号。脾较大，厚约 4. 4cm，实质内未见异常信号。胰腺外形如常，实质内未见异常，胰管未见扩张。双肾形态、大小如常，肾实质内未见异常信号影，增强后未见异常强化。双肾盂、肾盏及输尿管上段未见扩张。双肾上腺形态、大小及信号未见明确异常。印象：①肝内多发斑片状异常信号，肝脾轻度肿

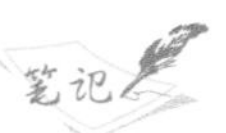

大，Glisson 鞘增宽，考虑炎症性病变，请结合临床；②肝门区、胰颈前上方、门腔间隙多发肿大淋巴结，考虑反应增生性淋巴结；③肝 S8 小囊肿。

（8）肝脏病灶 B 超引导下穿刺病理（2017 年 4 月 10 日，我院）：送检肝组织水肿，汇管区炎细胞浸润，小胆管增生，肝组织内可见坏死，纤维组织增生，可见淋巴细胞及较多嗜酸细胞浸润，以淋巴细胞为主。

（9）肝穿刺病理组织切片分子生物学检测：华支睾吸虫 ITS2（rRNA 第二内转录间隔区）基因序列扩增阳性，片段测序鉴定为华支睾吸虫。

诊断：华支睾吸虫病。

治疗方案：吡喹酮（25mg/(kg · 次)，每天 3 次，60kg 体重为上限）1600mg，tid 杀虫治疗，10 天为一个疗程杀虫治疗。并给予还原型谷胱甘肽静点，美能、维生素 C 口服等保肝对症治疗。

转归：吡喹酮治疗第 2 天，粪便液基寄生虫检测可见华支睾吸虫虫卵（图 32），每日粪便镜检，持续 3 天阳性后，未再见华支睾吸虫虫卵。

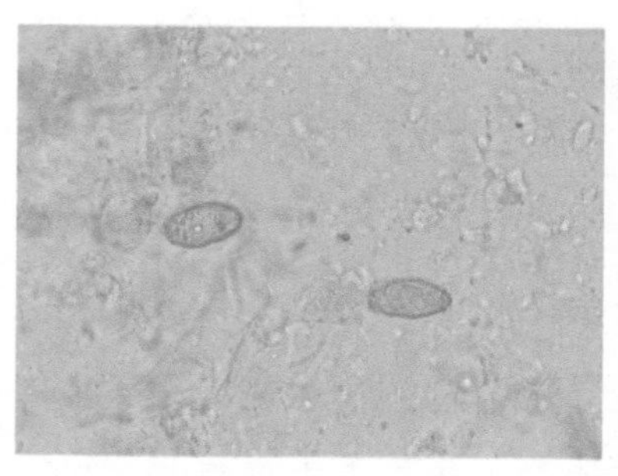

图 32　患者粪便涂片直接镜检可见华支睾吸虫虫卵（×100）

2017 年 9 月 8 日入院复查：

（1）腹部核磁与第一次腹部 MR 平扫 + 增强对比：①原肝内多

发斑片状异常信号，现已基本消失，肝 S8 被膜下残存少许纤维瘢痕；②原肝门区、胰颈前上方、门腔间隙区多发肿大淋巴结，现淋巴结大小在正常范围；③肝 S8 微小囊肿，同前。

（2）对比第一次 MRCP：①肝内外胆管及胰管未见异常，同前；②肝内未见明确病灶，肝内病变已吸收；③原肝门区、胰颈前上方、门腔间隙多发肿大淋巴结，已明显缩小。

（3）血常规：WBC 8.14 × 10^9/L，EO 0.62 × 10^9/L，EO% 7.6%，GR% 53.8%，HGB 158g/L，PLT 239 × 10^9/L。CRP 4mg/L。

至今随诊，无复发。

病例分析

根据患者临床表现、流行病学史、影像及实验室相关检查，尤其是服用抗吸虫药的第二天，粪便中检测到华支睾吸虫虫卵，华支睾吸虫病诊断明确。

华支睾吸虫病（clonorchiasis sinensis）也被称为中华肝吸虫病，由华支睾吸虫（*Clonorchis sinensis*）成虫寄生于人体肝胆管内引起肝胆管损害的一种寄生虫病。主要临床表现为乏力、食欲缺乏、腹泻、上腹痛等。

华支睾吸虫病流行于远东地区，尤其是中国（包括中国台湾地区）、日本、越南和韩国；其在俄罗斯远东区也有流行。华支睾吸虫是寄生于食鱼哺乳类动物的寄生虫，狗和猫是最常见的储存宿主。据估计，全世界有超过3500 万人感染此寄生虫，6 亿人具有感染风险。2010 年，WHO 将华支睾吸虫病纳入 17 种全球被忽视的热带病之一。

能排出华支睾吸虫虫卵的患者、感染者、受感染的家畜和野生动物均可作为传染源。华支睾吸虫病的传播有赖于粪便中的虫卵入

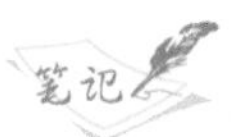

水，而水中存在第一、第二中间宿主及当地人群有生吃或半生吃淡水鱼虾的习惯。作为华支睾吸虫第一中间宿主的淡水螺可归为4科6属8种，最常见的有：纹沼螺、赤豆螺（傅氏豆螺）、长角涵螺。华支睾吸虫对第二中间宿主的选择性不强，作为第二中间宿主的淡水鱼种类较多，仅在韩国、日本、我国大陆和台湾地区就发现有139种，属16科71属。华支睾吸虫除了感染人以外，还可以感染40多种哺乳动物（保虫宿主），最常见的是与人接触密切的猫、犬、猪等。流行的关键因素是当地人群是否有生吃或半生吃（生的、未煮熟的、盐渍的、腌制或烟熏等）河鱼肉的习惯。

华支睾吸虫生活史为典型的复殖吸虫生活史，包括成虫、虫卵、毛蚴、胞蚴、雷蚴、尾蚴、囊蚴及后尾蚴等阶段。成虫寄生于人和肉食类哺乳动物的肝胆管内，虫多时可移居至大的胆管、胆总管或胆囊内，也偶见于胰腺管内。成虫产出虫卵，虫卵随胆汁进入消化道随粪便排出（图33）。

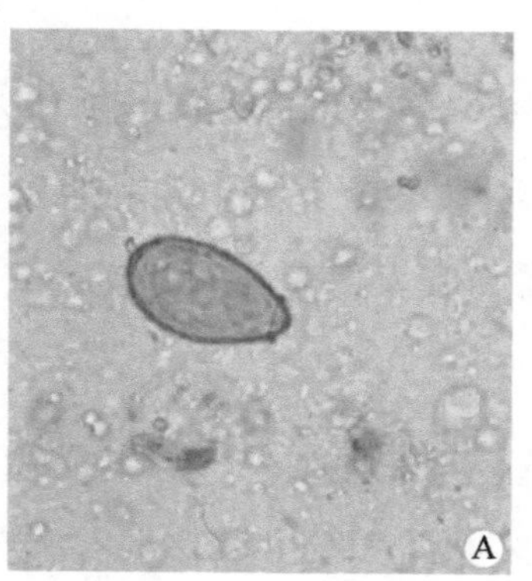

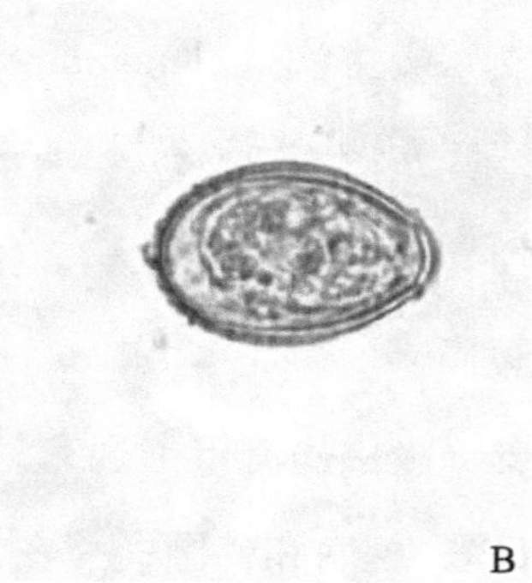

注：A：华支睾吸虫虫卵尾端可见有小疣状突起；B：卵盖周围的卵壳增厚、形成肩峰。

图33　华支睾吸虫虫卵形态（×400）

［图片来源：Reproduced from：Centers for Disease Control and Prevention. DPDx：Clonorchiasis. Available at：http://www.cdc.gov/dpdx/clonorchiasis/index.html.］

笔记

大多数感染个体没有症状并具有良性病程。随着感染的强度和持续时间增加，发生症状性感染及并发症的风险也增加。急性症状常在食用受到严重感染的未煮熟鱼类后10～26日出现，并持续2～4周。本病的特征表现为高热、厌食、腹痛、肌痛、关节痛、不适和荨麻疹。一些症状可因华支睾吸虫成虫导致的慢性机械性损伤和物理性胆管梗阻而发生于感染病程后期，尤其是成虫负荷较重的个体。症状可包括：乏力、腹部不适、厌食、体重减轻、消化不良和腹泻。重者可导致梗阻性黄疸、胰腺炎、复发性胆管炎和化脓性肝脓肿。更严重的并发症包括胆管炎、胆管性肝炎和胆管细胞癌。

在急性感染期，白细胞总数及嗜酸性粒细胞显著增加，有时可高达$50 \times 10^9/L$，嗜酸性粒细胞分类一般在10%～40%。少数病例可出现类白血病反应，并伴有血红蛋白的下降。依据患者感染程度及感染时间的长短可表现为肝脏转氨酶、碱性磷酸酶及胆红素的明显升高，其中胆红素的升高表现为直接胆红素及间接胆红素均有升高，但以直接胆红素升高为主。超声表现可能包括：胆囊增大和（或）胆泥沉积、胆管炎症和（或）纤维化，以及肝肿大。超声还可能检出华支睾吸虫聚集体，表现为胆管内无声影的回声灶。在粪便、十二指肠抽吸液或胆汁标本中发现虫卵而确立诊断。感染后约4周，可能在粪便中发现虫卵。

吡喹酮是治疗本病的首选药物。具有疗效高、毒性低、不良反应轻等特点，在体内吸收、代谢、排泄快等优点。吡喹酮治疗本病最合适剂量与疗程依据不同感染程度而异，一般采用短程大剂量分次服用。常规推荐给药方案为1日75mg/kg，分3次口服，连用3日。尽管虫卵常在治疗1周内就从粪便中消失，但感染的临床症状可能需要数月才能消退。治疗过程中因为吡喹酮造成虫体碎解，诱发炎症反应，可能出现高热，肝区不适加重，引起胆绞痛等。

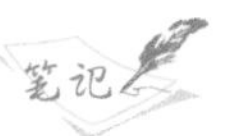

病例点评

华支睾吸虫病临床症状复杂多样，临床常见为肝炎型，胆管炎型。但临床以肝内多发炎性占位为首发症状，需要完成寄生虫病鉴别诊断的病例逐渐增多。因此，肝脏占位的病理学依据，辅助肝脏占位寄生虫感染的分子生物学诊断方法，并结合流行病学史，治疗过程中持续监测粪便镜检，寻找病原学依据等多因素，在华支睾吸虫病的诊断中至关重要。

我院诊治的临床病例中，即发现肝脏病理可见肝吸虫虫卵的情况，也存在吡喹酮治疗 24 小时之内粪便即检测到肝吸虫虫卵，也存在治疗第 5 天之后粪便检测到肝吸虫虫卵的情况。因此，全方位持续监测病原学，是本病确诊的重要思路。

该患者在治疗过程中考虑到华支睾吸虫病导致肝内多发占位，采用了吡喹酮 10 天为一个疗程，经吡喹酮 2 个疗程杀虫治疗后，患者肝脏病变好转。

参考文献

[1] Keiser J, Utzinger J. Emerging foodborne trematodiasis. Emerg Infect Dis, 2005, 11 (10): 1507.

[2] Hong S T, Fang Y. Clonorchis sinensis and clonorchiasis, an update. Parasitol Int, 2012, 61: 17 - 24.

[3] Qian M B, Utzinger J, Keiser J, et al. Clonorchiasis. Lancet, 2016, 387: 800 - 810.

笔记

018 布氏姜片吸虫病一例

病历摘要

患者女性，46 岁。因“腹胀，腹痛，肛门停止排气排便 20 小时”收入院。

流行病学史：发病前喜食生菱角。患者 30 小时前服用月见草油胶囊后，出现阵发性腹痛，腹胀，呕吐。

体格检查：T 37.5℃，P 90 次/分，R 21 次/分，BP 138/92mmHg，腹部膨胀，可见肠型和蠕动波，有轻度压痛和反跳痛，在腹中部可触及团块。绞痛发作时，肠鸣音亢进。

实验室及影像学检查

（1）血常规：WBC 13.0×10^9/L，HGB 60g/L，HCT 0.582。

（2）腹部 X 线检查：提示小肠扩张伴有气液面影，在扩张肠曲上可见团块状阴影。

（3）考虑“急性肠梗阻”，行手术治疗。术中见腹腔中有 300ml 渗出液，在空肠起始部 5cm 处充满虫体，回肠处也有少量虫体，共取出虫体 13 只。

（4）虫体鉴定（我院参与会诊鉴定）：虫体从肠腔取出时，似肉片状，血红色，活力很强，可伸缩变形、翻动。将其中少量虫体压片、固定、染色、封片后进行观察测量，长多在 35～40mm，宽多在 9～15mm。显微镜下观察可见其口吸盘较小，腹吸盘较大。口、咽、食道、肠支（分 2 支）、虫体两侧的卵黄腺、虫体后部的

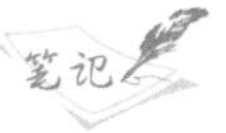

2 个珊瑚状睾丸均清晰可见。该虫被鉴定为布氏姜片虫。

诊断：布氏姜片吸虫病。

治疗方案：吡喹酮。

病例分析

根据患者临床表现、流行病学史、影像及实验室相关检查，特别是虫体病原学鉴定，姜片吸虫病诊断明确。

姜片虫病（fasciolopsiasis）由布氏姜片吸虫（*Fasciolopsis buski*，简称姜片虫）成虫寄生于人体小肠，引起的一种寄生虫病。主要临床表现为消化功能紊乱。

姜片虫成虫硕大、肉红色，虫体肥厚，椭圆形，背腹扁平，前窄后宽（图 34）。虫卵大小(130～140)μm×(80～85)μm，长椭圆形，淡黄色，卵壳薄，卵盖小，内含一个卵细胞和多个卵黄细胞(图 35)。姜片虫需有两种宿主才能完成其生活史。中间宿主是扁卷螺，终宿主是人和猪（或野猪）。以菱角、荸荠、茭白、水浮莲、浮萍等水生植物为传播媒介。实验证实姜片虫尾蚴可在水面上成囊，如自然水体中存在此种情况，则饮用生水也可能引起感染。从

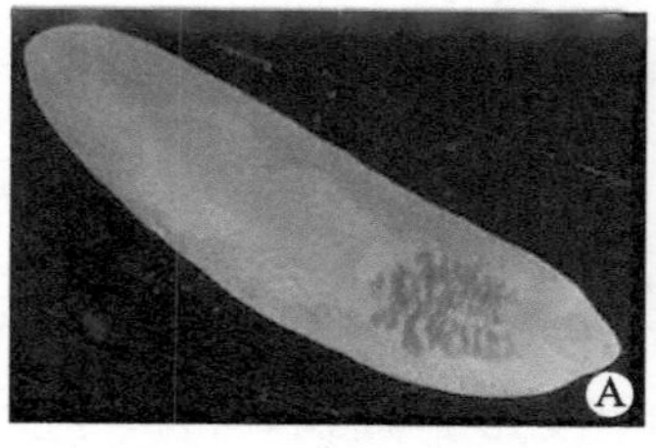

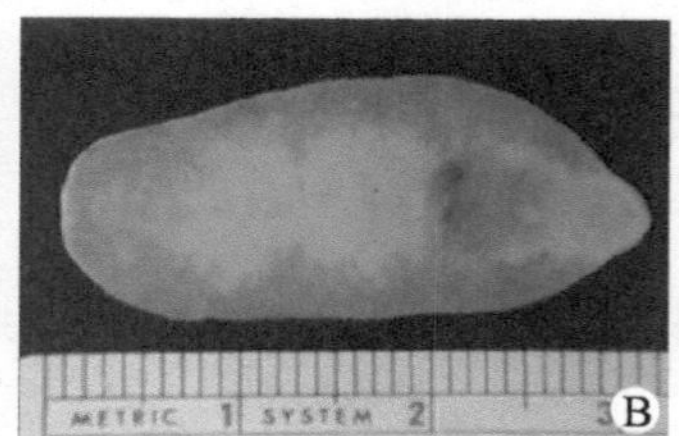

图 34　布氏姜片吸虫成虫

［图片来源：Reproduced from：Centers for Disease Control and Prevention. DPDx：Fasciolopsiasis. Available at：http://www.cdc.gov/dpdx/fasciolopsiasis/index.html.］

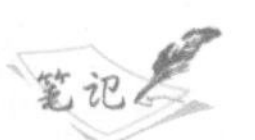

食入囊蚴到发育为成虫并产卵时间为1～3个月。每天成虫每天可产卵15000～25000个。成虫在人体内寿命为4.0～4.5年。姜片虫病的流行常与种植水生植物和养猪业有密切关系。目前最有效的药物是吡喹酮，姜片吸虫的推荐治疗剂量是75mg/(kg·d)，分3次，一日疗法。

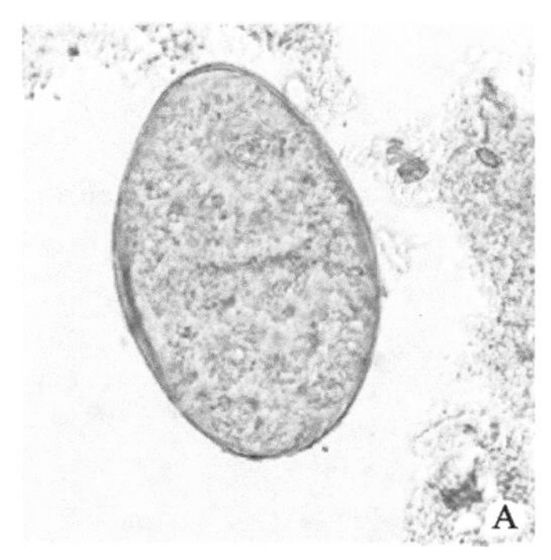
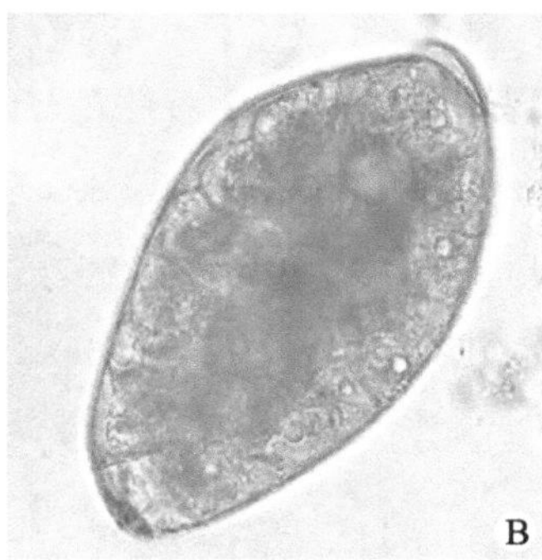

图35　未染色的粪便涂片中可见布氏姜片吸虫虫卵

［图片来源：Reproduced from：Centers for Disease Control and Prevention. DPDx：Fasciolopsiasis. Available at：http://www.cdc.gov/dpdx/fasciolopsiasis/index.html.］

病例点评

患者有明确的流行病学史，包括有生食水生植物（菱角、荸荠、茭白）或喝生水等不良饮食习惯。潜伏期一般为1～3个月，重症感染患者可以出现肠梗阻，容易继发感染。以病原学诊断为金标准。

全国第二次寄生虫调研表明（2003年），全国布氏姜片吸虫平均感染率为0.023%，只有9个省市查到布氏姜片吸虫感染者（江西省、浙江省、福建省、江苏省、安徽省、湖南省、湖北省、上海市、河南省）。布氏姜片吸虫感染也有误诊为阑尾炎的报道。虽然

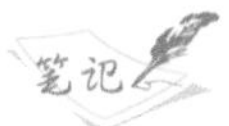

布氏姜片吸虫感染具有地域性，但由于人口流动增大，非疫区就诊患者仍然需要完成相关的鉴别诊断。

参考文献

[1] Sripa B, Kaewkes S, Intapan P M, et al. Food-borne trematodiases in Southeast Asia epidemiology, pathology, clinical manifestation and control. Adv Parasitol. 2010, 72: 305-350.

[2] 许隆祺. 图说寄生虫学与寄生虫病. 北京：北京科学技术出版社，2016.

[3] Colley D G, Bustinduy A L, Secor W E, et al. Human schistosomiasis. Lancet, 2014, 383 (9936): 2253-2264.

019 肝片形吸虫病一例

病历摘要

患者女性，45 岁，云南人。主诉“间断发热 4 个月”，伴右下软骨区疼痛伴黄疸，偶尔呕吐伴食欲不振。

流行病学史：经常在当地饮用河水，有吃水生植物（水芹）的习惯，没有食用生鱼史。

体格检查：右下软骨区疼痛。

实验室及影像学检查

（1）血常规：WBC 1.512 × 10^9/L，EO% 25%，GR% 53%，LY% 18%，单核细胞占 4%，嗜碱性粒细胞占 0，PLT 32.5 × 10^9/L。

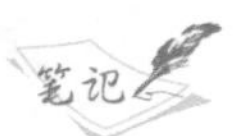

（2）肝功能检查：碱性磷酸酶 679U/L，γ-谷氨酰转移酶

121U/L，ALT 27U/L，AST 20U/L，白蛋白 22g/L。

（3）内镜下逆行胰胆管造影术（ERCP）检查：胆总管中发现肝片形吸虫成虫，成虫形态呈扁平叶状，长 2.0cm ~ 2.5cm，宽约 1cm，呈褐色至浅灰色。

（4）粪便中查见肝片形吸虫卵：经肉眼检查，大便呈黄褐色，黏稠度较软。显微镜检查虫长椭圆形到椭圆形，卵壳薄，分 2 层，卵内充满的卵黄细胞，测量(140 ~ 142) μm × (70 ~ 75) μm。

（5）血肝片形吸虫抗体：阳性。

诊断（我院专家参与会诊）：肝片形吸虫病。

治疗方案：三氯苯达唑，10mg/kg，餐后顿服，第二日服用量重复一次。

转归：第 1 天治疗后患者出现高烧，考虑为杀死蠕虫过程中释放的异体蛋白产生的免疫反应，合并使用激素（steroids）对症治疗。治疗后随访 2 周大便检查均未见肝片吸虫虫卵。

病例分析

根据患者临床表现、流行病学史、实验室检查，特别是 ERCP 检查：胆总管中发现肝片形吸虫成虫及粪便中查见肝片形吸虫虫卵，肝片形吸虫病诊断明确。

片形吸虫病是一种由肝片吸虫或大片吸虫引起的扁平吸虫感染，肝片吸虫呈世界性分布，而大片吸虫则主要生活在热带地区。草食性哺乳动物是其终宿主，螺类是其中间宿主，而人类则是其偶然宿主。绵羊、牛或人通过食用含有囊蚴的水生植物而获得感染，囊蚴会在十二指肠中脱囊，并移行穿过肠壁、腹膜腔和肝实质，之后进入胆管，然后在胆管中发育成为成虫。

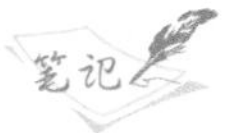

由肝片形吸虫（*Fasciola hepatica*）成虫寄生于人体肝胆管内引起的一种寄生虫病称为肝片吸虫病（fascioliasis hepatica）。急性期以突发高热、腹痛，胃肠道症状为主要临床表现。由巨片形吸虫（*Fasciola gigantica*）寄生于人体肝胆管内引起的一种寄生虫病称为巨片形吸虫病（fascioliasis gigantica）。主要临床表现有发热、恶心、呕吐、疼痛、肝大、肝区触痛等临床表现；轻度感染患者症状不明显或无症状。

多数感染都为轻度感染，病况会随吸虫负荷的增加而加重。寄生虫移行的急性（肝脏）期通常有发热、右上腹疼痛和肝肿大等表现，偶尔可观察到黄疸。其他症状包括厌食、恶心、呕吐、肌痛、咳嗽和荨麻疹，患者常存在显著的外周血嗜酸性粒细胞增多。慢性（胆道）期通常开始于感染后6个月，并可能会持续10年或以上。这一时期患者通常无症状，但可发生上腹正中和右上腹疼痛、腹泻、恶心、呕吐、消瘦、肝肿大和黄疸。患者可发生胆总管阻塞，且慢性感染可导致胆绞痛、胆管炎、胆石症、胰腺炎及梗阻性黄疸。

在粪便、十二指肠抽吸液或胆汁标本中发现虫卵即可诊断（图36）。其他诊断方法包括在内镜或手术标本中发现成虫，或血清学抗体检测的方法。影像学检查可能是有用的辅助诊断工具。其他诊断线索包括嗜酸性粒细胞增多、肝功能异常和贫血。

三氯苯达唑是一种咪唑衍生物，可有效治疗任何阶段的片形吸虫病，治愈率超过90%。该药的给药方案为：10mg/kg，口服，持续1～2日。该药的耐受情况相对良好，餐后给药可提高药物的吸收。治疗逆行性胆管炎需要抗生素和手术。胆道梗阻可能需要内镜下逆行胰胆管造影（ERCP），如果可能的话则需要直接移除寄生虫（图37、图38）。

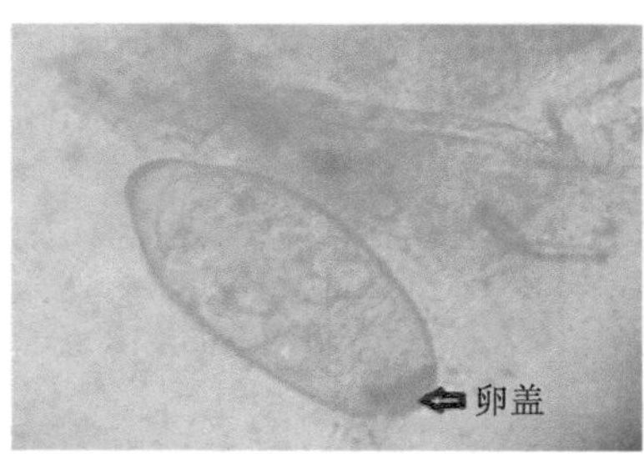

图 36　肝片形吸虫虫卵

［图片来源：Sah R，Khadka S，Khadka M，et al. Human fascioliasis by Fasciola hepatica：the first case report in Nepal. BMC Res Notes，2017，10（1）：439.］

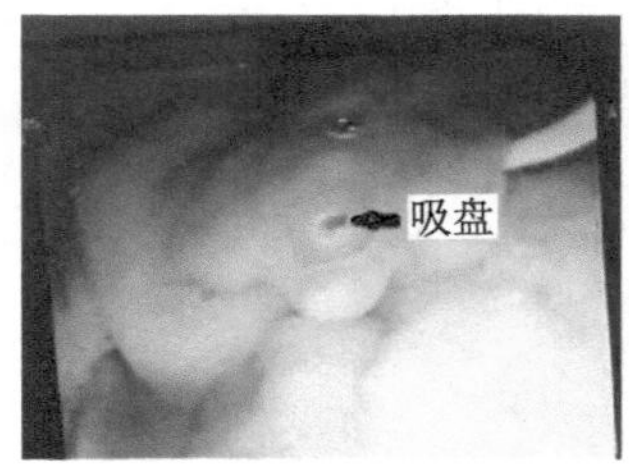

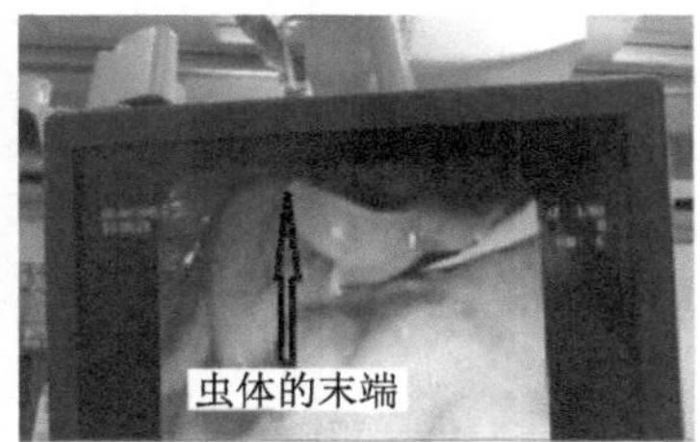

图 37　ERCP 操作中可见肝片形吸虫成虫

［图片来源：Sah R，Khadka S，Khadka M，et al. Human fascioliasis by Fasciola hepatica：the first case report in Nepal. BMC Res Notes，2017，10（1）：439.］

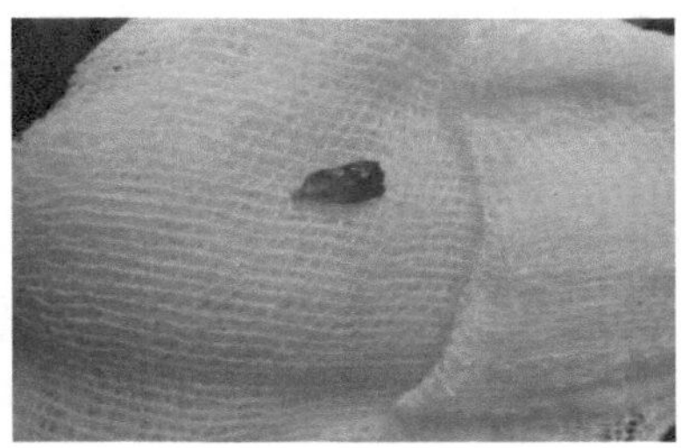

图 38　ERCP 操作中取出的已死亡的肝片形吸虫成虫

［图片来源：Sah R，Khadka S，Khadka M，et al. Human fascioliasis by Fasciola hepatica：the first case report in Nepal. BMC Res Notes，2017，10（1）：439.］

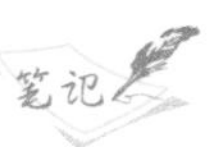

病例点评

片形吸虫病主要是牛、羊的常见寄生虫病，人体感染报道较少，误诊率较高。片形吸虫感染的确诊是依据粪便镜检，尤其是粪便 Kato－Katz 法镜检有助于查到虫卵来诊断，治疗是短期的抗蠕虫治疗。因此，具有支持流行病学史和临床表现的患者，应注意片形吸虫感染的鉴别诊断。

在云南省局部地区因为饮食习惯曾出现过片形吸虫群体感染，后仍有散发病例，因此来自流行地区的患者出现发热，肝区疼痛，伴恶心、呕吐等消化道症状，嗜酸粒细胞升高，肝功能损害，腹部彩超提示肝脏回声不均质，CT 提示肝脏不同程度损伤，结合流行病学史，应考虑片形吸虫病的鉴别诊断。患者的家庭成员还应进行感染筛查，因为他们共享共同的食物和水，可能携带有寄生虫。

预防本病的关键是加强健康宣教，提高居民食品卫生意识，注意饮食卫生，接触水生植物后洗手，不生食不洁水生植物及被污染的食物和水，不生食或半生食牛、羊等动物的内脏。另外，应加强牲畜的治疗和放牧管理，防止粪便污染，改变椎实螺滋生环境。

参考文献

[1] Marcos L A, Terashima A, Gotuzzo E. Update on hepatobiliary flukes: fascioliasis, opisthorchiasis and clonorchiasis. Curr Opin Infect Dis, 2008, 21 (5): 523.

[2] Sah R, Khadka S, Khadka M, et al. Human fascioliasis by Fasciola hepatica: the first case report in Nepal. BMC Res Notes, 2017, 10 (1): 439.

[3] 张国丽，苏慧勇，周俊，等．片形吸虫病 11 例临床分析．传染病信息，2012，25（4）：246.

笔记

020 卫氏并殖吸虫病（肺型）一例

病历摘要

患者男性，8 岁。主因“发热、咳嗽、嗜酸性粒细胞增高 7 月余”于 2017 年 8 月 17 日入院。患者 2017 年 1 月受凉后出现发热，体温最高 39℃，咳嗽，咳少量白痰，于当地医院就诊，考虑“肺炎”，给予输液治疗（具体不详），患者体温逐渐降至正常，咳嗽、咳痰消失，因住院期间发现嗜酸性粒细胞增高，EO% 达 50%，建议患者于血液科就诊。患者于当地某医院血液科行骨穿检查未见明显异常（未见到检查报告），但怀疑患者为“血液病”，给予泼尼松 2 片，bid 口服治疗，共服用约半年左右，嗜酸性粒细胞仍反复增高，转至天津某血液病专科医院就诊，2017 年 6 月 12 日查血常规：WBC $17.71\times10^9/L$，EO $1.5\times10^9/L$，EO% 8.5%。遂患者于北京友谊医院就诊，2017 年 7 月 26 日于热带病门诊查粪便液基寄生虫卵检测：未见虫卵。查肺吸虫 IgG 抗体阳性，曼氏裂头蚴 IgG 抗体阴性，血吸虫 IgG 抗体检测阴性，华支睾吸虫 IgG 抗体阴性，广州管圆线虫 IgG 抗体阴性。患者自行停用激素。

10 余天前患者受凉后再次出现发热，体温最高 38.5℃，咳嗽，咳少量白痰，痰中带血，无畏寒、寒战，无胸闷，无腹泻，无恶心、呕吐等不适。

流行病学史：患者发病前 3 年（2014—2017 年）均在陕西安康农村跟随奶奶生活，曾在河里玩水嬉戏，有捕捉河蟹史。

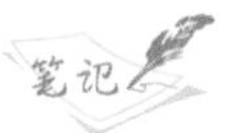

体格检查： T 36.6℃，P 97 次/分，R 18 次/分，BP 90/60mmHg。神志清楚，全身皮肤黏膜无苍白、黄染。全身浅表淋巴结未触及肿大。颈软，无抵抗。双下肺呼吸音低，未闻及明显干湿性啰音，心率97 次/分，律齐，各瓣膜听诊区未闻及病理性杂音。腹软，无压痛及反跳痛，肝、脾肋下未触及，移动性浊音阴性，肠鸣音 4 次/分。双下肢无水肿。

实验室及影像学检查

（1）血常规（2017 年 8 月 18 日，我院）：WBC 26.57 $\times 10^9$/L，EO 16.53 $\times 10^9$/L，EO% 62.2%，GR% 18.3%，HGB 124g/L，PLT 676 $\times 10^9$/L。

（2）胸部 CT（2017 年 8 月 18 日，我院）：双肺上叶炎性病变可能；双侧胸腔积液并部分肺组织膨胀不全；右侧肺门及纵隔内稍大淋巴结。

（3）腹部 MRI（2017 年 8 月 18 日，我院）：平扫及增强扫描未见明确异常。

（4）头颅核磁（2017 年 8 月 22 日，我院）：大枕大池与四脑室相通、小脑蚓部小，余脑室系统无扩张，印象：考虑不除外 dandy – walker 综合征［第四脑室孔闭塞综合征（非交通性脑积水），又称 Dandy – Walker 畸形、Dandy – Walker 综合征］。

（5）寄生虫抗体检测（2017 年 8 月 24 日，我院）：肺吸虫 IgG 抗体阳性；曼氏裂头蚴 IgG 抗体阴性，华支睾吸虫 IgG 抗体阴性，血吸虫 IgG 抗体阴性，广州管圆线虫 IgG 抗体阴性，弓形虫 IgM 抗体 + IgG 抗体均阴性。

（6）24 小时痰找寄生虫虫卵：可见卫氏并殖吸虫虫卵。

诊断： 并殖吸虫病（肺型），卫氏并殖吸虫病，胸腔积液。

治疗方案： 吡喹酮［75mg/(kg · d)，患者体重 60kg 为上限］，

笔记

每天分3次口服，杀虫治疗一个疗程10天。并给予地塞米松1.5mg，bid口服抑制炎症反应，肝泰乐、维生素C保肝治疗。

转归：治疗后3个月复诊，患者症状消失，嗜酸性粒细胞降至正常，6个月后肺吸虫抗体转阴。

病例分析

根据患者临床表现、流行病学史、影像学检查、实验室检查包括血常规及寄生虫抗体检测，24小时痰找寄生虫卵：可见卫氏并殖吸虫虫卵，卫氏肺吸虫病诊断明确。

并殖吸虫病（paragnonimiasis）又称肺吸虫病（paragonimiasis）。由并殖吸虫(*Paragonimus*)寄生于人体引起的一种寄生虫病。包括卫氏并殖吸虫病和斯氏并殖吸虫病等。卫氏并殖吸虫病（paragonimiasis westermani）由卫氏并殖吸虫（*P. westermani*）寄生于人体，童虫在组织器官中移行、窜扰和成虫在肺部定居引起的一种寄生虫病。斯氏并殖吸虫病（paragonimiasis skrjabini）由斯氏并殖吸虫（*P. skrjabini*）童虫在人体的皮肤和（或）内脏内移行、窜扰引起的一种寄生虫病。临床表现为皮肤型或内脏型幼虫移行症。

并殖吸虫感染见于远东、西非及美洲的部分地区。肺部症状是最常见的临床表现，但也已有肺外表现的报道。未发育成熟的吸虫还可移行至肺外组织，如脑、皮下组织和腹部（包括肠壁、肝、脾、胰腺、肾脏、肾上腺、腹膜腔、卵巢和肠系膜淋巴结）。其他部位的异位感染也已有报道，如心脏、纵隔、横纹肌、脊髓、腮腺、睾丸和乳房。宿主通过摄入未充分煮熟的或腌制的蟹类或蝲蛄而受到感染。并殖吸虫的囊蚴可在十二指肠、空肠上端受胆汁、肠液的作用中脱囊而出，随后穿过肠壁进入腹膜腔，并移行经过肝

脏、穿过膈肌进入肺实质。童虫破坏肺组织形成虫囊，若为卫氏并殖吸虫，虫体在囊内发育为成虫，一旦发育成熟就会产卵。虫卵（虫卵呈卵圆形，棕色，壳较厚，大小约为100μm×55μm，图39）进入细支气管，可随着痰液咳出，也可被宿主吞咽，随粪便排出。但人是斯氏并殖吸虫的非适宜宿主，在人体内斯氏并殖吸虫的幼虫不能发育为成虫。

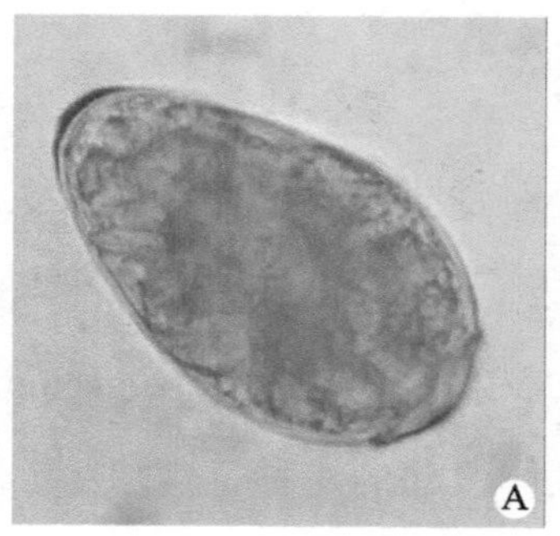

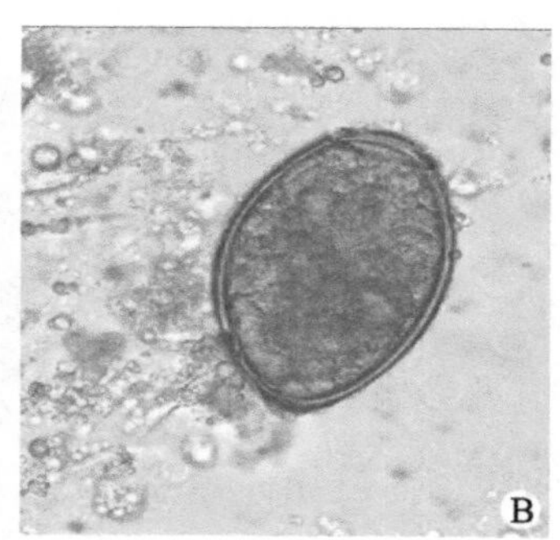

图39 并殖吸虫虫卵（×400）

［图片来源：Reproduced from：Centers for Disease Control and Prevention. DPDx：Paragonimiasis. Available at：http://www.cdc.gov/dpdx/paragonimiasis/index.html.］

大多数临床感染无症状，而大多数有症状的感染为肺部疾病。临床表现包括早期和晚期。早期为初始感染至成虫首次产卵之间，约持续2个月。在此阶段，幼虫会在腹膜腔内移行，临床上可能会观察到发热、不适、腹泻、上腹痛和（或）荨麻疹。随着幼虫穿透膈肌并在胸膜腔中移行，患者可能发生胸膜炎性胸痛。其他症状可包括呼吸困难、咳嗽和不适。肺部感染的第二阶段是指吸虫成虫栖息于肺内时，该阶段可能会持续数年，此时虫体可诱发炎症和纤维化。反复咯血是最常见的症状，也可观察到患者出现不适，但患者可能并不会自觉患病或呈现为病态。

诊断方法取决于感染的阶段和临床表现的性质。在早期感染阶

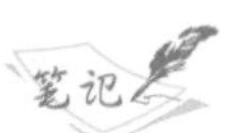

段（即成虫产卵前），临床医师只能在患者有嗜酸性粒细胞增多和相应流行病学史的情况下，根据临床表现做出推定诊断。在晚期感染阶段，如果患者有流行病学危险因素，并且有反复咯血的病史，可提示该诊断。通过在痰液或支气管肺泡灌洗（BAL）液中发现并殖吸虫卵常可确诊该病。血清学和影像学检查具有辅助诊断作用。

病例点评

卫氏并殖吸虫感染的晚期（成虫产卵后，即感染后 8 ~ 10 周时），约 50% 的病例可通过痰液、支气管盥洗液（BAL）或粪便中发现特征性的虫卵而做出诊断。24 小时痰液收集可提高虫卵检测的敏感性。

对于并殖吸虫属任意种引起的并殖吸虫病，首选的治疗均为吡喹酮，推荐杀虫剂量为 75mg/(kg · d)，分为 3 剂给药，连用 3 日。对于脑并殖吸虫病，可能还需要予以类固醇、抗癫痫治疗和（或）针对脑积水予以脑室内分流。剂量如上文所述（应重复以上治疗方法）。

通过避免在地方性流行地区生食蟹类和蝲蛄，可预防并殖吸虫感染。要减少粪便污染水源从而预防该病传播，就需要采取严格的卫生措施。

参考文献

[1] 中华人民共和国国家卫生与计划生育委员会. 寄生虫病诊断名词术语. WS/T 471 - 2015. 北京：人民卫生出版社，2015.

[2] Akaba T, Takeyama K, Toriyama M, et al. Pulmonary Paragonimiasis: The Detection of a Worm Migration Track as a Diagnostic Clue for Uncertain Eosinophilic Pleural Effusion. Intern Med, 2016, 55 (5): 503.

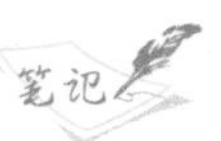

021 肝脏型并殖吸虫病一例

病历摘要

患者女性，43 岁。主因“间断腹痛 4 月余，发现肝占位 3 月余”于 2017 年 5 月 11 日入院。患者 4 月余前进食油腻食物后出现腹痛，为中上腹绞痛，疼痛较剧烈，伴反酸、嗳气，于当地医院就诊，给予奥美拉唑、中药治疗（具体剂量不详），患者中上腹痛消失，但出现左上腹痛，后出现右侧腹痛，疼痛性质同前，自服奥美拉唑治疗，症状逐渐缓解。3 月余前患者体检时发现肝占位，腹部超声：肝右前叶可探及一低回声区，约 2. 8cm × 2. 0cm，管腔结构显示欠清晰，提示脂肪肝（轻度），肝右叶实质性占位（血管瘤不除外）。患者于河北某医院就诊，腹部 CT 提示肝右叶被膜下可见多发类圆形低密度影，边缘清晰，未见强化，肝内外胆管未见扩张，提示肝右叶被膜下多发囊性病变。为进一步诊治，患者于北京某医院就诊，腹部核磁：肝右叶上段包膜下类圆形及串环状异常信号影，呈穿凿隧道样改变，T_2WI 主要呈稍高信号，T_1WI 主要呈稍低信号伴中心结节状等信号，DWI 呈高信号，ADC 图呈稍高信号，反相位图肝实质及病灶未见信号减低，增强扫描似见边缘中度强化，内部各期均未见强化，肝内外胆管、胰管未见异常狭窄或扩张，未见结石征象，提示肝右叶上段包膜下类圆形及串环状异常信号，考虑良性病变，炎性坏死性肉芽肿性病变（肝肺吸虫病）可能性大。建议患者于我院就诊，门诊查肺吸虫 IgG 抗体阳性，华支睾

吸虫 IgG 抗体阴性，肝包虫 IgG 抗体阴性，血吸虫 IgG 抗体阴性，曼氏裂头蚴 IgG 抗体阴性，弓形虫 IgM 抗体 + IgG 抗体阴性。现为进一步诊治收入我科。

流行病学史：患者河北石家庄人，两年前在四川成都等地旅游时曾食用炸溪蟹，8 月余前朋友赠送小螃蟹（来自浙江某地），患者清蒸后食用。

体格检查：T 36.0℃，P 77 次/分，R 18 次/分，BP 100/70mmHg。神清状可，全身皮肤黏膜无苍白、黄染，全身浅表淋巴结未触及肿大。颈软，无抵抗。双肺呼吸音清，未闻及明显干湿性啰音，心率 77 次/分，律齐，各瓣膜听诊区未闻及病理性杂音，腹软，全腹无压痛及反跳痛，肝、脾肋下未触及，移动性浊音阴性，肠鸣音 4 次/分。双下肢无浮肿。

实验室及影像学检查

（1）血常规（2017 年 5 月 15 日，我院）：WBC 4.50 × 10^9/L，EO 0.25 × 10^9/L，EO% 5.5%，GR% 56.2%，HGB 121g/L，PLT 247 × 10^9/L。

（2）血生化（2017 年 5 月 15 日，我院）：ALT 40U/L，AST 13.9U/L，I – BIL 17.40μmol/L，ALB 42.0g/L，Urea 4.26mmol/L，Cr 68.9μmol/L。

（3）胸部 CT（2017 年 5 月 16 日，我院）：右侧胸膜局限性增厚；肝右叶低密度灶，请结合腹部检查。

（4）腹部 MRCP（2017 年 5 月 15 日，我院）：胆胰管及胆囊未见异常；肝内异常信号，性质待定，建议增强。

（5）腹部核磁（2017 年 5 月 16 日，我院）：肝 S7、S8 病变，考虑寄生虫源性坏死性肉芽肿可能大；肝 S8 小囊肿。

（6）肝穿刺病理结果（2017 年 5 月 17 日，我院）：肝穿刺活

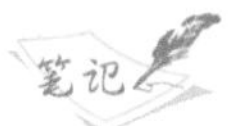

检组织 2 小条，镜下：部分为坏死组织，周围纤维组织包绕，并见炎性细胞浸润。部分为肝组织，肝细胞肿胀，汇管区混合性炎细胞浸润，免疫组化：CK8（肝细胞 +）、GPC－3（－）、CD34（－）、CD10（毛细胆管 +）(图 40)。

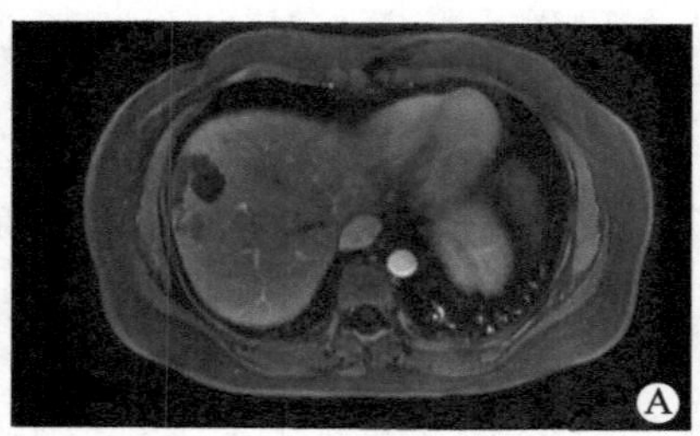
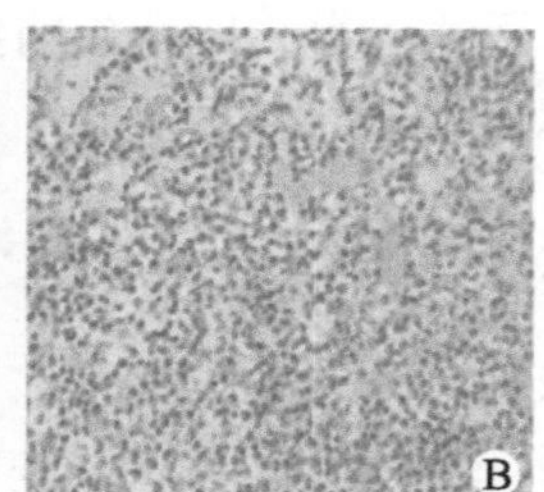

注：A：腹部核磁可见隧道样改变（箭头所示）；B：肝组织内可见大量嗜酸性粒细胞聚集（HE 染色，×40）。

图 40　患者肝脏影像学表现和病理表现

（7）肝穿刺病理组织切片分子生物学检测：肺吸虫核糖体基因第二间隔区基因片段基因序列扩增阳性，片段测序鉴定为斯氏狸殖吸虫。

诊断： 并殖吸虫病（肝脏型）。

治疗方案： 吡喹酮［75mg/(kg · d)，60kg 为上限，分 3 次口服］1600mg，tid，口服杀虫治疗，疗程 10 天，并给予还原型谷胱甘肽、维生素 C 保肝治疗。

转归： 患者经过 2 个疗程治疗后，患者肝脏病变较前明显缩小。

病例分析

根据患者临床表现、流行病学史，实验室检查，胸部 CT 及腹部 MRI 检查特别是肝穿病理结果结合分子生物学鉴定，并殖吸虫病（肝脏型）诊断明确。

并殖吸虫病肺外表现更常见于并殖吸虫属的某些种，尤其是在我国呈地方性流行的斯氏狸殖吸虫（*P. skrjabini*）。未发育成熟的吸虫可移行至肝脏所致病变。

对于腹部并殖吸虫病患者，在肠壁形成包囊，引起恶心、呕吐或血性腹泻。在肝、脾、腹膜腔或肠系膜淋巴结形成的包囊或脓肿可引起腹痛和可触及的包块。并殖吸虫累及肾脏可引起血尿，并且尿中或可检测到虫卵。影像学方面 CT 扫描可显示囊性包块，或环状增强的结节聚集（图 41）。对于肝脏受累的患者，最常见的 CT 表现为肝脏外周病灶，彼此相连的囊肿伴迂曲的通道形成，以及虫体移行引起的管状增强。

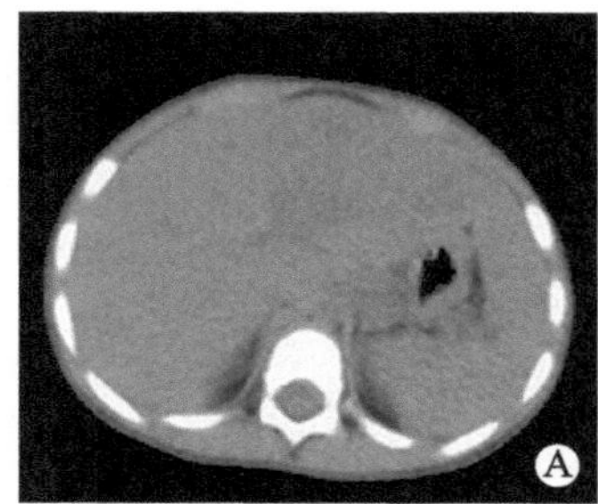

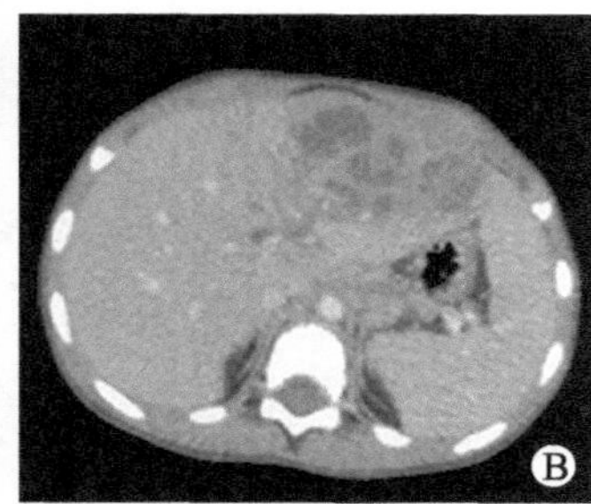

注：A：多层螺旋 CT（MDCT）平扫显示肝左叶病灶轻度低密度，密度不均匀，病灶边缘模糊；B：多层螺旋 CT 门脉期增强扫描显示病灶呈多房伴强化分隔，边缘和内部细节均清晰显示。病灶内部分囊腔相通。

图 41　一名 2 岁女童，因“腹痛并有持续约两个月的弛张性发热”确诊的肝脏并殖吸虫病

［图片来源：Li X M，Yu J Q，Yang Z G，et al. Correlations between MDCT features and clinicopathological findings of hepatic paragonimiasis. Eur J Radiol，2012，81（4）：421.］

病例点评

并殖吸虫病（肝脏型）的病例逐渐被广大医务工作者关注，并殖吸虫病（肝脏型）影像学表现复杂多样，可以表现为囊性包块，

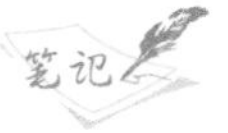

或环状增强的结节聚集，或囊肿伴迂曲的通道形成，以及虫体移行引起的管状增强。因此，在肝脏占位性良性病变的鉴别诊断中，结合流行病学史和血常规嗜酸性粒细胞增高，肝穿病理显示嗜酸性粒细胞增多等检查特点，要完善寄生虫病的鉴别诊断。

参考文献

[1] 李小丽，王磊，王非，等．肺外并殖吸虫病的临床特点分析．热带医学杂志，Journal of Tropical Medicine，2017，17（8）：1039－1059.

[2] Li X M，Yu J Q，Yang Z G，et al. Correlations between MDCT features and clinicopathological findings of hepatic paragonimiasis. Eur J Radiol，2012，81（4）：e421.

022 脑型并殖吸虫病一例

病历摘要

患者男性，9 岁。主因“头痛、呕吐、发现颅内占位 3 个月”于 2018 年 4 月 13 日入院。患者 3 个月前（2018 年 1 月 25 日）无明显诱因突发头痛，呈胀痛，伴喷射性呕吐，2018 年 1 月 26 日于当地医院查头颅 CT 显示左侧枕顶叶团片状高密度影，考虑脑出血。2018 年 2 月 3 日头颅 CT 血管造影（CT angiography，CTA）显示左侧顶叶血肿；枕大池稍大；余头颅 CTA 未见异常。头颅 MRI：左侧顶叶异常强化灶，考虑肿瘤性病变伴瘤卒中可能，胶质瘤不除外。患者 1 个月前无明显诱因再次出现头痛、喷射性呕吐，并出现双手活动不利，2018 年 2 月 11 日头颅 MRI：左顶叶

见团块状长 T_2 稍短 T_1 信号影，病灶周围见环形短 T_2 信号围绕，病灶大小约 21mm×22mm×23mm，FLAIR 呈高信号，DWI 病灶内可见斑片状高信号，病灶周围可见水肿信号影，邻近脑组织及左侧脑室明显受压，提示左顶叶占位病变：感染性病变，出血。

2018 年 2 月 12 日头颅 CT 左额顶叶可见类圆形低密度影，边缘呈稍高密度，边界清，轴位大小约 23mm×24mm，周围可见大片低密度影，左侧脑室略变形，中线局中，局部脑沟窄，提示左额顶叶异常密度，感染性病变不除外。

北京某医院就诊，查血常规：WBC $7.97\times10^9/L$，EO $0.04\times10^9/L$，EO% 0.5%，GR% 81.7%。2018 年 2 月 13 日行“颅内肿瘤切除术”，术中见肿瘤位于左侧顶叶，囊性、囊液淡黄色、囊壁色灰红、质地韧、边界清、血供较丰富，术后病理提示（左额顶叶）脑组织中见一囊腔，腔内见凝固性坏死，囊壁内见以嗜酸性粒细胞、浆细胞为主的炎细胞浸润，局灶可见钙化。诊为“颅内占位（左额顶叶），寄生虫病”。手术病理切片：（左额顶叶）脑实质中见一囊腔性病变，囊壁由炎性肉芽组织构成，浸润细胞主要为浆细胞及嗜酸性粒细胞，尤以后者的浸润突出，其中未见 Charcot－Leydon 结晶，囊腔内侧不规则，为上述囊壁病变的凝固性坏死，囊腔中空虚，未见寄生虫虫体或虫卵，上述病变虽未见寄生虫病原体，但仍不能除外寄生虫感染的可能。

流行病学史：患者为云南昭通人，1 年前曾生食河蟹。

体格检查：神清状可，头颅左顶部可见一（马蹄形）手术瘢痕，全身皮肤黏膜无苍白、黄染，全身浅表淋巴结未触及肿大。颈软，无抵抗。双肺呼吸音清，未闻及明显干湿性啰音，心率 64 次/分，律

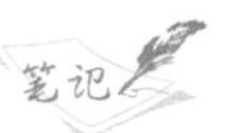

齐，各瓣膜听诊区未闻及病理性杂音，腹软，全腹无压痛及反跳痛，肝、脾肋下未触及，移动性浊音阴性，肠鸣音 4 次/分。双下肢无浮肿。生理反射存在，病理反射未引出。

实验室及影像学检查

（1）血常规（2018 年 4 月 16 日，我院）：WBC 6.37 $\times 10^9$/L，EO 1.25 $\times 10^9$/L，EO% 19.6%，GR% 31.7%，HGB 123g/L，PLT 172 $\times 10^9$/L。

（2）腰穿压力 230mmH_2O。

（3）脑脊液常规（2018 年 4 月 16 日，我院）：无凝块，无色，清澈透明，潘氏（Pandy）试验阴性，脑脊液白细胞 20.0 $\times 10^6$/L，脑脊液红细胞 0，白细胞分类 – 单个核细胞 0，白细胞分类 – 多核细胞 100%。

（4）脑脊液生化（2018 年 4 月 16 日，我院）：UCFP 39.74mg/dl，K 2.76mmol/L，Na 140.30mmol/L，Cl 123.10mmol/L，CO_2 21.00mmol/L，Ca 1.2mmol/L，GLU 2.94mmol/L。

（5）脑电图（2018 年 4 月 16 日，我院）：异常脑电图。

（6）寄生虫抗体检查（2018 年 4 月 19 日，我院）：肺吸虫 IgG 抗体阳性；血及脑脊液囊虫 IgG 抗体均为阴性，广州管圆线虫 IgG 抗体、华支睾吸虫 IgG 抗体、血吸虫 IgG 抗体、肝包虫 IgG 抗体、曼氏裂头蚴 IgG 抗体均阴性。

（7）胸部 CT（2018 年 4 月 13 日，我院）：右下肺背段多发小结节，考虑感染性病变可能大，请结合临床。

（8）头颅核磁（2018 年 4 月 16 日，我院）：颅脑术后，左顶叶后上团片状异常信号影，考虑术后改变。左顶叶脑膜异常强化，请结合临床必要时复查（图 42）。

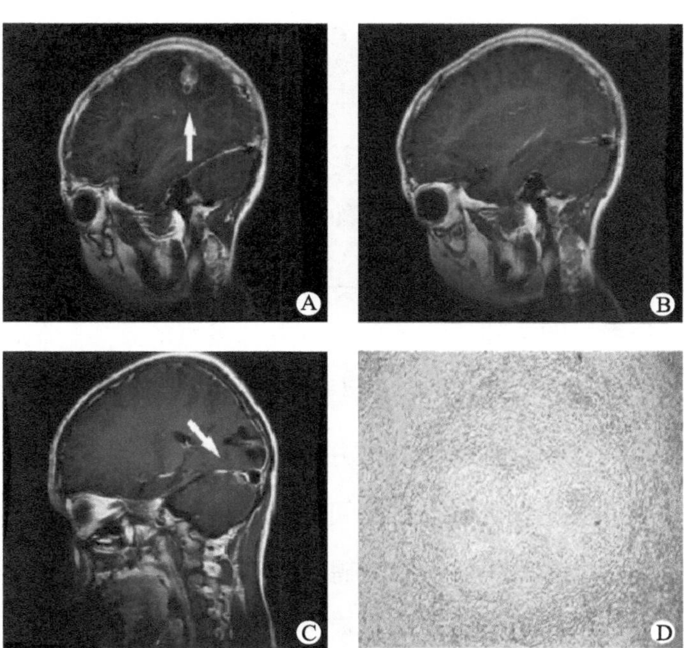

注：A～C：患者左侧顶叶可见多发环状病灶；D：脑组织活检病理 HE 染色见病灶为肉芽肿性病变，大量嗜酸性粒细胞浸润（×100）

图 42　患者头颅 MR 影像表现和脑组织病理

诊断：并殖吸虫病（脑型），高颅压征，脑膜脑炎，嗜酸性粒细胞增多症。

治疗方案：吡喹酮［75mg/(kg·d)，60kg 为上限，分 3 次口服］800mg，tid，口服杀虫治疗，并给予德巴金 500mg，qd 口服抗癫痫，维生素 C、肝泰乐保肝，复合维生素 B 营养神经等对症支持治疗。

转归：治疗后患者颅内病变较前缩小。

病例分析

患者幼年男性，以头痛、呕吐、发现颅内占位为主要表现。患者为云南昭通人，发病 1 年前曾生食河蟹。根据患儿临床表现、流行

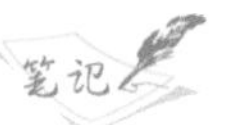

病学史，实验室检查，结合胸部 CT、头部核磁共振成像（magnetic resonance imaging，MRI）检查及肺吸虫 IgG 抗体阳性，脑组织活检病理结果，并殖吸虫病（脑型）诊断明确。

脑并殖吸虫病是最常见的肺外疾病，但是相对少见；在有症状的并殖吸虫感染者中，该病的发生率低于1%。脑并殖吸虫病更常见于年轻患者，90% 的患者 <30 岁。并殖吸虫能穿透脑膜侵入脑实质，引起脑膜炎、脑炎、蛛网膜炎、出血或占位性损伤。脑膜炎往往呈急性表现，并且是1/3 的脑并殖吸虫病患者的初始起病特征。该病常伴有头痛、发热和呕吐，可持续 1 ~ 2 个月。慢性表现包括头痛、呕吐、癫痫发作、视力障碍（尤其是复视与同向偏盲），以及与占位性损伤相关的运动或感觉障碍。

北京友谊医院热带病病房曾对收治的脑并殖吸虫病患者资料进行分析发现，从影像方面，并殖吸虫在颅内寄生的形态描述较为多样，主要有葡萄串样、管道样、绳结样等特点。“多发环状病灶伴有周边水肿带”是脑并殖吸虫病影像学中的一个特征。MRI 是显示寄生虫感染颅内病灶十分敏感的影像学手段。在使用 MRI 扫描中发现，在 T_1WI 及 T_2WI 中呈高信号，其中 T_2WI 或者 T_1FLAIR 条件下对病灶显示更为清晰。

从病灶的组织病理学角度分析，已有研究表明，并殖吸虫在颅内感染后形成炎性肉芽肿性病变，病灶大约可以分为3 层：最内层可见并殖吸虫虫卵、凝固性坏死或者夏科雷登结晶；中间层主要是胶原纤维包绕形成结缔组织；最外层是大量淋巴细胞、浆细胞及嗜酸性粒细胞的炎性浸润。本次报道病例的脑组织病理学检查亦均呈现肉芽肿表现，存在大量炎性细胞浸润表现，提示病理学检查也是诊断脑并殖吸虫病的重要方法。

笔记

病例点评

肺外疾病相对罕见。未发育成熟的吸虫可移行至脑、腹部（包括肠壁、肝脏、脾、肾、肾上腺、腹膜腔和肠系膜淋巴结）、皮下组织及其他异位部位。脑并殖吸虫病是最常见的肺外疾病，需要与脑囊虫病、细菌性脑膜炎、阿米巴性脑膜脑炎、类圆线虫病、嗜酸细胞性脑膜炎等鉴别诊断。杀虫治疗选用吡喹酮，吡喹酮较高浓度（1μg/ml）时虫体即挛缩。脑脊液中浓度为血药浓度的15%~20%。因此，对于并殖吸虫病脑型，临床上我们考虑增加吡喹酮每个疗程的时间，以期达到更好的治疗效果。本例患者经吡喹酮杀虫治疗后，患者症状消失，颅内病灶减轻。

参考文献

[1] 王磊，李小丽，郑晓燕，等．12例脑并殖吸虫病临床特点分析．传染病信息，2018，31（1）：290－297.

[2] Kohli S, Farooq O, Jani R B, et al. Cerebral paragonimiasis: an unusual manifestation of a rare parasitic infection. Pediatr Neurol, 2015, 52: 366.

[3] Xia Y, Chen J, Ju Y, et al. Characteristic CT and MR imaging findings of cerebral paragonimiasis. J Neuroradiol, 2016, 43 (3): 200－206.

[4] 李强，覃大明．CT和核磁共振成像在脑脊髓型并殖吸虫病诊断中的应用．中国寄生虫学与寄生虫病杂志，2015，33（1）：18－20.

[5] Kristensson K, Masocha W, Bentivoglio M. Mechanisms of CNS invasion and damage by parasites. Handb Clin Neurol, 2013, 114: 11－22.

[6] Pittella J E. Pathology of CNS parasitic infections. Handb Clin Neurol, 2013, 114: 65－88.

[7] 李小丽，王磊，王非，等．肺外并殖吸虫病的临床特点分析．热带医学杂志，2017，17（8）：1039－1059.

023 急性日本血吸虫病一例

病历摘要

患者男性，26 岁。主诉“发热、咳嗽、咳痰半个月”。半个月前患者自觉身体不适，继而发热、咳嗽、咳痰在当地门诊以感冒治疗4 天（治疗药物不详）不见好转，且上述症状加重，胸片提示双肺点、状模糊阴影，肺底纹理增粗，肺部听诊可闻及干湿啰音。诊断为呼吸道感染合并支气管肺炎，给予抗感染（头孢类加地塞米松）等治疗 11 天病情未见好转，仍持续发热，午后体温上升，可高达 40℃，午夜后体温可降至 38℃。患者饮食差，睡眠可，精神、体力一般，二便正常。

流行病学史：患者发病前 2 个月间曾多次在湖南血吸虫病疫区钓鱼，并在河中游泳，有疫水接触史。

体格检查：患者呈急性病面容，T 39℃，BP 100/60mmHg，P 110 次/分，R 21 次/分，全身皮肤无黄染，浅表淋巴结未触及肿大。心脏各瓣膜听诊区未闻及病理性杂音，双肺可闻及干性啰音，腹平软，肝右肋下未触及、剑突下 2.5cm 有触痛，四肢未见异常，生理反射存在、病理反射未引出。

实验室及影像学检查

（1）血常规：WBC 13.05 × 10^9/L，EO 6.86 × 10^9/L，EO% 52.6%，GR% 28.1%，HGB 141g/L，PLT 362 ×10^9/L。CRP 11mg/L。

（2）血分片：NS 22%，EO 64%，BA 1%，LY 9%，MO 4%。

（3）血生化：ALT 210U/L，AST 107.2U/L，ALP 154U/L，TP 104.5g/L，ALB 38.2g/L，GLB 66.3g/L，A/G 0.58，I - BIL 17.87μmol/L，GLU 3.83mmol/L，Na 136.6mmol/L，Urea 5.05mmol/L，Cr 78.8μmol/L。

（4）ESR 81mm/1h。

（5）胸片：双肺纹理增多，粗糙紊乱，可见散在粟粒状阴影。

（6）腹部超声：肝内光点增粗增强，脾脏轻度肿大。

（7）日本血吸虫 IgG 抗体：阳性。

（8）便找寄生虫卵：找到日本血吸虫虫卵（图 43）。

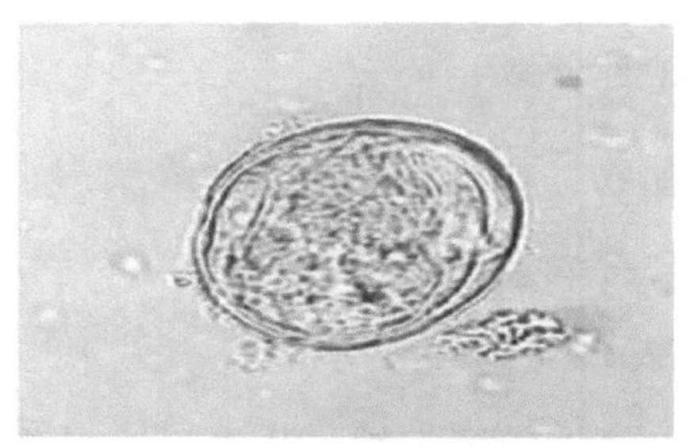

图 43　粪便可见日本血吸虫虫卵（×400）

诊断：急性日本血吸虫病。

治疗方案：吡喹酮 120mg/kg，每日 3 次，4 天疗法。

转归：复查大便未见血吸虫虫卵，治愈出院。

病例分析

根据患者临床表现、流行病学史、影像及实验室相关检查，病程在 3 个月之内，粪便中检测到日本血吸虫虫卵，急性日本血吸虫病诊断明确。

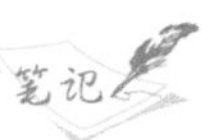

血吸虫病（Schisosomiasis）是由血吸虫的成虫寄生于人体所引起的地方性疾病，引起人类感染的血吸虫有6种。其中3个主要种类为日本血吸虫（*S. japonicum*，东亚）、曼氏血吸虫（*S. mansoni*，非洲和南美洲）和埃及血吸虫（*S. haematobium*，非洲和中东）。在我国主要是日本血吸虫的流行，它严重危害我国人民的健康。

日本血吸虫病(schistosomiasis japanica)由日本血吸虫(*S. japonicum*)成虫寄生于人体肠系膜下静脉、门脉系统引起的寄生虫病。其临床表现主要为虫卵沉着在肝、肠引起，如腹痛、腹泻、黏液血便、肝脾大等；晚期血吸虫病的临床分型有巨脾型、腹水型、侏儒型、结肠肥厚型。

日本血吸虫病是人兽共患寄生虫病，其终宿主除人以外，有多种家畜和野生动物，如牛、犬、猪、褐家鼠、野兔等。患者或病畜的粪便中可含有大量的血吸虫虫卵，可污染水源。因为排出体外的虫卵必需入水才能进一步发育。入水后，卵内的毛蚴孵出，利用其头腺分泌物的溶组织作用及纤毛的摆动和虫体的伸缩钻入钉螺体内，再经过母胞蚴、子胞蚴的无性繁殖阶段发育成尾蚴，尾蚴自螺体逸出并常在水的表层游动。当健康的人或其他哺乳动物与含尾蚴的水（疫水）接触时，尾蚴利用其腹吸盘前后两组穿刺腺的分泌物及尾部的摆动和体部的伸缩，迅速钻入宿主皮肤，脱去体部的皮层和尾部后，转化为童虫。童虫穿入静膜或淋巴管后随血流或淋巴液到右心、肺、再到左心，运送到全身。胃动脉和肠系膜上、下动脉的童虫可再穿入小静脉随血流进入肝内门静脉，虫体在此停留并经过一段时间的发育后，雌、雄合抱移行至肠系膜静脉，并在此发育至完全成熟后开始产卵。而急性血吸虫病则是发生在体内的血吸虫成虫大量的产卵，卵内活毛蚴不断地分泌大量抗原释放入血液循环，引起患者出现显著的炎症

笔记

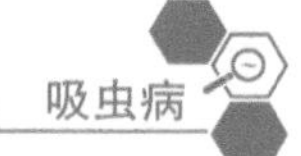

反应。

急性血吸虫病（acute schistosomiasis）是由于短期内一次性感染或再感染大量血吸虫尾蚴而引起的一种寄生虫病。主要临床表现为发热，肝大及外周血嗜酸性粒细胞增多等。急性血吸虫病常发生于初次感染者，多见于血吸虫病疫区，潜伏期长短不一，30～60天，通常在40天左右。患者多为消化道症状，如食欲减退、恶心、呕吐，腹痛、腹泻，常有肝肿大，肝区的疼痛。该患者在接触疫水后2个月的时间，出现发热症状，以稽留热为主，白细胞增多，以嗜酸性粒细胞增高为主。其主要表现为肺部损害，如咳嗽，无咳痰，并不是消化道症状，胸片表现为双肺纹理增粗增强，肺叶可见到粟粒状或絮片状阴影。上述症状和上呼吸道感染合并支气管肺炎及肺结核极为相似，这是患者被误诊的原因之一。而患者血吸虫血清学阳性有较好的诊断提示作用，在其粪便中找到血吸虫卵则可以明确诊断。

病例点评

急性血吸虫病是指因感染血吸虫尾蚴而出现以急性发热、肝脾肿大及外周血嗜酸性粒细胞增多为主要表现的疾病。我国制订关于国家控制和预防血吸虫病方案并积极开展以来，血吸虫病在我国的流行和发病率已有大幅下降。目前诊断急性血吸虫病的手段包括显微镜下直接找血吸虫卵或毛蚴，以及分子学和血清学等间接诊断方法。

嗜酸性粒细胞增多在急性血吸虫病感染综合征中非常常见，见于30%～60%的患者，是一种超敏反应，最常见于新感染的旅行者。嗜酸性粒细胞增多的程度取决于感染的阶段、强度和持续时

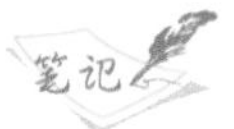

间。血吸虫病的诊断主要是依据显微镜下检查发现虫卵或毛蚴具有确诊意义（图44）。

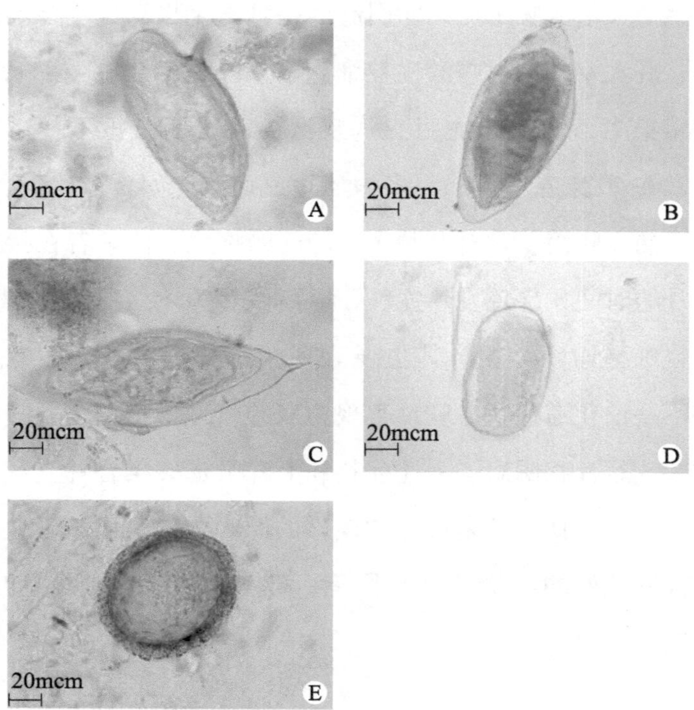

注：A：曼氏血吸虫虫卵；B：埃及血吸虫虫卵；C：间插血吸虫虫卵；D：日本血吸虫虫卵；E：湄公血吸虫虫卵

图44 不同类型血吸虫虫卵形态

［图片来源：Clerinx J，Van Gompel A. Schistosomiasis in travelers and migrants. Travel Med Infect Dis，2011，9：6.］

参考文献

［1］荣先兵，袁梅枝，董娟，等．急性血吸虫病88例分析．中国血吸虫病防治杂志，2007，19（4）：294－295.

［2］胡勤明，杨政，袁喆，等．我国急性血吸虫病临床特征分析．临床肝胆病杂志，2018，34（5）：1068－1074.

［3］Clerinx J，Bottieau E，Wichmann D，et al. Acute schistosomiasis in a cluster of travelers from Rwanda：diagnostic contribution of schistosome DNA detection in

笔记

serum compared to parasitology and serology. J Travel Med, 2011, 18 (6): 367.

[4] Clerinx J, Van Gompel A. Schistosomiasis in travelers and migrants. Travel Med Infect Dis, 2011, 9: 6.

024 慢性日本血吸虫病一例

病历摘要

患者男性，55 岁。“体检发现肝脏回声异常 4 个多月”于我院热带病门诊就诊。患者 4 个多月前体检时行腹部超声提示肝脏回声增粗，血吸虫肝病可能。患者无发热，无恶心、呕吐，无腹痛、腹泻等不适。2 个半月前就诊于我院查血吸虫抗体为阳性，半个月前行结肠镜检查取肠黏膜提示可见血吸虫虫卵，提示近期死卵。患者自发病起无任何不适，此次为进一步检查入院。患者饮食、睡眠可，精神、体力一般，二便正常。

流行病学史：患者居住在湖北与江西交界处，当地为血吸虫病疫区，经常下水田劳作，5 年前来北京居住。从未进行过血吸虫杀虫治疗。

体格检查：患者神志清晰，精神可。T 36.5℃，BP 100/60mmHg，P 67 次/分，R 18 次/分。全身皮肤无黄染，浅表淋巴结未触及肿大。心脏各瓣膜听诊区未闻及病理性杂音，双肺未闻及干性啰音，腹平软，无压痛及反跳痛，肝区无叩痛，四肢未见异常，生理反射存在、病理反射未引出。

实验室及影像学检查

（1）血常规：WBC 4.56×10^9/L，EO 0.14×10^9/L，GR 2.13×10^9/L，EO% 3.1%，GR% 46.6%，HGB 135g/L，PLT 176×10^9/L，CRP < 1mg/L。

（2）血分片：NS 49%，EO 4%，BA 1%，LY 41%，MO 5%。

（3）血液生化：Cr 54.9μmol/L，Urea 3.98mmol/L，GLU 4.05mmol/L，ALB 40.2g/L，ALT 11U/L，AST 19.7U/L。

（4）肝纤维化四项：透明质酸（HA）50.00ng/ml，层粘连蛋白（LN）58.44ng/ml，Ⅲ型前胶原氨基端肽（P3P）6.22ng/ml，Ⅳ型胶原测定（Ⅳ）82.58ng/ml，均正常。

（5）腹部超声提示：肝脏回声增粗，血吸虫肝病可能。

（6）血清日本血吸虫 IgG 抗体：阳性。

（7）直肠黏膜找寄生虫卵：可见日本血吸虫虫卵（图45）。

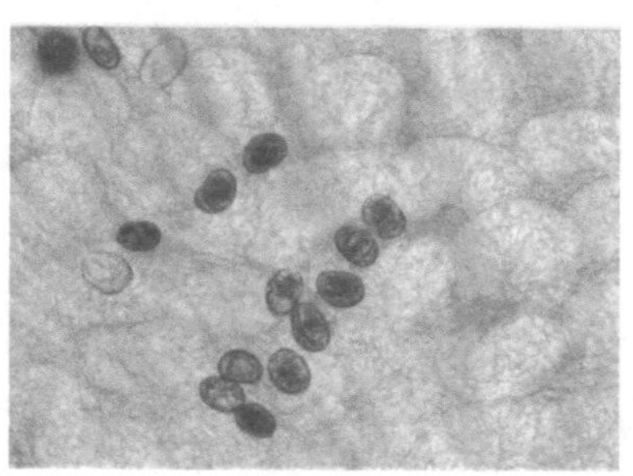

图45　直肠黏膜可见日本血吸虫卵（×40）

诊断：慢性日本血吸虫病。

治疗方案：吡喹酮 60mg/kg，每日 3 次，2 天疗法。

转归：一个疗程治疗后出院。3 个月后复查肠镜，肠黏膜活检均为死卵。6 个月后复查日本血吸虫 IgG 抗体阴性。

笔记

病例分析

根据患者曾经居住在流行区且频繁接触疫水的流行病学史，虽无明确急性期症状，但伴有血吸虫肝病表现。结合直肠黏膜检测到日本血吸虫虫卵，慢性日本血吸虫病诊断明确。

慢性血吸虫病（chronic schistosomiasis）是由于经常接触疫水或少量多次感染血吸虫尾蚴而引起的疾病，急性血吸虫病未治愈者也可演变为慢性血吸虫病。主要临床表现为腹痛，间歇性慢性腹泻，黏液血便，肝脾大等，轻者也可无明显症状。

大约有90%的血吸虫病患者为慢性血吸虫病，患者可以无明显的临床表现与不适。正如本病例患者，居住在湖北与江西交界处，当地为血吸虫病疫区，经常下水田劳作，有长期间断接触疫水的病史，但是该患者无腹痛、腹泻，无便中带有黏液及脓血的表现，也没有肝脾肿大、贫血与消瘦等表现。患者已经离开疫区多年，居住在城镇，体内虫体数量较少，病理改变较为轻微，粪便中患有的虫卵数量极少，故在粪便中很难找到血吸虫卵。此时需借助血清免疫反应及直肠黏膜活检等方法。通过肠镜的检测，在该患者的肠黏膜内发现了血吸虫虫卵，同时其血吸虫IgG抗体为阳性，得以确诊。

对于急性血吸虫病经治疗未愈时，也可以转为慢性。另一部分慢性血吸虫病出现了慢性血吸虫性肉芽肿肝炎及结肠炎，患者最典型的症状是慢性的腹泻，间歇性的出现。尤其是在患者劳累或着凉后，腹痛、腹泻、排黏液血便较为明显，重症患者可有痢疾样症状，里急后重、黏液血便。患者的肝脏肿大较为显著，无压痛，伴有脾脏的轻度肿大。血常规中可见到嗜酸性粒细胞增高及贫血，转

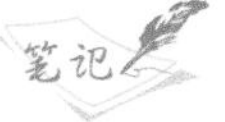

氨酶在正常范围内。腹部超声提示肝脾肿大，肝实质的回声改变。

在慢性感染成人（可能具有遗传易感性），主要的病理改变为门静脉周围间隙胶原沉积，引起门静脉周围纤维化（又称为干线型肝纤维化）。这可引起门静脉闭塞、门脉高压伴脾肿大、门腔静脉分流和胃肠道静脉曲张。体格检查可发现肝脏质硬、有结节。

病例点评

本病的临床特点为：①不像急性血吸虫病那样来势急骤、凶猛，潜伏期较长；②没有新近接触疫水史；③患者由于患其他疾病或诱因使机体抵抗力降低，在慢性血吸虫病的基础上，可出现急性发作症状和体征；④本病早期诊断多有困难，尤其合并夹杂症者，病情有一定的隐匿性；⑤多数呈亚急性临床表现特征，经足量抗病原治疗后复发病例极少。

慢性感染的表现一般能在流行地区的持续暴露人群中观察到。临床疾病归因于机体对移行的虫卵产生的免疫反应。在肠道，炎症可引起溃疡、出血和瘢痕形成。在肝脏，门脉周围纤维化（干线型肝纤维化）可引起门脉高压和随后的食管静脉曲张。在膀胱，肉芽肿性炎症可引起假性息肉形成和（或）尿道梗阻，进而引起肾衰竭。

对于慢性血吸虫病，粪检找到血吸虫虫卵或毛蚴，或直肠活检、肝脏活检、膀胱活检发现血吸虫虫卵，是确诊的依据。

参考文献

[1] 万莲荷，陈平，游难先，等．慢性血吸虫病急性发作66例误诊原因分析．中国病原生物学杂志，2008，3（7）：1－401.

[2] 徐小林，朱蓉，张利娟，等．日本、埃及和曼氏血吸虫病的寄生虫学特征及防治措施．中国血吸虫病防治杂志，2013，25（3）：302－306.

笔记

[3] Dessein A, Arnaud V, He H, et al. Genetic analysis of human predisposition to hepatosplenic disease caused by schistosomes reveals the crucial role of connective tissue growth factor in rapid progression to severe hepatic fibrosis. Pathol Biol (Paris), 2013, 61 (1): 3.

025 曼氏血吸虫病一例

病历摘要

患者男性，24 岁。主诉“体检发现嗜酸性粒细胞增高半个月”。患者 2018 年 8 月 24 日在当地医院体检时血常规检查提示嗜酸性粒细胞增高，血常规：WBC 7.0×10^9/L，EO 1.54×10^9/L，EO 22.04%，GR 37.4%，HGB 156g/L，PLT 219×10^9/L，肝功能、尿常规正常，肝胆胰脾彩超正常，于 2018 年 9 月 3 日来我院就诊，门诊查便找寄生虫虫卵：未见虫卵。尿未见埃及血吸虫虫卵，日本血吸虫 IgG 抗体阳性。患者无发热、皮疹，无头痛、头晕，无腹痛、腹泻，无咳嗽、咳痰等不适。患者自发病以来，精神食欲可，大、小便正常，体重无明显改变。

流行病学史：患者 2016 年 8 月至 2018 年 4 月 15 日在非洲坦桑尼亚工作，2017 年 3 月曾和同事在维多利亚湖游泳，上岸后出现一过性皮肤瘙痒，无皮疹，持续约数分钟后自行缓解，2017 年 4 月曾出现发热 1 周，每日晚上发热，当地医院诊断为“疟疾”，抗疟疾治疗后热退（具体不详），同期另外下水的 2 个同事也出现发热。

体格检查：T 36.3℃，P 69 次/分，R 18 次/分，BP 120/

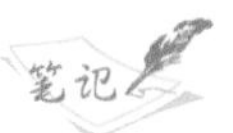

70mmHg。神清、状可，全身皮肤黏膜无苍白、黄染，全身浅表淋巴结未触及肿大。双肺呼吸音清，未闻及干湿性啰音，心率 69 次/分，律齐，各瓣膜听诊区未闻及病理性杂音，腹软，全腹无压痛及反跳痛，肝、脾肋下未触及，移动性浊音阴性，肠鸣音 4 次/分。双下肢无浮肿。生理反射存在，病理反射未引出。

实验室及影像学检查

（1）血常规：WBC 7.0 × 10^9/L，EO 1.54 × 10^9/L，EO% 22.04%，GR% 37.4%，HGB 156g/L，PLT 219 × 10^9/L。

（2）血分片：NS% 33%，EO% 31%，BA% 2%，LY% 31%，MO% 3%。

（3）血生化：ALT 51U/L，AST 24.3U/L，GGT 95U/L，TP 66.1g/L，ALB 40.2g/L，T－BIL 17.65μmol/L，I－BIL 14.68μmol/L，LA 3.8mmol/L，Cr 99.6μmol/L，BUN 5.46 mmol/L，UA 620.3μmol/L，CHOL 6.07 mmol/L，TG 1.86mmol/L，HDL－C 1.14mmol/L，LDL－C 4.0mmol/L，h－CRP 3.24mg/L，Na 138.4mmol/L，K 3.95mmol/L。

（4）尿常规：正常。便常规：正常。

（5）尿找寄生虫虫卵：未见埃及血吸虫虫卵。

（6）粪便找寄生虫虫卵：未见虫卵。

（7）日本血吸虫 IgG 抗体：阳性。

（8）便找虫卵：未见虫卵。

（9）便找阿米巴滋养体及包囊：阴性。

（10）便隐孢子及贾第虫抗原检测：阴性。

（11）腹部超声提示肝胆胰脾肾未见明确占位。

（12）结肠镜检查所见：回盲部、部分升结肠、部分降结肠及乙状结肠可见多处点片状黏膜白斑，局部轻微隆起，以回盲部及乙状结肠明显。直肠距肛门 15cm 见一处 0.8cm × 1.2cm 深溃疡，表

笔记

覆黄白苔，黏膜充血明显，无活动性出血，溃疡周围黏膜轻度充血水肿。诊断：直肠溃疡。

（13）直肠黏膜找寄生虫虫卵：可见曼氏血吸虫虫卵（图46）。

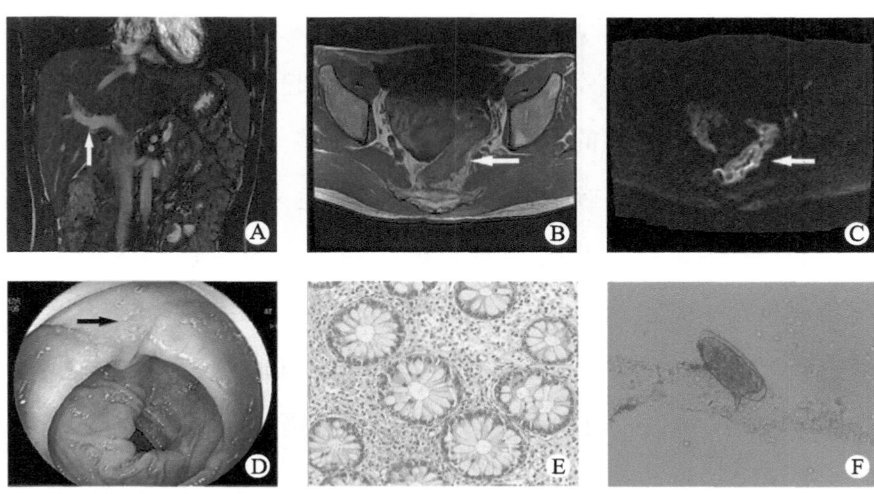

注：A：腹部MR增强扫描见门静脉增宽；B：盆腔MR扫描见直肠及乙状结肠管壁增厚；C：盆腔MR增强扫描见直肠及乙状结肠管壁不均匀强化；D：电子结肠镜检查见散在白色粟粒样隆起病变；E：直肠黏膜组织病理切片HE染色后见慢性炎症，间质内均可见嗜酸性粒细胞浸润（×180）；F：结肠黏膜组织压片镜检可见曼氏血吸虫活卵（×40）

图46　曼氏血吸虫病患者腹部MR、电子结肠镜及肠黏膜组织压片结果

诊断：曼氏血吸虫病。

治疗方案：吡喹酮杀虫治疗，剂量为总剂量120mg/kg，分6天口服。

转归：经过一个疗程治疗后，患者复查血常规嗜酸性粒细胞降至正常，3个月后复查肠镜，溃疡基本痊愈，黏膜活检未见寄生虫虫卵。

病例分析

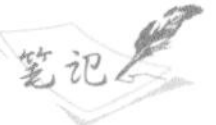

该病例从流行病学史、临床表现、寄生虫相关病原学和免疫学

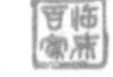

检查、电子结肠镜、肠黏膜活检压片、组织病理学、影像学等多方面资料综合总结和分析其临床特点，以病原学诊断最后确诊为曼氏血吸虫病。

曼氏血吸虫病（schistosomiasis mansoni）由曼氏血吸虫（*S. mansoni*）成虫寄生于人体肠系膜下静脉、痔静脉丛引起的寄生虫病。其临床表现主要为虫卵引起的肝、肠病变，如腹痛、血性腹泻、肝脾大等。主要流行于非洲撒哈拉以南，少量病例来自亚洲西部和拉丁美洲的一些国家。目前我国所报道的曼氏血吸虫病均为输入性病例。

曼氏血吸虫病临床表现与日本血吸虫病相似，主要由于人接触含有尾蚴的疫水后，尾蚴经皮肤而感染。尾蚴侵入皮肤，游移至门脉－肠系膜静脉寄居，逐渐发育成熟交配产卵，故可以在粪便中找到血吸虫虫卵，或粪便孵化找到毛蚴，或肠黏膜发现血吸虫虫卵。急性血吸虫病的病程一般在6个月之内，因感染血吸虫尾蚴而出现以急性发热、肝脾肿大及周围血液嗜酸性粒细胞增多等主要表现。该患者在发病前有在非洲接触疫水的流行病学史，发病初期表现为尾蚴侵入皮肤时的瘙痒感，继而出现发热，据文献报道83.3%（5/6）的曼氏血吸虫病患者的发热多为稽留热。粪便检查找到血吸虫虫卵或毛蚴是血吸虫病确诊的依据。但是该患者多次通过粪便找寄生虫虫卵均为阴性，行电子结肠镜检查并行肠黏膜组织压片检出了曼氏血吸虫虫卵。肠道黏膜病理学检查由于先要对肠黏膜组织进行处理染色，往往较难检出完整虫卵，虽然病变部位的炎性病变及嗜酸性粒细胞的浸润对血吸虫病的诊断有一定帮助，但如果临床怀疑曼氏血吸虫病患者，采用肠黏膜组织压片进行病原学检查对曼氏血吸虫病患者的诊断非常重要，有助于提高曼氏血吸虫病检出率和降低误诊率。与此同时，电子结肠镜检测中可见不同程度炎性浸润表现也

对曼氏血吸虫病的病情判断具有一定意义。

此外，由于曼氏血吸虫尾蚴从侵入皮肤至虫体发育成熟并开始产卵需要30～35天，部分虫卵沿门静脉血流至肝内沉积，逐渐造成肝脏肉芽肿的病理改变，因此临床中常常首先使用腹部超声进行筛查。曼氏血吸虫病患者的肝脏检查是以门脉周围纤维化改变为主，超声图像特征为环状、圆点、管状改变伴门静脉管壁增厚。但本例患者肝脏超声图像均未见明显异常。

病例点评

肠血吸虫病由曼氏血吸虫、日本血吸虫、间插血吸虫和湄公血吸虫感染引起，偶可由埃及血吸虫感染引起。最常见的症状包括慢性或间歇性腹痛、食欲不良和腹泻。在严重感染者，慢性结肠溃疡可能导致肠出血和缺铁性贫血。沉积在肠壁的虫卵周围发生肉芽肿性炎症，可引起肠息肉和异型增生。也可出现肠道狭窄。罕见情况下炎性肿块可引起肠梗阻或急性阑尾炎。诊断需从流行病学史、临床表现、寄生虫相关病原学和免疫学检查（曼氏血吸虫抗体检测与日本血吸虫抗体检测有交叉）、电子结肠镜和肠黏膜活检压片、组织病理学、影像学等多方面资料综合总结和分析其临床特点，找到病原学依据才能进行确诊。

参考文献

[1] 邹洋，王磊，李小丽，等．北京市6例输入性曼氏血吸虫病临床特点分析．中国血吸虫病防治杂志，2017，29（2）：150－154.

[2] 邹洋，齐志群，冯曼玲，等．输入性曼氏血吸虫病临床分析．中国热带医学，2011，11（2）：250－252.

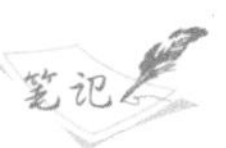

026 埃及血吸虫病一例

病历摘要

患者男性，29 岁。主诉“发热伴血尿、尿频、尿急 3 个月”。发病前 1 个月患者游泳后出现发热，体温最高为 39℃，白天体温正常，但夜间体温逐渐上升至 39℃，无明显畏寒、寒战，后腰部出现皮疹，伴有瘙痒疼痛，数天后皮疹消失，但患者仍有间断的发热。1 个月前患者出现肉眼血尿，排尿时感疼痛，并有尿频、尿急及下腹部疼痛。患者自发病以来，精神食欲可，大、小便正常，体重无明显改变。

流行病学史：患者 2015 年 3 月至 2015 年 4 月 15 日在非洲尼日利亚工作，发病前 1 个月曾和同事在湖水中游泳，上岸后出现一过性皮肤瘙痒，无皮疹，持续约数分钟后自行缓解。

体格检查：T 39℃，P 109 次/分，R 18 次/分，BP 120/70mmHg。神清、状可，全身皮肤黏膜无苍白、黄染，全身浅表淋巴结未触及肿大。双肺呼吸音清，未闻及干湿性啰音，心率 109 次/分，律齐，各瓣膜听诊区未闻及病理性杂音，腹软，全腹无压痛及反跳痛，肝、脾肋下未触及，移动性浊音阴性，肠鸣音 4 次/分。双下肢无浮肿。生理反射存在，病理反射未引出。

实验室及影像学检查

（1）血常规：WBC 8.0 × 10^9/L，EO 1.86 × 10^9/L，EO%

27.04%，GR% 37.4%，HGB 106g/L，PLT 219 × 10^9/L。

（2）血生化：AST 14.7U/L，ALT 19U/L，TP 66.6g/L，ALB 40.4g/L，Urea 5.29mmol/L，Cr 85.2μmol/L。

（3）尿常规：RBC 69/μl，WBC 117/μl，BACT 191/μl，BLD（++），LEU（++）。

（4）肝胆胰脾彩超正常。

（5）便找寄生虫虫卵：未见虫卵。

（6）尿找寄生虫虫卵：可见埃及血吸虫虫卵。

（7）泌尿系超声示膀胱右侧壁及后壁增厚，较厚处内径约8mm，右侧输尿管开口处似见大小约6mm×4mm强回声。

（8）泌尿系CT平扫及增强示右侧输尿管及右侧肾盂扩张，内部可见水样密度影，右输尿管下段及膀胱壁不均匀增厚，增强后较明显强化，考虑膀胱肿瘤可能，伴右肾积水。

诊断： 埃及血吸虫病。

治疗方案： 吡喹酮杀虫治疗，剂量为总剂量120mg/kg，分6天口服。

转归： 患者症状好转，复查尿中未见埃及血吸虫虫卵出院。患者3个月后复查膀胱镜取黏膜活检未见埃及血吸虫虫卵。

病例分析

该患者根据流行病学史，临床表现和病原学检测，埃及血吸虫病诊断明确。

本例患者因工作到非洲尼日利亚，此地为撒哈拉以南非洲地区，是埃及血吸虫病流行区。在发病前，该患者与同事曾在当地河流中游泳，有疫水接触史，发病初期有发热、局部皮肤出现一过性刺痛、瘙痒及嗜酸性粒细胞的升高，考虑是因埃及血吸虫的尾蚴引

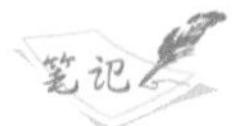

起的尾蚴性皮炎。之后患者出现肉眼血尿，排尿时感疼痛，并有尿频、尿急及下腹部疼痛。考虑此症状由于体内未排出的虫卵逐渐死亡、钙化所致。本例患者的泌尿系 CT 虽然未表现为泌尿系埃及血吸虫病特有的典型的膀胱壁环状、弧线状钙化影，即蛋壳样钙化，而仅表现为膀胱壁环形增厚，但这可能与病程短、虫卵数量过少有关，因此才没有形成肉芽肿改变，也没有进而钙化、形成结石。

据2014 年世界卫生组织发布的统计数据，全球有 2 亿人感染血吸虫，近 7.3 亿人受感染威胁，其流行于全球 74 个国家和地区，特别是撒哈拉以南非洲地区。而引起泌尿生殖系统疾病的血吸虫，主要是埃及血吸虫（*S. hematobium*），其分布于非洲及东部地中海地区，此病在我国并无本地病例，目前国内报道的患者均为输入性埃及血吸虫病患者。埃及血吸虫成虫主要寄生在膀胱静脉丛、直肠小静脉丛，产生的虫卵大部分沉积在膀胱、输尿管口及生殖系统。泌尿系埃及血吸虫病特有的典型的泌尿系影像表现为膀胱壁环状、弧线状钙化影，即蛋壳样钙化（图 47）。虫卵破入膀胱腔，随宿主尿液排出，故可以在患者的尿液中或膀胱黏膜活检病理组织中找到埃及血吸虫虫卵（图 48）。

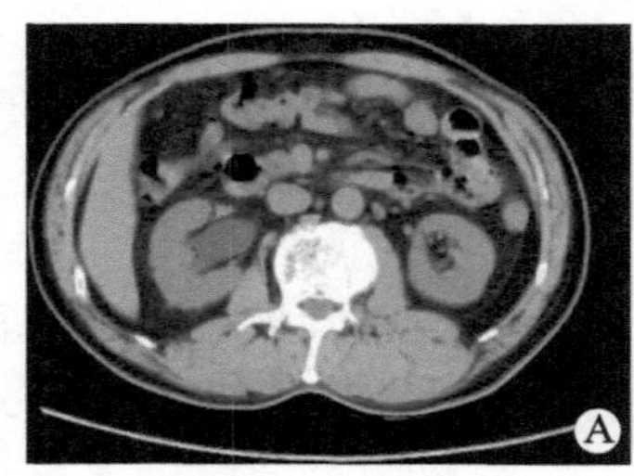

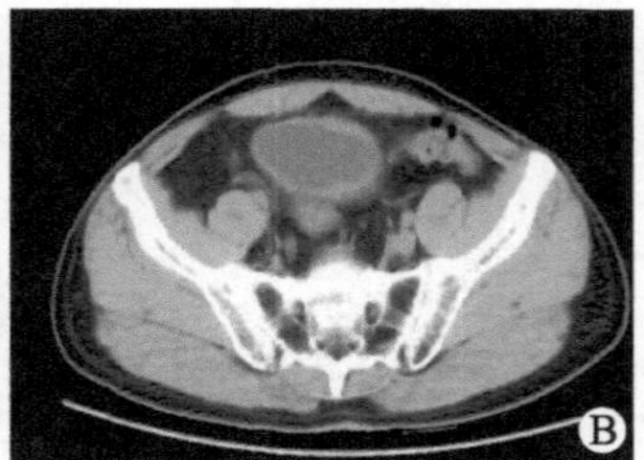

注：A：泌尿系 CT 肾脏层面右侧肾盂扩张伴积水；B：泌尿系 CT 盆腔层面膀胱壁不均匀增厚

图 47　埃及血吸虫病所致泌尿系统损伤的影像学表现

［图片来源：莫利才，蔡仙国，王秋鹏，等．埃及血吸虫病误诊为膀胱肿瘤两例报道并文献复习．中国全科医学，2017，20（8）：1005－1008.］

笔记

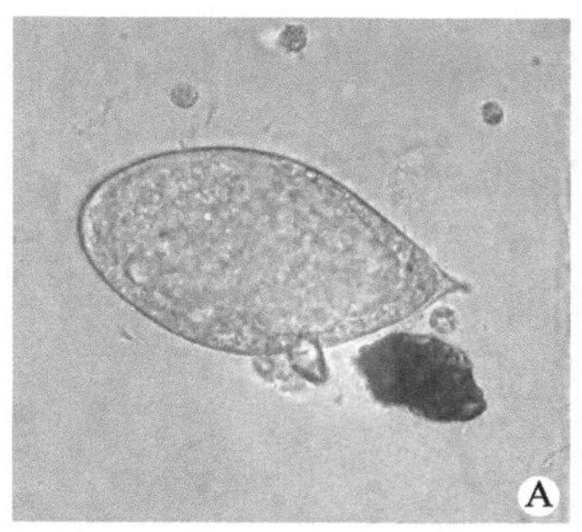

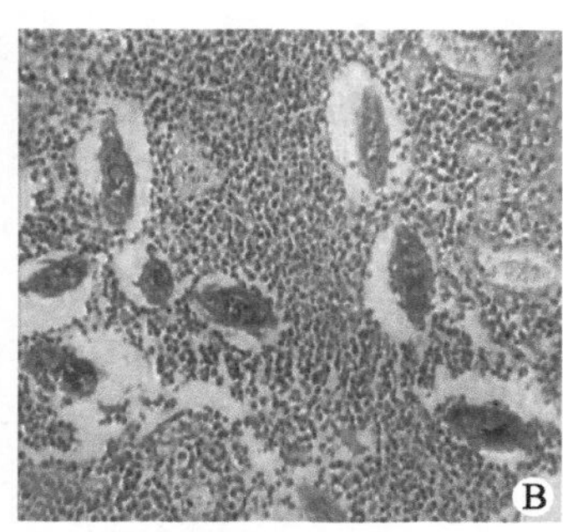

注：A：24 小时尿沉渣中找到埃及血吸虫虫卵（无染色，×400）；B：膀胱黏膜的病理组织提示埃及血吸虫虫卵周边被炎性肉芽肿包裹（HE 染色，×100）

图 48　尿沉渣和膀胱黏膜病理可见埃及血吸虫虫卵

[图片来源：Zhong Q W，Ye W，Long J J，et al. Schistosoma haematobium Infection in Workers Returning From Africa to China. Journal of Travel Medicine，2013，20（4）：256－258.]

病例点评

虽然我国不是埃及血吸虫病流行区，但是随着近年来与非洲地区的交往更加频繁，国内赴非洲血吸虫病流行区从事相关工作也越来越多，导致输入性病例与日俱增。埃及血吸虫的虫卵若未被清除，则会使许多长期慢性感染的患者有最终发生膀胱鳞状细胞癌的风险。因此，临床医师需加强对该病的流行状况、临床表现及实验室检查等认识，减少误诊、漏诊。

参考文献

[1] 莫利才，蔡仙国，王秋鹏，等．埃及血吸虫病误诊为膀胱肿瘤两例报道并文献复习．中国全科医学，2017，20（8）：1005－1008.

[2] Zhong Q W，Ye W，Long J J，et al. Schistosoma haematobium Infection in Workers Returning From Africa to China. Journal of Travel Medicine，2013，20（4）：256－258.

[3] 郑巧飞，褚邦勇，陈玉宇，等．浙江省台州市首例输入性埃及血吸虫病病例报道．中国寄生虫学与寄生虫病杂志，2017，35（1）：17－18.

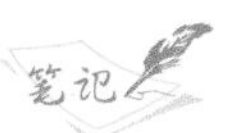

绦虫病

027 猪带绦虫病一例

病历摘要

患者男性，25 岁。主诉“大便出现白色虫体节片 9 月余”。患者 9 月余前排便时发现数条白色扁平虫体节片，长为 2～3cm，无腹痛，无发热，无恶心、呕吐，无头痛，上述症状间隔 2～3 个月发作 1 次，有时节片可散落在内裤中，但未从肛门自行逸出，曾自服肠虫清治疗 2 次，症状仍反复发作。10 余天前于我院热带病门诊就诊，查寄生虫及幼虫鉴定带绦虫节片。2 天前排便时仍可见数条

白色扁平虫体节片，长为 2 ~ 3cm，无腹痛，无发热等不适，现为进一步诊治收入病房。

流行病学史： 患者云南人，自幼年起有常食用生猪肉、生猪血习惯，家中生熟菜板未分开，无皮下无痛性结节史。

体格检查： T 36.5℃，P 72 次/分，R 18 次/分，BP 118/70mmHg。神清、状可，全身皮肤黏膜无苍白、黄染，全身浅表淋巴结未触及肿大。颈软，无抵抗。双肺呼吸音清，未闻及明显干湿性啰音，心率 72 次/分，律齐，各瓣膜听诊区未闻及病理性杂音，腹软，全腹无压痛及反跳痛，肝、脾肋下未触及，移动性浊音阴性，肠鸣音 4 次/分。双下肢无浮肿。

实验室及影像学检查

（1）寄生虫及幼虫鉴定：带绦虫节片。

（2）粪便找寄生虫虫卵：可见绦虫虫卵。

（3）节片分子生物学鉴定：猪带绦虫。

（4）血囊虫抗体检测：阴性。

诊断： 猪带绦虫病。

治疗方案： 槟榔 + 南瓜子驱虫治疗。

转归： 驱虫虫体 4m 长，鉴定有头节。至今随访，未再见虫体排出。

病例分析

本例患者为云南人，有食用生猪、生猪血易导致猪带绦虫感染的流行病学史，因此存在感染猪带绦虫的流行病学特征。粪便可见绦虫卵，排出绦虫虫体，经分子生物学鉴定为猪带绦虫而明确诊断。

带绦虫病（taeniasis）由链状带绦虫（*Taenia solium*）、肥胖带

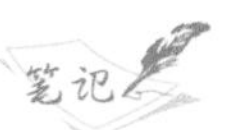

绦虫（*Taenia saginata*）及亚洲带绦虫（*Taenia asiatica*）成虫寄生于人体肠道引起的以胃肠道症状为主要临床表现的一类寄生虫病。

猪带绦虫病（taeniasis solium）也称为链状带绦虫病、猪肉绦虫病或有钩绦虫病。由链状带绦虫（*Taenia solium*）成虫寄生于人体肠道引起的寄生虫病。主要临床表现为胃肠道症状。猪带绦虫病分布较广，除伊斯兰国家或地区外，几乎呈世界性分布，中非、南非、南美洲、中北美洲和亚洲的一些发展中国家发病率较高。在我国，该病散发于华北、东北、西北一带，地方性流行区仅见于云南。云南一些少数民族聚集地区的居民喜食生猪、生猪血，易导致猪带绦虫感染。

猪带绦虫又称猪肉绦虫，是我国主要的人体寄生绦虫。成虫为乳白色、扁平带状虫体，像一根飘带，虫体有700～1000节节片组成，整个虫体的长度为2～4m。它的头节近似球形，直径为0.6～1.0mm。头节上有4个杯状吸盘，顶端有顶突，其上有25～50个小钩，排列成内外两圈（图49）。猪肉绦虫借助于这个吸盘和小钩牢牢地咬在肠壁上，不会随着肠管的蠕动而脱落。节片中的孕节是一种其内含充满虫卵的子宫，沿中间子宫主干向两侧伸出许多侧支，每侧分支数为7～13支。一个孕节片内的虫卵数可达30000～50000个。

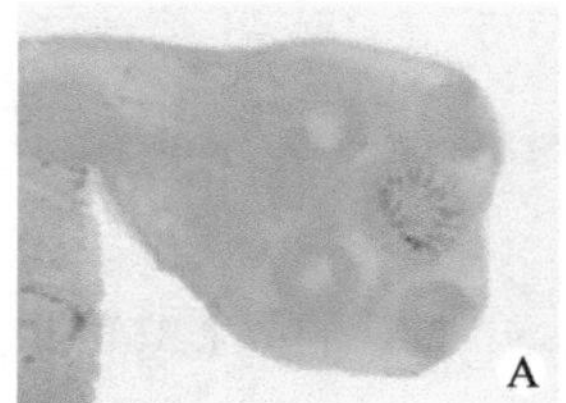

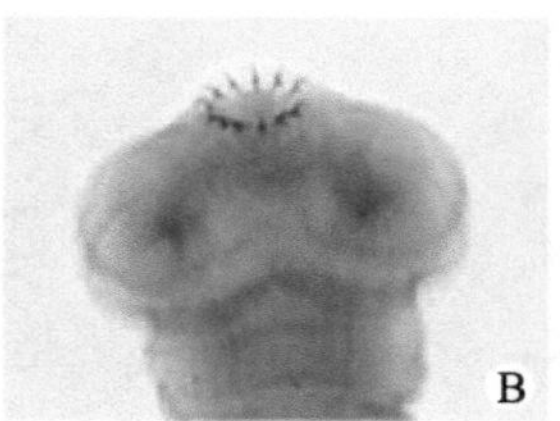

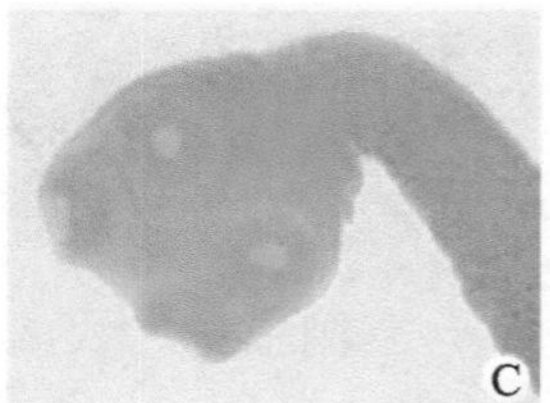

图49　猪带绦虫头节

［图片来源：Reproduced from：Centers for Disease Control and Prevention. DPDx：Taeniasis. Available at：http://www.cdc.gov/dpdx/taeniasis/index.html.］

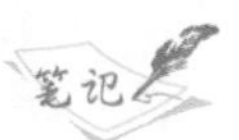

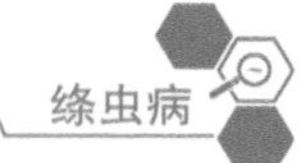

猪带绦虫成虫寄生在人体小肠内，其妊娠节片脱落，随粪便排出体外。当中间宿主猪吞食粪便中妊娠节片后，散落出的虫卵在胃肠消化液的作用下孵出六钩蚴，六钩蚴侵入肠壁随血流或淋巴到达身体其他部位发育为成熟囊尾蚴。猪体内的囊尾蚴以肌肉最多，呈椭圆形，乳白色半透明。人误食含有囊尾蚴的病猪肉后，在肠液及胆汁的作用下囊壁很快被消化，里面的头节外翻后，借助吸盘和小钩牢固地咬在十二指肠和空肠的肠壁上，不断地吸取人体的营养逐渐发育，经过2～3个月就可发育为数米长的成虫。临床症状可有腹痛、恶心、消化不良、腹泻、体重减轻，寄生的虫体数目较多时偶可发生肠梗阻，患者多以粪便中发现节片而就诊。

患者如果误食了猪肉绦虫的虫卵，虫卵会在十二指肠内经消化液作用发育为六钩蚴，钻入小肠壁，经血液循环系统到达人体的各个组织，如眼部、皮下组织、肌肉、脑等器官内，称为猪囊尾蚴病。由于囊尾蚴在脑内寄生部位、感染程度、寄生时间、虫体是否存活等情况的不同及宿主反应性的差异，临床症状各异，患者可有头痛、癫痫发作、偏瘫等表现，更严重的话会引起意识障碍甚至昏迷。因此，需要改变饮食习惯，以减少食源性寄生虫的感染。

病例点评

猪带绦虫病分布较广，人因食入生的或未煮熟的含有绦虫幼虫的猪肉而感染。多数感染者症状较轻，但是若感染了猪带绦虫则容易成为猪囊尾蚴病的传染源或者导致猪囊尾蚴病自体感染。因此，尽早对带绦虫感染者进行诊断及虫种鉴定不仅有助于患者及时治疗，而且对预防囊尾蚴病有重要意义。

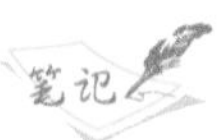

参考文献

[1] 陈蕾，吴兴福，王凤平．猪带绦虫感染1例．中国寄生虫学与寄生虫病杂志，2014，32（5）：343，347.

[2] 李雍龙．人体寄生虫学．第7版．北京：人民卫生出版社，2008.

[3] 张芝晔，杨承亮，李会开，等．猪囊尾蚴病70例临床分析．中国寄生虫学与寄生虫病杂志，2000（6）：004.

028 猪囊尾蚴病一例

病历摘要

患者女性，20岁。患者2014年6月明确食用“米猪肉”，2014年9月曾排出宽面条样白色虫体一条，并于9月23日因突发头痛及发热就诊当地医院，查头颅CT平扫未见明显异常，血常规WBC $14.9\times10^9/L$，EO $1.61\times10^9/L$，GR% 67.8%，EO% 10.8%，RBC $4.0\times10^{12}/L$，HB 128g/L，PLT $349\times10^9/L$，生化未见明显异常，考虑患者病毒性脑炎，高颅压症，给予患者抗感染及降颅压治疗，患者体温逐渐下降，头痛逐渐减轻。2015年1月3日患者无明显诱因左眼突发视物遮挡，无闪光感及眼红眼痛症状，就诊北京某眼科医院，考虑患者眼囊虫病可能，患者口服阿苯达唑400mg后并发腹痛及发热，于2015年1月14日就诊北京友谊医院急诊，查血常规WBC $25.21\times10^9/L$，EO $0.55\times10^9/L$，GR% 85.6%，EO% 2.2%，RBC $5.41\times10^{12}/L$，HB 176g/L，PLT $343\times10^9/L$；便找寄生虫虫卵阴性，血囊虫IgG抗体阳性，胸腹部CT见右肺下叶、腹盆腔及腹

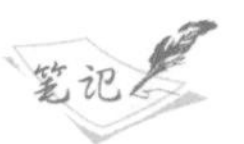

盆壁脂肪间隙多发小结节灶、右附件区有强化结节灶，腹盆腔多发小淋巴结、盆腔少量积液。患者经眼科会诊考虑左眼玻璃体腔囊虫，于2015年1月27日行左眼玻切+剥膜+玻璃体腔取虫+视网膜激光凝固术治疗，术后玻璃体内组织鉴定为猪囊尾蚴。术前患者头颅MR见双侧眼外肌、球后脂肪间隙、头颈部多发肌肉、软组织及脑实质多发异常信号伴强化，因此患者为进一步诊治入北京友谊医院热带病病房。

流行病学史：患者2014年6月明确食用“米猪肉”，2014年9月曾排出宽面条样白色虫体一条，家中生熟菜板不分开。

体格检查：T 36.5℃，P 86次/分，R 18次/分，BP 110/70mmHg。额头、颈部及腹部等多处皮下可触及结节，均类圆形，直径1～3cm，与周围组织无明显粘连，不疼痛，表面无红肿。左眼纱布覆盖，右眼眼睑无水肿，无内外翻及倒睫，结膜无充血，巩膜无黄染，角膜透明，双侧瞳孔等大等圆，直径约3mm，直间接对光反射灵敏，调节反射与辐辏反射双侧对称。神经系统生理反射存在，病理反射未引出。

实验室及影像学检查

（1）血常规：WBC 7.3×10^9/L，EO% 24.2%，GR% 48.8%，HGB 132g/L，PLT 281×10^9/L。

（2）血生化：ALT 10U/L，AST 11U/L，ALP 76U/L，GGT 18U/L，ALB 42.2g/L，TBIL 12.06μmol/L，CHE 5.77KU/L，Cr 66μmol/L，BUN 2.67mmol/L，CHOL 3.75mmol/L，TG 0.96mmol/L，HDL-C 1.17mmol/L，LDL-C 2.08mmol/L，Glu 4.31mmol/L，K 4.28mmol/L。

（3）头颅MR平扫+增强：双侧脑实质、头面部皮层下、面、颈部肌肉内见多发类圆形异常信号影，直径为0.2～0.6cm，在

T_1WI 低信号，T_2WI 呈片状高信号或环状中央低周围高信号影，增强扫描呈明显环形、小结节状强化，部分病灶内见点状强化。双侧上颌窦、筛窦黏膜增厚，部分窦腔内见水样液体信号影。考虑：①双侧眼外肌、球后脂肪间隙、头颈部多发肌肉、软组织及脑实质多发异常信号伴强化，寄生虫可能大。②双侧鼻窦炎。

（4）眼眶 MR 平扫 + 增强：双侧玻璃体信号均匀，其内未见异常信号，晶状体形态、位置未见明确异常。双侧视神经形态及信号正常。双眼内直肌、左侧上直肌、右外直肌及双侧眶后脂肪间隙及脑实质、头面部皮层下、面、颈部肌肉内见多发类圆形异常信号影，直径为0.2～0.6cm，在 T_1WI 低信号，T_2WI 呈片状高信号或环状中央低周围高信号影，增强扫描呈明显环形、小结节状强化，部分病灶内见点状强化。双侧上颌窦、筛窦黏膜增厚，部分窦腔内见 T_2WI 高信号影。印象：①双侧眼外肌、球后脂肪间隙、头颈部肌肉、软组织及脑实质多发异常信号伴强化，寄生虫可能大，请结合临床。②双侧鼻窦炎。

（5）腹盆螺旋 CT 平扫加增强：肝脏形态大小正常，轮廓规整，肝左叶近膈顶可见直径约 0.4cm 低密度灶，增强后边界清晰。肝叶比例如常，肝裂未见增宽，肝门结构清晰。胆囊形态大小正常，未见异常密度影。肝内外胆管未见扩张。脾脏形态大小正常，未见异常密度影。胰腺轮廓清楚，形态大小正常，未见异常密度影及胰管扩张。右肾未见异常密度灶，左肾中部可见囊状低密度灶，直径约0.5cm。子宫位置形态大小正常，未见明显异常密度灶。左侧附件区未见明显异常密度灶，右侧附件区略饱满，大小约为 1.9cm × 1.2cm，平扫 CT 值约 38Hu，增强后 CT 值约 98Hu。膀胱充盈不佳，膀胱壁光整，未见异常密度。腹盆腔内及腹膜后多发小淋巴结影。腹盆腔脂肪间隙及腹盆壁皮下脂肪间隙可见多发小圆形软组织密度

笔记

影，边界清晰，密度较淡。盆腔内可见少许液体密度影。腹部胃肠道未充盈，部分壁显示较厚，可见积气及内容物。扫描范围内右肺下叶外基底段可见胸膜下小结节灶，直径约0.2cm。印象：肝左叶及左肾内低密度灶，囊肿可能，请结合临床，建议动态观察，必要时进一步检查除外其他。右附件区有强化结节灶，请结合妇科相关检查除外病变。腹盆腔及腹盆壁脂肪间隙多发小结节灶，性质待定，请结合临床，建议必要时进一步检查。腹盆腔多发小淋巴结。盆腔少量积液。右肺下叶小结节灶，请结合胸部相关检查。

（6）血囊虫 IgG 抗体：阳性。

（7）眼科术后组织寄生虫鉴定：猪囊尾蚴。

（8）腰穿测压 >320mmH_2O。

（9）脑脊液常规：无色透明，无凝块，Pandy 试验阴性。脑脊液白细胞：8.0×10^6/L，脑脊液红细胞：0。

（10）脑脊液生化：UCFP 31mg/dl，K 2.84mmol/L，Na 147mmol/L，Cl 117mmol/L，CO_2 22.8mmol/L，Ca 1.3mmol/L，Glu 2.39mmol/L。

（11）脑脊液 IgG 10.8mg/dl，脑脊液 IgM 0.21mg/dl，脑脊液 IgA 0.58mg/dl。

（12）脑脊液找脑膜炎双球菌、细菌及新型隐球菌均为阴性。

（13）脑脊液囊虫 IgG 抗体：阳性。

诊断：猪囊尾蚴病（脑型、皮下肌肉型、眼型）；双眼视乳头水肿；左眼玻切 + 剥膜 + 玻璃体腔取虫 + 视网膜激光凝固术治疗后。

治疗：患者先予以槟榔 + 南瓜子驱虫治疗。甘露醇降颅压3天后，予以阿苯达唑［20mg/(kg · d)，60kg 为上限］半量治疗，治疗过程出现发热，头痛加重，虫体死亡后异体蛋白释放引起的炎症反应，予以地塞米松抗炎治疗。一个疗程后患者额部皮下结节全部

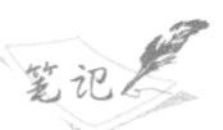

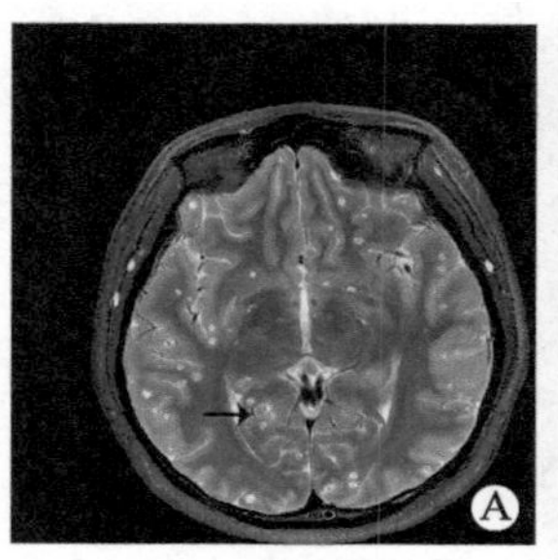
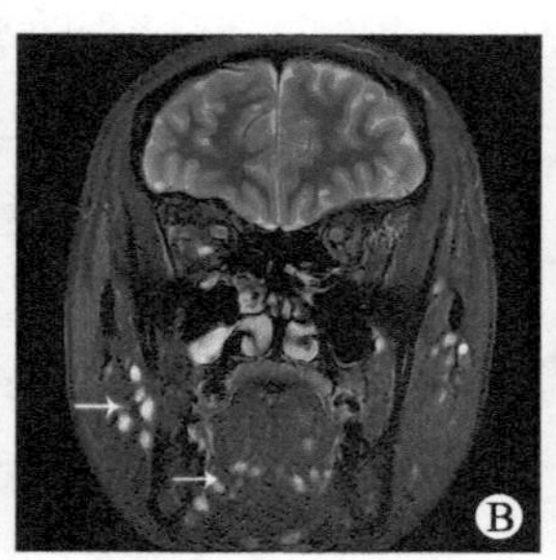
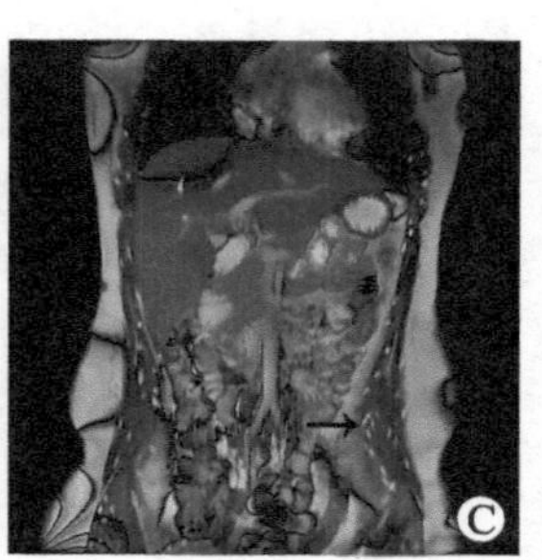

图 50　患者头颅核磁、眼眶核磁和腹盆腔 CT 显示囊虫病灶情况

消失。此后再予以阿苯达唑全量治疗。共 3 个疗程，颅内病灶全部消失。

病例分析

患者明确食用“米猪肉”的流行病学史，有眼部症状及全身皮下结节症状，头颅、眼眶及盆腹腔影像学可见多发占位性病变，血和脑脊液囊虫抗体阳性，眼科手术组织鉴定为猪囊尾蚴，明确诊断猪囊尾蚴病，累及部位为眼型、皮下肌肉型及脑型。属于弥散性猪囊尾蚴病。

猪囊尾蚴病(cysticercosis celulosae)又称为囊尾蚴病(cysticercosis)，俗称囊虫病。由链状带绦虫的幼虫——猪囊尾蚴（Cysticercus cellulosae）寄生于人体组织、器官引起的一种寄生虫病。主要引起脑、皮下与肌肉、眼等部位的病变。临床表现因囊尾蚴寄生部位和数量的不同而异。猪囊尾蚴寄生于脑所致的疾病，称为脑囊尾蚴病(cerebral cysticercosis)，又称脑囊虫病。

本病呈全球性散发分布。以中非、北非、拉丁美洲、东亚和南亚等发展中国家较为多见，在我国分布于全国 27 个省、市，流行地区主要在华北、东北和黑龙江、吉林、山东、河北、河南等省及

笔记

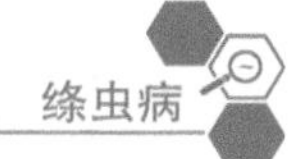

南方的云南和广西。一般农村患者多于城市，在有的地方呈局限性流行。

当人误食猪带绦虫的虫卵后，虫卵在小肠内经消化液和胆汁的作用下，24 ~72 小时后胚膜破裂，六钩蚴逸出，然后借其小钩和分泌物的作用钻入小肠壁，再经血循环沿颈内动脉或者椎基底动脉进入颅内，或经淋巴系统到达中枢神经系统。也可以定位在皮下肌肉或眼部。在体内移行及皮下肌肉，眼部或颅内寄生时六钩蚴逐渐发育成为囊尾蚴。

猪囊尾蚴病的好发部位主要是皮下肌肉、眼部和脑部。脑囊尾蚴病好发于青壮年，占囊尾蚴病总数的60% ~90% 。国内报道 31 岁到 35 岁占 55% ，男性多于女性，男女比例约为 5 ：1。根据囊尾蚴寄生部位和感染数目的不同，脑囊尾蚴病的临床表现也不同，因囊虫发育、死亡先后不一，其症状可波动不稳。可以分为癫痫型、颅内压增高型、脑膜脑炎型和脊髓型。

综合流行病学史、临床表现、实验室检查、影像学检查及诊断性治疗结果等予以诊断。流行病学史包括患者是否有带绦虫病、囊尾蚴病流行区旅居史、有带绦虫病（粪便中排白色节片）史或有与带绦虫病患者密切接触史；涉及皮下结节，眼部症状和中枢神经系统相关的临床表现；实验室检查包括使用免疫学检查（血清或脑脊液的猪囊尾蚴特异性抗体阳性）、分子生物学检查及影像学检查进行综合分析有利于脑囊尾蚴病的诊断。最重要的明确诊断的依据包括病原学诊断，如手术摘除的结节经压片法、囊尾蚴孵化试验和病理组织学检查发现囊尾蚴。或脑部结节活检组织病理证实为脑囊尾蚴。或者头颅影像学可见脑囊尾蚴内头节的特征性影像改变。

猪囊尾蚴病主要以药物治疗为主，但用药之前需要除外眼囊尾

蚴病和脑室囊尾蚴病。且必须进行头颅 CT 或者 MRI 扫描，明确脑内囊尾蚴的数量、部位来制定个性化的诊疗方案。由于在杀虫治疗过程中会引起剧烈的过敏和炎症反应，患者必须住院在严密的监测下杀虫治疗。目前主要的治疗药物是阿苯达唑，也可以使用吡喹酮进行治疗。

病例点评

脑囊尾蚴病应与脑部感染性疾病、脑部非感染性疾病相鉴别。脑部感染性疾病包括细菌、真菌、病毒引起的脑炎、脑膜炎等，脑脓肿，脑结核瘤，其他寄生虫病如脑型疟、脑棘球蚴病、脑型血吸虫病、弓形虫脑病、脑阿米巴病、脑型并殖吸虫病等，可根据流行病学史、影像学检查及免疫学试验等加以鉴别。脑部非感染性疾病，如多发性硬化、结节性硬化、脑软化灶、胶质细胞瘤、脑转移瘤、原发性癫痫，以及神经性头痛相鉴别。仔细询问流行病学史、免疫学，以及影像学检查可有助于鉴别诊断。

脑囊尾蚴病的预后与囊尾蚴在颅内寄生的部位、数量、病灶大小有密切关系。一般囊尾蚴病经治疗预后较好，但少数囊尾蚴病患者颅内病灶呈弥漫性分布，并伴有痴呆、严重精神异常时预后较差，住院治疗效果也不满意，且常发生严重不良反应。另外，脑室内弥漫性囊虫病变的患者，由于手术无法完全清除囊虫病灶，后续杀虫治疗过程中难以控制的脑积水，有可能诱发脑疝及其他颅内损伤，临床治疗效果也不满意。

参考文献

[1] Wu H W, Ito A, Ai L, et al. Cysticercosis/taeniasis endemicity in Southeast Asia: Current status and control measures. Acta Tropica, 2016, 165: 121.

笔记

[2] Webb C M, White A C. Update on the Diagnosis and Management of Neurocysticercosis. Current Infectious Disease Reports, 2016, 18 (12): 44.

029 牛带绦虫病一例

病历摘要

患者男性，31 岁。主诉“大便发现白色虫体 3 月余”。患者 3 月余前排便前有明显腹痛，以脐周痛为主，排便时发现 1 条约 1 米长的白色扁平虫体，排出后腹痛减轻，无发热，无恶心、呕吐，无头痛，患者未留存虫体。3 个月前于我科门诊就诊，查粪便液基找寄生虫卵检测：未见虫卵。半个月前午餐后出现发热，体温最高 38.1℃，无畏寒、寒战，感腹胀、腹痛，腹泻，排出 3 节长短不一的白色扁平虫体节片，留取其中一节于我科行寄生虫及幼虫鉴定为牛带绦虫节片。患者自此后无节片从肛门自行逸出情况，现为进一步诊治收入病房。

流行病学史：患者自 2009 年开始有多次生食牛肉史，最后一次是半年前在北京某饭店吃半生牛排。

体格检查：T 36.5℃，P 67 次/分，R 18 次/分，BP 110/70mmHg，神清、状可，全身皮肤黏膜无苍白、黄染，全身浅表淋巴结未触及肿大。颈软，无抵抗。双肺呼吸音清，未闻及明显干湿性啰音，心率 67 次/分，律齐，各瓣膜听诊区未闻及病理性杂音，腹软，全腹无压痛及反跳痛，肝、脾肋下未触及，移动性浊音阴性，肠鸣音 4 次/分。双下肢无浮肿。

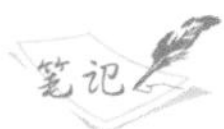

实验室及影像学检查：寄生虫及幼虫鉴定：牛带绦虫节片。

诊断：牛带绦虫病。

治疗方案：槟榔+南瓜子驱虫治疗。

转归：驱虫虫体2条，一条4m长，另一条5米长。经过鉴定均具有头节。随访至今2年，未再见虫体排出。

病例分析

根据患者临床表现、流行病学史及实验室相关检查，节片鉴定为牛带绦虫节片，牛带绦虫病诊断明确。

牛带绦虫病（taeniasis saginata）也称为肥胖带绦虫病、牛肉绦虫病或无钩绦虫病。由牛带绦虫（*Taenia saginata*）成虫寄生于人体肠道引起的寄生虫病。主要临床表现为胃肠道症状。在世界各地均有分布，其中在东非、中东及近东、拉美等国家比较流行。在我国的广西、云南和贵州等地比较流行。

牛带绦虫感染主要由于食生或半生的含有牛囊尾蚴的牛肉而感染，人是该虫的唯一终宿主。牛带绦虫的幼虫——牛囊尾蚴能够在牛的肌肉中寄生，如果人吃了生的或半生不熟的感染牛肉，便会被感染。经过2~3个月就可发育为数米长的成虫（图51）。最常出现的症状是腹痛，在上腹部、脐周或无固定位置；可为钝痛、隐痛、刺痛、咬痛或烧灼痛感，还有些患者会出现肠绞痛。这种虫体在小肠内不只是吸收人体的营养，它还可以引起周边脏器的损害，如牛带绦虫引起的阑尾炎并发肝脓肿。牛带绦虫寄生在小肠内，可自空肠下至回肠，吸附在小肠黏膜上，当脱落的节片沿着肠壁活动，遇回盲瓣阻挡时活动增强，钻入阑尾，导致阑尾腔梗阻，阑尾腔空间小，绦虫头节吸盘可压迫并损伤阑尾黏膜，引起

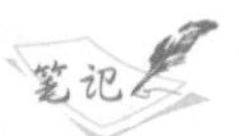

亚急性炎症反应，病原菌通过受破坏的阑尾黏膜经门静脉系统进入肝脏，在机体抵抗力减弱时在肝内繁殖，最终引发肝脓肿。据报道，牛带绦虫还可侵入胃内、胆囊，导致组织坏死而穿孔。故牛带绦虫属于食源性寄生虫病，与饮食密切相关，为了预防此病，避免食用生的牛肉。同时发现此病时，需尽早驱虫治疗，以免引起并发症。

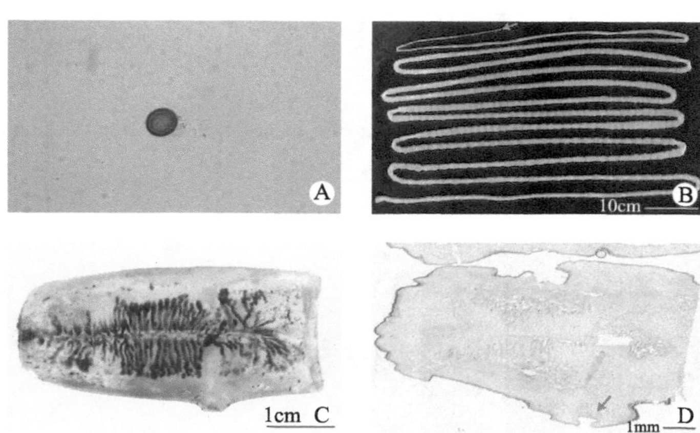

注：A：便中可见绦虫虫卵；B：患者排出6.2m长绦虫；C：牛带绦虫孕节片，每侧有23对子宫；D：牛带绦虫节片包含阴道括约肌的生殖孔

图51 牛带绦虫虫卵，成虫及节片的形态学表现

［图片来源：Li J，Guo E. Images in Clinical Medicine. Taenia saginata Infestation. N Engl J Med，2016，374（3）：263.］

病例点评

牛带绦虫病寄生在人体小肠，也是一种人兽共患绦虫病。在我国的广西、云南和贵州等地比较流行。人吃了生的或半生不熟的感染囊尾蚴的牛肉，便会被感染。多数感染者症状较轻，重症患者会出现腹部疼痛、恶心、呕吐、腹泻、身体乏力、体重减轻。因此，尽早对带绦虫感染者进行诊断及虫种鉴定，多做一些宣传和教育工

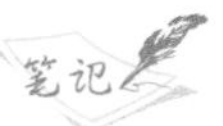

作，使人们提高对该病的认识，自觉养成良好的饮食习惯，不吃生的或未煮熟的牛肉。

参考文献

[1] 李雍龙．人体寄生虫学．第7版．北京：人民卫生出版社，2008.

[2] Li J，Guo E. Images in Clinical Medicine. Taenia saginata Infestation. N Engl J Med，2016，374（3）：263.

[3] 许世江，郑书伟．牛带绦虫阑尾炎并发肝脓肿1例．人民军医，2014，57（12）1358.

[4] Sheikhian M R. A common worm in a rare place. Iranian journal of public health，2013，42（11）：1321.

030 亚洲带绦虫病一例

病历摘要

患者女性，36岁。主诉“间断大便中排虫体4年”。患者4年前粪便中有带绦虫节片排出，未进行诊治。1年前在排便时，再次发现有数个白色节片，2～3cm，曾服安乐士驱虫。近期出现失眠、心悸、头晕和乏力等症状。食欲好，但空腹时腹部有不适感。

流行病学史： 患者喜食生猪肝、猪肉及烧烤牛肉。其爱人、姐、弟和女儿4人均有排带绦虫节片史，并经当地医院诊断为“猪带绦虫病”。

体格检查： T 36.7℃，P 68次/分，R 18次/分，BP 130/80mmHg。神清、状可，全身皮肤黏膜无苍白、黄染，全身浅表淋巴结未触及

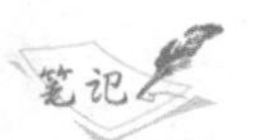

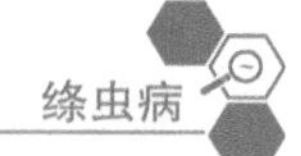

肿大。颈软，无抵抗。双肺呼吸音清，未闻及明显干湿性啰音，心率68次/分，律齐，各瓣膜听诊区未闻及病理性杂音，腹软，全腹无压痛及反跳痛，肝、脾肋下未触及，移动性浊音阴性，肠鸣音4次/分。双下肢无浮肿。

实验室及影像学检查

（1）血常规：WBC 8.0 $\times 10^9$/L，EO 0.86 $\times 10^9$/L，EO% 5.04%，GR% 57.4%，HGB 106g/L，PLT 219 $\times 10^9$/L。

（2）血生化：AST 41.7U/L，ALT 39U/L，TP 68.6g/L，ALB 42.4g/L，Urea 6.79mmol/L，Cr 45.8μmol/L。

（3）寄生虫及幼虫鉴定：带绦虫节片。

（4）节片的分子生物学鉴定：亚洲带绦虫。

诊断：亚洲带绦虫病。

治疗方案：槟榔和南瓜子驱虫。

转归：随诊至今未再见节片排出。

病例分析

本例患者在发病前曾多次食用生的猪肝，有明确的流行病学史。本例患者患病时间久，长达4年，入院后查外周血中嗜酸性粒细胞的数值为正常范围。在便中找到虫卵及孕节片，并进行分子生物学鉴定而确诊亚洲带绦虫病。

亚洲带绦虫病（Taeniasis asiatica）是由亚洲带绦虫（*Taenia asiatica*）成虫寄生于人体肠道所引起的一种寄生虫病。它是亚太地区带绦虫的优势虫种，引起严重的人畜共患病。亚洲带绦虫成虫主要寄生于人体，其幼虫囊尾蚴主要寄生于猪、野猪等体内。人感染亚洲带绦虫主要因食入含有囊尾蚴的猪肝或野猪等野生动物的内脏

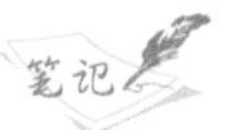

引起。

在形态上，亚洲带绦虫的成虫与牛带绦虫非常相似，外形为乳白色长带状，长约6m，由头节、颈部及链体所组成。头节上有四个吸盘及顶突，虫体外形及成熟节片的睾丸数目、分布，以及孕节子宫的分支数目等都很相似。亚洲牛带绦虫的囊尾蚴体积较小，虫卵呈椭圆形，棕褐色。当中间宿主猪、小牛、山羊等动物吞食孕节片或虫卵时，幼虫则会寄生在其内脏如肝脏、肺脏等组织中。当人食用含有囊尾蚴的动物内脏时，囊尾蚴则在小肠内发育，长成成虫。

此病的临床表现为消化道的症状及体重的降低，考虑与该虫体在人体的小肠内夺取营养，机械性损伤及其分泌物和排泄物的毒性作用有关。但此病最常见的症状是孕节自动从肛门逸出，节片经过患者的直肠时，患者常有明显的虫体移行感，逸出肛门时有肛周的瘙痒感。有文献报道该病在感染后的1个月，外周血的嗜酸性粒细胞增多，4个月可以达高峰，之后可逐渐降低至正常。在便中找到虫卵及孕节片可以进行确诊。亚洲带绦虫病的患者多条感染较为常见，据文献报道，我国一例患者体内驱虫约14条（图52）。对于此病的治疗仍选用槟榔和南瓜子驱虫效果较好。

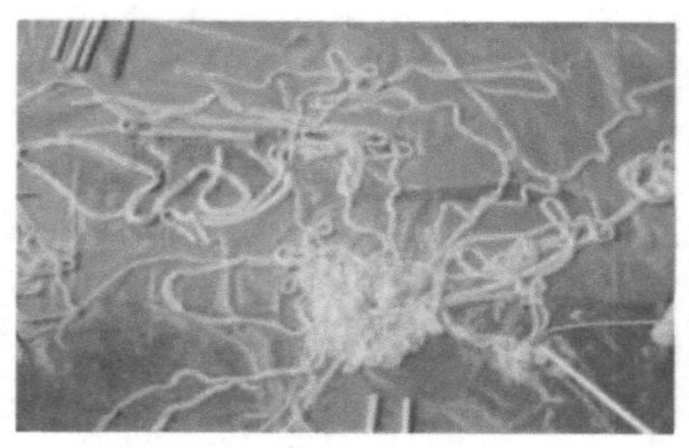

图52　亚洲带绦虫成虫

［图片来源：杨毅梅，刘义，和康怀，等．驱出14条亚洲带绦虫的病例报告．中国寄生虫学与寄生虫病杂志，2009，27（3）：1.］

笔记

病例点评

亚洲带绦虫是一个独立的新种，与原已知的两种绦虫不同，主要分布与流行于亚洲的一些国家和地区。带绦虫病临床症状一般较轻微，粪便中发现带绦虫节片是患者常见的求医就诊原因。由于食生或半生感染囊尾蚴的猪肉或内脏引起，故应注意饮食卫生，饭前、便后洗手，不食生或半生肉或内脏。槟榔和南瓜子驱虫效果较好，不良反应小，驱出的虫体较完整，可根据头节对虫种初步鉴定。分子生物学方法在具体种群鉴定中具有重要意义。

参考文献

[1] 马云祥，许炽熛，范秉真．亚洲带绦虫病．热带病与寄生虫学，2003，1（4）：248－254.

[2] 杨毅梅，刘义，和康怀，等．驱出 14 条亚洲带绦虫的病例报告．中国寄生虫学与寄生虫病杂志，2009，27（3）：1.

[3] Kim H U，Chung Y B. A Case of Taenia asiatica Infection Diagnosed by Colonoscopy. Korean J Parasitol，2017，55（1）：65－69.

031 膜壳绦虫病一例

病历摘要

患儿女性，10 岁。主诉“间断腹痛、腹泻半年”。近半年患者无明显诱因常出现腹痛，为脐周的绞痛，并伴有恶心、呕吐，呕吐

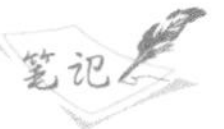

物为胃内容物。间断腹泻 2～3 次/天，为稀便，无脓血及里急后重，食欲差，身体逐渐消瘦，睡眠差，不易熟睡。

流行病学史：患者居住环境卫生条件较差，常有老鼠出没，并有长期怀抱家猫入睡的习惯，无外出史。

体格检查：T 36.3℃，P 93 次/分，R 17 次/分，BP 95/60mmHg。神清、状可，全身皮肤黏膜无苍白、黄染，全身浅表淋巴结未触及肿大。颈软，无抵抗。双肺呼吸音清，未闻及明显干湿性啰音，心率93 次/分，律齐，各瓣膜听诊区未闻及病理性杂音，腹软，全腹无压痛及反跳痛，肝、脾肋下未触及，移动性浊音阴性，肠鸣音 4 次/分。双下肢无浮肿。

实验室及影像学检查

（1）血常规：WBC 6.1 $\times 10^9$/L，EO 0.38 $\times 10^9$/L，EO% 0.04%，GR% 57.4%，HGB 136g/L，PLT 165 $\times 10^9$/L。

（2）血生化：AST 43.0U/L，ALT 24U/L，TP 62.6g/L，ALB 40.8g/L，Urea 7.79mmol/L，Cr 63.8μmol/L。

（3）寄生虫及幼虫鉴定：膜壳绦虫节片。

诊断：膜壳绦虫病。

治疗方案：槟榔和南瓜子驱虫。

转归：随诊至今未再见节片排出。

病例分析

本例患者居住环境卫生条件较差，可能接触到鼠蚤或猫蚤的微小膜壳绦虫虫卵而患病。

膜壳绦虫病（hymenolepiasis）由膜壳属（Hymenolepis）绦虫成虫寄生于人体肠道引起的寄生虫病。以胃肠道症状为其主要临床

表现，轻度感染者可无明显临床症状。包括微小膜壳绦虫病（hymenolepiasis nana）又称短膜壳绦虫病，由微小膜壳绦虫（*H. nana*）成虫寄生于人体肠道引起的寄生虫病，以胃肠道与神经系统症状为主要临床表现，轻度感染者可无明显临床症状。缩小膜壳绦虫病（hymenolepiasis diminata）又称长膜壳绦虫病，由缩小膜壳绦虫（*H. diminuta*）成虫寄生于人体肠道引起的寄生虫病，以胃肠道与神经系统症状为主要临床表现，轻度感染者可无明显临床症状。

微小膜壳绦虫为鼠类常见肠道寄生虫，中间宿主为各种昆虫，成虫主要寄生在鼠类小肠内，偶尔也寄生于人的小肠内，多是因为偶然接触虫卵而感染。微小膜壳绦虫呈世界性分布，在温带和热带地区较多见。国内各地均有感染，但是感染率均较低。

微小膜壳绦虫的生活史比较特殊，它既可以不经过中间宿主，也可以经过中间宿主而完成自己的发育过程。微小膜壳绦虫的成虫寄生在鼠类或人的小肠里，脱落的孕节或虫卵随粪便排出体外。虫卵被其他宿主吞食后则在其小肠内孵出六钩蚴，发育为似囊尾蚴，头节吸盘固着在肠壁上，逐渐发育为成虫。其孕节内的虫卵释放后，在小肠内可继续发育成成虫，故微小膜壳绦虫可以在人的肠道内不断繁殖，造成自体内重复感染（图53）。此外各种的蚤类及其幼虫和面粉甲虫等均可作为微小膜壳绦虫的中间宿主。当它们吞食到该绦虫虫卵后，虫卵内的六钩蚴可在它们体内发育为似囊尾蚴，鼠和人若吞食到含有似囊尾蚴的中间宿主昆虫，也可以被感染。

微小膜壳绦虫的致病作用主要是由于成虫头节上的小钩和体表微毛对宿主肠壁的机械损伤及虫体的毒性分泌物所致。感染严重者特别是儿童，可出现胃肠和神经症状，如恶心、呕吐、食欲不振、腹痛腹泻，以及头痛、头晕、烦躁和失眠，甚至惊厥等。有的患者还可出现皮肤瘙痒和荨麻疹等过敏症状。

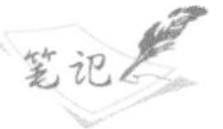

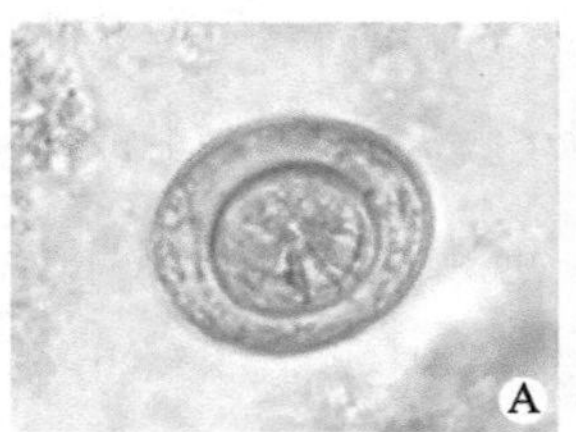

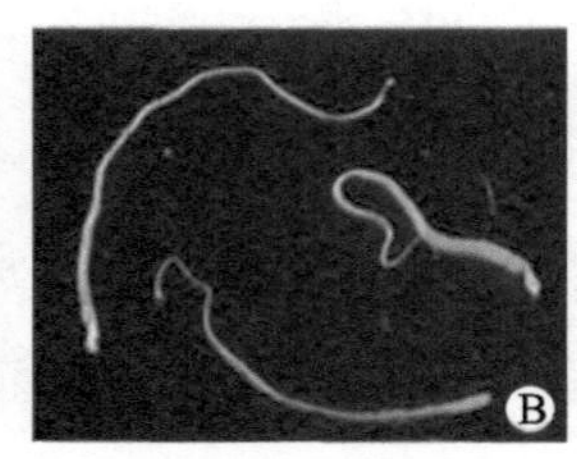

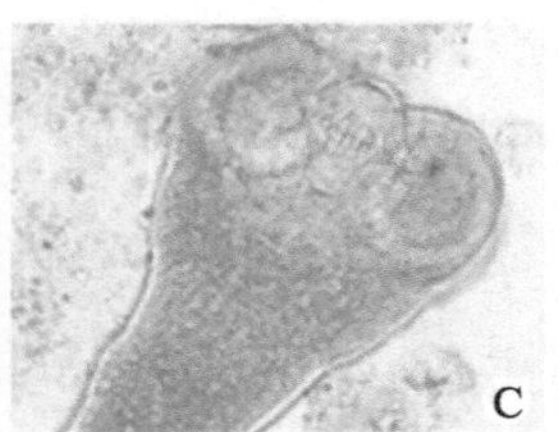

注：A：微小膜壳绦虫卵；B：3 条微小膜壳绦虫成虫；C：高倍镜放大的微小膜壳绦虫的头节

图 53　微小膜壳绦虫虫卵与成虫形态表现

［图片来源：Reproduced from：Centers for Disease Control and Prevention. DPDx：Hymenolepiasis. Available at：http://www.cdc.gov/dpdx/hymenolepiasis/index.html.］

病例点评

微小膜壳绦虫主要寄生于鼠类体内，但也可引起人体感染。对于农村鼠类密度高的地方，除了注意卫生习惯、加强粮食和食品的管理外，消灭鼠类尤为重要。此病的感染者最明显的症状是腹痛，尤其是儿童，极易误认为蛔虫寄生所致，故应进行经粪便检查以确诊。

参考文献

［1］Magalhães R J S，Fançony C，Gamboa D，et al. Extending Helminth Control beyond STH and Schistosomiasis：The Case of Human Hymenolepiasis. PLoS Neglected Tropical Diseases，2013，7（10）：2321.

［2］诸欣平，苏川. 人体寄生虫学. 8 版. 北京：人民卫生出版社，2013：139 – 140.

［3］张平，姚荣成，周本江. 婴幼儿重度感染缩小膜壳绦虫 1 例. 中国寄生虫学与寄生虫病杂志，2006，24（4）：318.

笔记

032 日本海裂头绦虫病一例

病历摘要

患者男性，15 岁。主诉“大便出现白色虫体 1 年半”。患者 1 年余前排便时发现 1 条白色扁平虫体节片，长 7 ~ 8cm，无腹痛，无发热，无恶心、呕吐，无头痛，自服肠虫清 2 片，无虫体排出。2 ~ 3 个月后患者再次排出 1 条长 4 ~ 5m 的白色虫体，再次服用肠虫清 2 片，无虫体排出。约 3 个月后患者再次排出 1 条长约 2m 的白色虫体，患者自服瑞典产杀虫药 4 片（具体不详），无虫体排出。半个月前患者排出 1 条长约 2m 的白色虫体，患者无腹痛、腹泻等不适，于我院门诊就诊，查寄生虫及幼虫鉴定：裂头绦虫。便找寄生虫虫卵：裂头绦虫虫卵。现为进一步诊治收入我院。

流行病学史：患者北京人，常年生活在美国阿拉斯加州费尔班克斯城，在美国常食生三文鱼和金枪鱼，以芥末为佐料，无明确食“米猪肉”、生牛肉等情况。

体格检查：T 36.3℃，P 62 次/分，R 18 次/分，BP 100/70mmHg。神清、状可，全身皮肤黏膜无苍白、黄染，全身浅表淋巴结未触及肿大。颈软，无抵抗。双肺呼吸音清，未闻及明显干湿性啰音，心率 62 次/分，律齐，各瓣膜听诊区未闻及病理性杂音，腹软，全腹无压痛及反跳痛，肝、脾肋下未触及，移动性浊音阴性，肠鸣音 4 次/分。双下肢无浮肿。

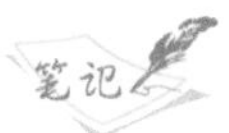

实验室及影像学检查

（1）血常规：WBC 5.80 × 10^9/L，GR% 52.2%，HGB 129g/L，PLT 107 × 10^9/L。CRP < 1mg/L。血型 B 型 Rh 阳性。

（2）血液生化检查：ALT 17U/L，AST 12.9U/L，ALB 40.3g/L，LDL - C 2.17mmol/L，GLU 3.66mmol/L，AG 6.1mmol/L，Urea 3.95mmol/L，Cr 74.3μmol/L。

（3）寄生虫及幼虫鉴定：裂头绦虫。

（4）便找寄生虫卵：裂头绦虫虫卵。

诊断：裂头绦虫病。

治疗方案：槟榔 + 南瓜子驱虫治疗。

转归：患者清晨空腹服用南瓜子粉 60g，1h 后服用槟榔煎剂 100ml，2h 后服用硫酸镁导泻并大量饮水。3h 后排出 3m 虫体一条。经鉴定为裂头绦虫，后经过分子生物学鉴定为日本海裂头绦虫（*Diphyllobothrium latum*）。观察 1h 余，患者无腹泻和其他不适感。2 个月后随访，消化道症状消失，未再发现排节（图 54）。

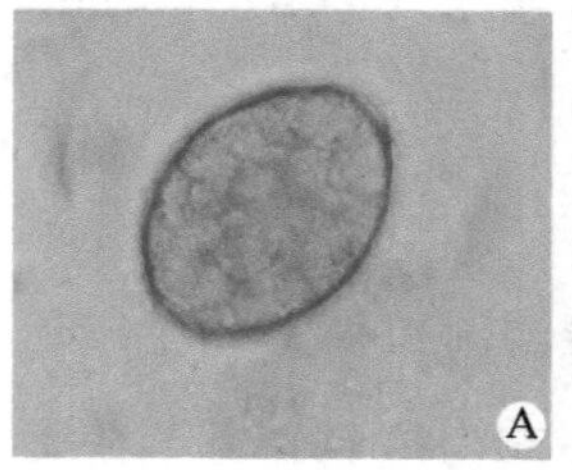

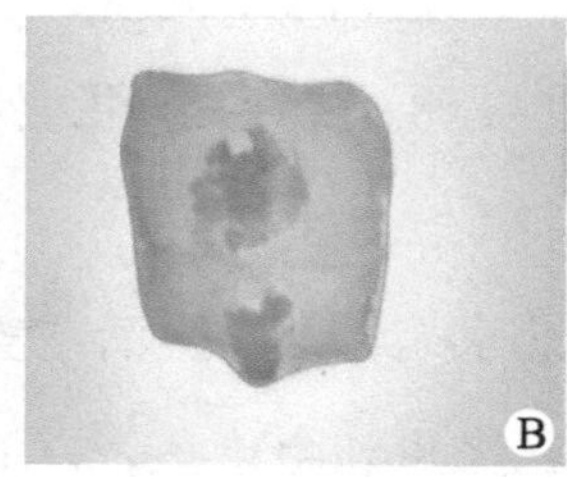

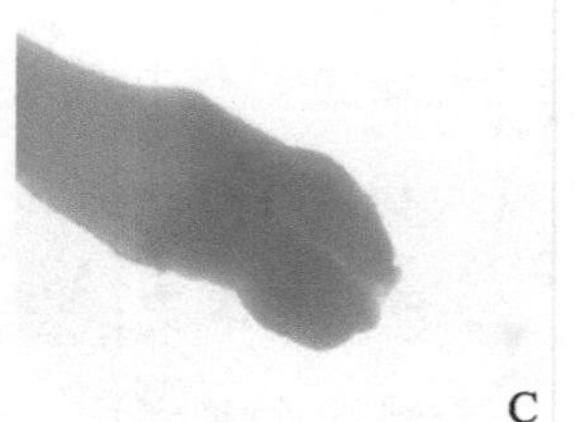

注：A：虫卵近卵圆形，长 55 ~ 72μm，宽 41 ~ 50μm，呈浅灰褐色，卵壳较厚，一端有明显的卵盖，另一端有一小棘；B：子宫盘曲呈玫瑰花状；C：头节很小，呈匙状，有一对深深的吸槽

图 54　日本海裂头绦虫虫卵和虫体形态学表现

病例分析

根据患者流行病学史、临床表现及实验室相关检查，粪便可见

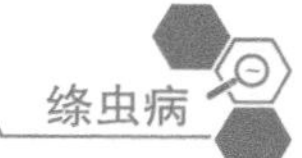

裂头绦虫虫卵，排出虫体进行病原学鉴定和分子生物学检测，日本海裂头绦虫病诊断明确。

该病例患者食用生的三文鱼后出现了肠道排虫的病史，符合裂头绦虫的流行病学史。日本海裂头绦虫和阔节裂头绦虫从虫卵和虫体形态上很难鉴别，需要通过分子生物学鉴定，基因分型进行明确鉴别。

裂头绦虫病（diphyllobothriasis）由裂头属（*Diphyllobothrium*）绦虫，成虫寄生于人体肠道所引起的寄生虫病。轻度感染者可无明显症状，偶可引起肠梗阻或恶性贫血等。主要为阔节裂头绦虫（*D. latus*），但目前通过分子生物学鉴定，日本海裂头绦虫（*D. nihonkaiense*）也是人体感染裂头绦虫的主要虫种。

阔节裂头绦虫（*D. latus*）又称阔节双槽头绦虫，广泛分布在欧洲、美洲和亚洲的亚寒带和温带地区。中国报道的病例数较少，主要来自哈尔滨、北京和中国台湾等地。

阔节裂头绦虫是绦虫的一种，它寄生在人类的小肠中，人们通过食用生或半生的鱼类而感染。阔节裂头绦虫成虫的虫体较长，约10m，最长可达25m。全长分为三部分，头、颈、体。头节很小，呈匙状，有一对深深的吸槽，将虫体牢牢地吸附在人类的小肠壁上吸取营养，不断地生长（图55A）。阔节裂头绦虫的颈部非常的细长，其后面紧密地连接着成节的部分，也就是绦虫的大部分身体。这种绦虫的节片很有特点，每一个节片都是宽度大于长度（图55B），其内有睾丸和卵巢等生殖器官，尤其是子宫盘曲在节片中央时，呈玫瑰状，十分好看（图55C）。虫体后端的孕卵节片逐渐和虫体脱离，随粪便排出体外。节片内的虫卵随着节片的破坏，散落于粪便中。裂头绦虫的虫卵呈卵圆形，浅灰褐色，卵壳较厚，一端有明显的卵盖，另一端有一小棘（图55D）。

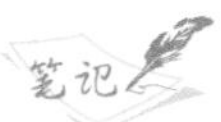

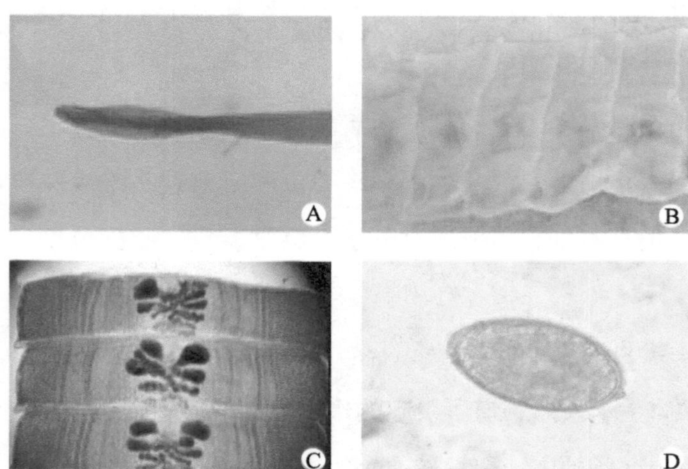

注：A：阔节裂头绦虫成虫的头节（×10）；B：阔节裂头绦虫成虫的节片（×10）；C：阔节裂头绦虫成虫孕节片内有睾丸和卵巢等生殖器官，尤其是子宫盘曲在节片中央时，呈玫瑰状（×10）；D：阔节裂头绦虫的虫卵，虫卵呈卵圆形，浅灰褐色，卵壳较厚，一端有明显的卵盖，另一端有一小棘（×400）

图 55　阔节裂头绦虫成虫和虫卵的形态学表现

［图片来源：Reproduced from：Centers for Disease Control and Prevention. Parasites and Health：Diphyllobothriasis. Available at：http://www. cdc. gov/dpdx/diphyllobothriasis/index. html/. ］

裂头绦虫的虫卵随粪便排出后，如果进入水中，在适宜的温度下可以自己发育。当经过两周的发育，虫卵发育成了钩球蚴，这时它们被剑水蚤吞入，继续发育变成了原尾蚴。淡海水鱼类吃了含有原尾蚴的剑水蚤，原尾蚴即可在鱼的肌肉、性腺、卵及肝等内脏发育为裂头蚴，裂头蚴可侵入大鱼的肌肉和组织内继续生存。当人们生食或半生食这样的淡海水鱼类，如部分品种的三文鱼，其内的裂头蚴会在人体小肠内逐渐发育成数米长的成虫，而且一待就是数十年。

一般从形态上很难区分不同种属的裂头绦虫。日本海裂头绦虫和阔节裂头绦虫从虫卵和虫体形态上很难鉴别，需要通过分子生物学鉴定，基因分型进行明确鉴别。文献报道近两年内曾疑似的9 例

阔节裂头绦虫病例，经 ITS 和（或）COX1 引物进行扩增并测序，8 例为日本海裂头绦虫，1 例为阔节裂头绦虫。本土和输入性日本海裂头绦虫发病率明显升高，属新发寄生虫病。而北京友谊医院热带病病房收治的患者均为输入性的病例，无本地感染病例。

目前国外有文献表明，肠虫清，吡喹酮单次剂量，单次给药进行驱虫治疗，但临床观察，丙硫咪唑和吡喹酮可以促进虫体排出，但有残存头节，一段时间后虫体再次生长，不利于完全驱虫作用。因此，我们仍然推荐中药槟榔、南瓜子辅助泻药，驱虫治疗的方案。

病例点评

裂头绦虫寄生于人体的小肠，多数感染者无明显症状，少数有疲倦、乏力、四肢麻木、腹泻或便秘和饥饿感等轻微症状。当人食生或半生感染裂头蚴的鱼而感染。此例裂头绦虫感染病例为境外感染，随着中国对外交往的不断增多，外来的食源性寄生虫病有上升趋势。我国不少地区居民有食生鱼片的饮食习惯。应当警惕外来感染者进入引起本地流行的潜在危险。

参考文献

[1] 吴观陵. 人体寄生虫学. 3 版. 北京：人民卫生出版社，2005：584－585.

[2] Cai Y C, Chen S H, Yamasaki H, et al. Four Human Cases of Diphyllobothrium nihonkaiense (Eucestoda: Diphyllobothriidae) in China with a Brief Review of Chinese Cases. Korean J Parasitol, 2017, 55 (3): 319－325.

[3] Chen S, Ai L, Zhang Y, et al. Molecular detection of Diphyllobothrium nihonkaiense in humans, China. Emerg Infect Dis, 2014, 20 (2): 315－318.

033 司氏伯特绦虫病一例

病历摘要

患者女性，5 岁。主诉“腹部脐周反复疼痛 7 月余”。7 个月前患者出现脐周的疼痛，为绞痛，排便后好转。在便中发现有白色扁平分节带状虫体陆续排出，刚排出的虫体尚能蠕动，即去当地县卫生院诊断，但诊断病原不明。此后患者间断出现上述症状，其父反映患儿平时食欲旺盛，常有饥饿感。为进一步诊治，于我院就诊。

流行病学史：患儿父亲 13 年前曾在南方某城市猴岛上训练猕猴，最近 5 年内自养大小猕猴 11 只，经调教训练在当地某动物园进行表演。患儿 3 岁起与猕猴接触频繁，同时还经常在猕猴表演训练的泥地上翻滚，常不洗手就啃馒头饼干等食品。

体格检查：T 37℃，P 98 次/分，R 18 次/分，BP 90/60mmHg。神清、状可，全身皮肤黏膜无苍白、黄染，全身浅表淋巴结未触及肿大。颈软，无抵抗。双肺呼吸音清，未闻及明显干湿性啰音，心率 98 次/分，律齐，各瓣膜听诊区未闻及病理性杂音，腹软，全腹无压痛及反跳痛，肝、脾肋下未触及，移动性浊音阴性，肠鸣音 4 次/分。双下肢无浮肿。

实验室及影像学检查

（1）血常规：WBC 9.1×10^9/L，EO 0.98×10^9/L，EO%

3.04%，GR% 47.4%，HGB 126g/L，PLT 245 × 10^9/L。

（2）血生化：AST 49.7U/L，ALT 29U/L，TP 67.6g/L，ALB 40.4g/L，Urea 5.79mmol/L，Cr 53.8μmol/L。

（3）寄生虫及幼虫鉴定：节片外观呈灰白色，所排出的节片，宽明显大于长（宽 17 ~ 22mm，长 5.5 ~ 12.0mm），节片尚能蠕动收缩。挤压节片，挤出虫卵，虫卵圆形或略呈椭圆形，卵壳稍厚，略呈淡黄色，平均直径（n = 53）为 43.77μm（42.0 ~ 47.3μm），可清晰观察到典型的梨形器（图 56）。鉴定为司氏伯特绦虫。

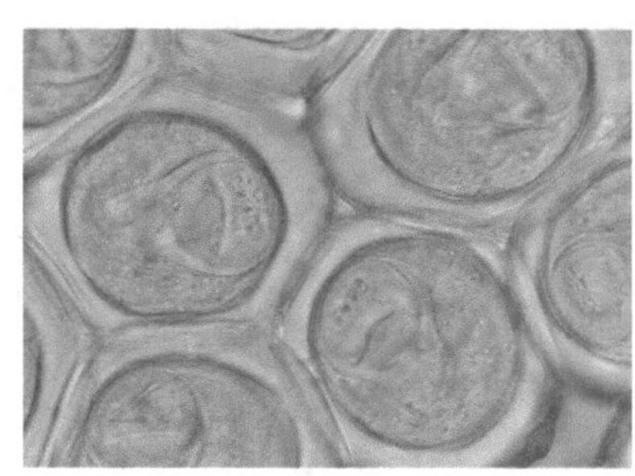

图 56　司氏伯特绦虫虫卵形态（×400）

诊断：司氏伯特绦虫。

治疗方案：槟榔和南瓜子驱虫。

转归：驱出部分节片，经分子生物学鉴定为司氏伯特绦虫。随访 2 年无复发。

病例分析

本例患者与猕猴接触频繁，同时还经常在猕猴表演训练的泥地上翻滚，常不洗手就啃馒头饼干等食品。有可能误食含有似囊尾蚴的甲螨，使得该患儿感染司氏伯特绦虫。

伯特绦虫病（bertielliasis）由伯特属（*Bertiella*）绦虫中的司氏

伯特绦虫（*Bertiella studeri*）或短尖伯特绦虫（*Bertiella mucronata*）成虫寄生于人体肠道所引起的寄生虫病。轻度感染者常无明显临床症状，偶可引起胃肠道症状。司氏伯特绦虫病是猴和其他灵长类动物常见的寄生虫感染，人体感染较为罕见，迄今全球人体病例的记录不足百例，分布于毛里求斯、菲律宾、东非、印度尼西亚和新加坡等地。而在我国仅有一例人体感染司氏伯特绦虫报道。

司氏伯特绦虫最初于1891 年在黑猩猩体内发现，直到1940 年Strunkard 阐明伯特绦虫以甲螨为中间宿主的生活史。司氏伯特绦虫完成生活史过程需两个宿主，甲螨中间宿主及非人灵长类终宿主。成虫主要寄生在猩猩、猴等非人灵长类终宿主体内，其脱落的孕节或虫卵随宿主粪便排出体外。在外界环境中扩散，含六钩蚴的虫卵被小型甲螨吞食后，可在其体内发育，形成六钩蚴期，之后经过一系列过程发育至似囊尾蚴期。被终宿主误食后，在其体内经消化液作用头节翻出，可进一步发育为成虫，45 ~ 60 天后成虫开始排节片。所以在流行地区灵长类长期生活的环境中，虫卵、螨、灵长类动物间易形成伯特绦虫病的循环和蔓延。因而人一旦有机会接触即可因误食含似囊尾蚴的甲螨也可以发生感染。尤其是近年来人体感染的报道陆续见于世界各地，但共同特点是与动物园饲养猴及实验室饲养猴工作人员感染者多见，他们与猴密切接触有关。

病例点评

司氏伯特绦虫主要是非人灵长类寄生虫，人体感染罕见。其虫体节片和虫卵的特征性形态是诊断的关键依据，其外观应与其他绦虫进行区别，掌握其特征。同时对患者的流行病学线索进行追溯对诊断具有关键意义。

参考文献

[1] Sun X, Fang Q, Chen X Z, et al. Bertiella studeri Infection, China. Emerging Infectious Diseases, 2006, 12 (1): 176 – 177.

[2] Lopes V V, Santos H A D, SILVA Amália Verônica Mendes da, et al. First case of human infection by Bertiella studeri (Blanchard, 1891) Stunkard, 1940 (Cestoda; Anoplocephalidae) in brazil. Revista do Instituto de Medicina Tropical de São Paulo, 2015, 57 (5): 447 – 450.

034 曼氏裂头蚴病一例

病历摘要

患者男性，29 岁。主诉“间断右侧肢体无力 2 年，肢体抽搐 2 月余”。患者 2 年前发现右侧肢体无力，右手持物不稳，右下肢麻木，行走时呈跛行，无头痛，无肢体抽搐等不适。在当地医院行头颅 CT 提示左侧顶叶占位性病变，考虑为炎性病变，给予罗氏芬抗感染，维生素及甲钴胺等营养神经治疗，患者症状无明显好转。此后患者多次入院均给予抗感染及营养神经等对症治疗，症状无明显好转。1 年前患者行左侧占位切除术，术后病理提示（左侧占位）肉芽肿性炎，可见坏死，结核不除外；免疫组化 CD68（+），GFAP（–）；特殊染色：抗酸（–），PAS（–），六铵银（–），TB – DNA（–）。石蜡组织结核杆菌基因检测为阴性。继续给予抗感染等治疗，效果不佳。2 个月前患者无明显诱因出现四肢抽搐，口吐白沫，双眼上吊，意识不清，无大小便失禁，持续约 2 分钟后

好转。此后上述症状间断发作，2～3 次/月，性质同前，服用奥卡西平 0.5g，1 天 3 次抗癫痫治疗。手术病理切片会诊：镜下见脑组织，可见慢性炎性肉芽肿，肉芽肿中心可见滑丝及条带状寄生虫体壁样结构，并可见石灰样小体，周围散在中性粒细胞、嗜酸性粒细胞及浆细胞浸润，形态符合：寄生虫肉芽肿。我院查曼氏裂头蚴 IgG 抗体阳性，肺吸虫 IgG 抗体、广州管圆线虫 IgG 抗体、旋毛虫 IgG 抗体均阴性。患者目前左侧肢体仍有无力感，间断发作肢体抽搐，现为进一步诊治收入北京友谊医院。

流行病学史：患者发病前 4～5 年做厨师曾经常宰杀牛蛙、菜蛇等。

体格检查：T 36.5℃，P 71 次/分，R 18 次/分，BP 110/70mmHg。神清状可，左侧顶部可见一“马蹄形”手术瘢痕，右下腹可见一长约 4cm 手术瘢痕，全身皮肤黏膜无苍白、黄染，全身浅表淋巴结未触及肿大。颈软，无抵抗。双肺呼吸音清，未闻及明显干湿性啰音，心率 71 次/分，律齐，各瓣膜听诊区未闻及病理性杂音，腹软，全腹无压痛及反跳痛，肝、脾肋下未触及，移动性浊音阴性，肠鸣音 4 次/分。四肢肌力为Ⅴ级。生理反射存在，病理反射未引出。双下肢无浮肿。

实验室及影像学检查

（1）腰穿压力：190mmH_2O。

（2）脑脊液常规检验：无凝块，无色，清澈透明，潘氏试验阴性，脑脊液白细胞 2.0×10^6/L，脑脊液红细胞 0。

（3）脑脊液生化：UCFP 14.83mg/dl，K 2.75mmol/L，Na 144.90mmol/L，Cl 123.40mmol/L，CO_2 24.20mmol/L，Ca 1.1mmol/L，GLU 2.66mmol/L。

笔记

（4）脑脊液普通细菌涂片及染色：未见细菌，脑脊液涂片找新型隐球菌：未找到新型隐球菌，脑脊液涂片找脑膜炎双球菌：未找到革兰氏阴性双球菌。

（5）头颅 CT 提示左侧额叶、左侧半卵圆中心区大片低密度影及其外上方点状高密度影，结合病史，寄生虫感染可能，请结合临床，建议 MRI 检查。

（6）头颅核磁影像所见：头颅形态如常。横轴位 T_1WI 增强图像示左侧额叶、左侧半卵圆中心区可见多发不规则异常强化信号，部分成多环状分布，边界欠清，相应区域部分脑组织萎缩，相邻左侧侧脑室轻度扩张，脑沟裂较对侧增宽。印象：左侧额叶、左侧半卵圆中心区异常信号并相邻组织改变，结合临床及病史，考虑寄生虫感染可能性大。

（7）病理提示（左侧额叶占位）肉芽肿性炎，可见坏死，结核不除外；免疫组化 CD68（+），GFAP（-）；特殊染色：抗酸（-），PAS（-），六铵银（-），TB-DNA（-）。

（8）石蜡组织结核杆菌基因检测：阴性。

（9）外院病理切片北京友谊医院病理科会诊：镜下见脑组织，可见慢性炎性肉芽肿，肉芽肿中心可见滑丝及条带状寄生虫体壁样结构，并可见石灰样小体，周围散在中性粒细胞、嗜酸性粒细胞及浆细胞浸润，形态符合：寄生虫肉芽肿。

（10）血液寄生虫抗体检查：曼氏裂头蚴抗体阳性，肺吸虫 IgG 抗体、广州管圆线虫 IgG 抗体、旋毛虫 IgG 抗体均阴性。

诊断：曼氏裂头蚴病（脑型）、继发性癫痫，高颅压征。

治疗方案：吡喹酮 75mg/(kg·d)，分 3 次，10 天为一个疗程，辅助抗癫痫，保肝等对症治疗。

转归：患者吡喹酮治疗，每 1.5～2.0 个月一个疗程，连续 3

个疗程后，改为每3个月一个疗程治疗，治疗3个月后复查，病灶明显好转，治疗30个月后复查病灶基本消失（图57）。

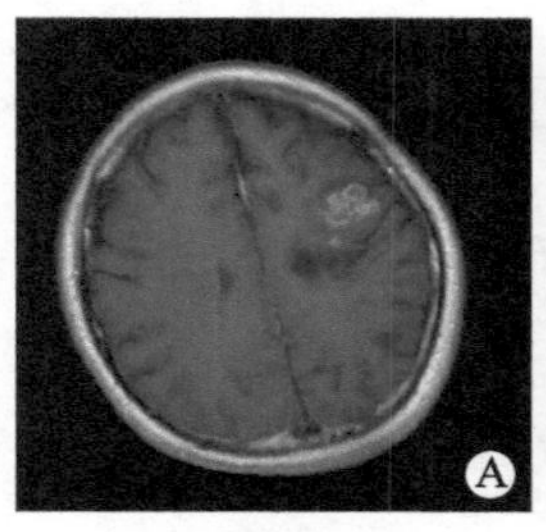
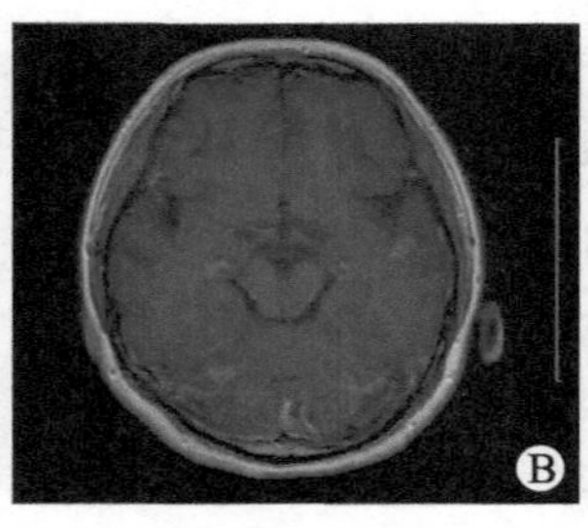
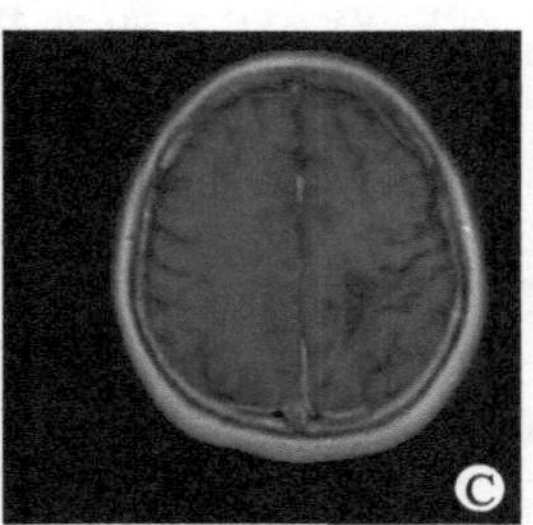

注：A：患者治疗前；B：患者治疗3个月后复查；C：患者治疗30个月后复查

图57　患者头颅核磁表现

病例分析

根据患者临床表现、流行病学史、影像及实验室相关检查，头颅核磁影像学特点，脑组织病理支持寄生虫感染，曼氏裂头蚴抗体阳性，曼氏裂头蚴病诊断明确。

裂头蚴病（sparganosis）由迭宫属绦虫幼虫—裂头蚴（*sparganum* 或 *plerocercoid*）寄生于人体组织器官所引起的寄生虫病。临床表现因寄生部位不同而异。其中曼氏裂头蚴病（sparganosis mansoni）由曼氏迭宫绦虫（*Spirometra proliferatum*）幼虫—曼氏裂头蚴（*sparganum mansoni*）寄生于人体组织器官所引起的寄生虫病。主要引起皮下、眼、口腔、颌面部及中枢神经系统等部位的病变。根据裂头蚴寄生的部位和临床表现，可分为眼裂头蚴病、皮下裂头蚴病、口腔颌面部裂头蚴病、脑裂头蚴病和内脏裂头蚴病。

曼氏裂头蚴呈长带形，白色，约300.0mm×0.7mm，头端膨大，中央有一明显凹陷，是与成虫头节略相似；体不分节但具有不

笔记

规则横皱褶，后端多呈钝圆形，活时伸缩能力很强。裂头蚴的寄生可发生在骨以外的任何器官和部位，其临床表现和严重程度因裂头蚴的移行和寄生部位而异。最常见的部位是眼部、口腔颌面部、四肢、躯干及内脏，脑裂头蚴病临床较为少见。

在曼氏迭宫绦虫的生活史中，人可成为它的第二中间宿主、转续宿主甚至终宿主。第一中间宿主是剑水蚤，第二中间宿主主要是蛙、蛇、鸟类和猪等（图57）。成虫寄生在终宿主的小肠内，虫卵随宿主粪便排出体外，在水中适宜的温度下，孵化成钩球蚴，被剑水蚤吞食后发育成原尾蚴。带有原尾蚴的剑水蚤被蝌蚪吞食后，发育成为裂头蚴。裂头蚴具有很强的收缩和移动能力，常迁移到蛙的肌肉，特别是在大腿或小腿的肌肉中。当人们食用受染的蛙、蛇、鸟类，裂头蚴则穿出人体的肠壁，移居到腹腔、肌肉或皮下等处继续生存。

裂头蚴寄生在颅内引起，临床表现为阵发性头痛、癫痫、颅内压增高、意识障碍为主的一种较为少见的中枢神经系统寄生虫病。在亚洲国家，此病的发生率较高，包括韩国、日本、泰国和中国等。在国内，该病主要分布在上海、广东和四川等南方地域，累计病例报道超过1000 例，而北方城市的集中报道较少。

裂头蚴颅内寄生的影像学有以下特点：病灶以额叶及顶叶最为多见，位置较表浅，大部分为单发病灶，病灶呈片状不均匀性异常信号，周围不规则大片状水肿带，病灶呈环形、串珠状或匐行管状强化，缠绕在一起类似绳结。裂头蚴抗体血清免疫学检查具有高度的特异性和敏感性，是脑裂头蚴病的一种可靠诊断方法。但它与其他寄生虫抗体存在交叉免疫反应，故不能仅凭寄生虫抗体进行诊断。脑裂头蚴病治疗的首选方式仍是手术治疗。对于病变部位位于功能区，或者全身情况不能耐受手术治疗的患者可以考虑药物治

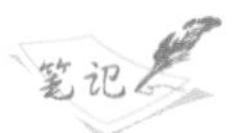

疗。由于曼氏裂头蚴为曼氏迭宫绦虫的幼虫，吡喹酮是首选治疗的药物。

病例点评

曼氏裂头蚴可以经口、皮肤等多种方式进入人体，多数不再继续发育，而是移行至皮下、眼、口腔颌面部、脑、脊髓或内脏等部位寄生，引起不同部位的裂头蚴病，危害较大。我院收治的曼氏裂头蚴脑型的患者，大剂量吡喹酮杀虫治疗［吡喹酮 75mg/(kg·d)，分3次，10天为一个疗程］具有较好的效果，动态观察头颅影像学表现对治疗效果评估具有重要作用。预防此病需加强人群健康教育，改变不良的饮食习惯和生活方式，不食生或半生蛇肉、蛙肉等肉类，不饮生水、生蛇血、蛇胆汁，以防经口感染。另外，加强对食品卫生的检测对本病的预防也起到重要作用。

参考文献

［1］蔺西萌，王中全．我国曼氏裂头蚴病临床特征概述．中国病原生物学杂志，2011，6（6）：467－468.

［2］LI M W，Song H Q，Li C，et al. Sparganosis in mainland China. Int J Infect Dis，2011，15（3）：154－156.

［3］王磊，王非，齐志群，等．24 例脑裂头蚴病临床特点分析．中国热带医学，2016，16（7）：698－700.

［4］Zhang P，Zou Y，Yu F X，et al. Follow－up study of high－dose praziquantel therapy for cerebral sparganosis. PLoS Negl Trop Dis，2019，13（1）：0007018.

笔记

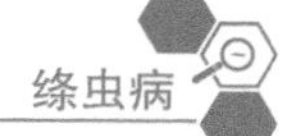

035 细粒棘球蚴病一例

病历摘要

患儿男性，10 岁。主诉“发现右肺囊肿 4 年”。患者于 4 年前在一次车祸后检查时发现右肺囊肿，但无发热，无咳嗽、咳痰等不适，当地医院诊为“先天性囊肿”，建议随访。1 年前体检时复查胸部 CT 增强扫描示，右肺下叶背段可见类圆形囊性低密度包块影，大小约 59mm × 75mm × 69mm，壁光整，其内密度欠均匀，注药后囊内无明显强化，囊壁轻度强化，无异常血管进入，余肺纹理粗乱，心脏大血管形态可，双侧胸腔未见积液，提示右肺囊性病灶，考虑支气管源性囊肿可能性大。为进一步诊治，在当地医院行右侧胸腔镜下右肺囊肿切除术，术中见右上肺囊肿，与胸壁有粘连，松懈粘连后，完整剥除囊壁，术后病理检查：肺囊肿合并寄生虫感染。同时行寄生虫抗体检测提示囊虫 IgG 抗体阴性，包虫 IgG 抗体阳性。头颅 MRI 示未见明确异常。患者病灶病理片于我院病理科会诊，提示：（右上肺）先天性肺囊肿伴寄生虫感染，根据寄生虫的形态且具生发层急头节，无角皮层，符合包虫病。现为进一步诊治收入我院。

流行病学史：患者为青海人，家居牧区，邻居家饲养牛群及狗，患儿与狗有密切接触史。

体格检查：T 36.3℃，P 115 次/分，R 18 次/分，BP 80/50mmHg。神清、状可，右前胸壁可见一长约 2cm 的手术瘢痕。

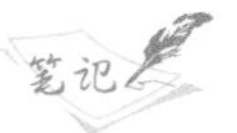

全身皮肤黏膜无苍白、黄染，全身浅表淋巴结未触及肿大。颈软，无抵抗。双肺呼吸音清，未闻及明显干湿性啰音，心率115次/分，律齐，各瓣膜听诊区未闻及病理性杂音，腹软，全腹无压痛及反跳痛，肝、脾肋下未触及，移动性浊音阴性，肠鸣音4次/分。双下肢无浮肿。

实验室及影像学检查

（1）胸部CT：右肺下叶背段可见类圆形囊性低密度包块影，大小约59mm×75mm×69mm，壁光整，其内密度欠均匀，增强后囊内无明显强化，囊壁轻度强化，无异常血管进入，余肺纹理粗乱，心脏大血管形态可，双侧胸腔未见积液，提示右肺囊性病灶，考虑支气管源性囊肿可能性大（图58）。

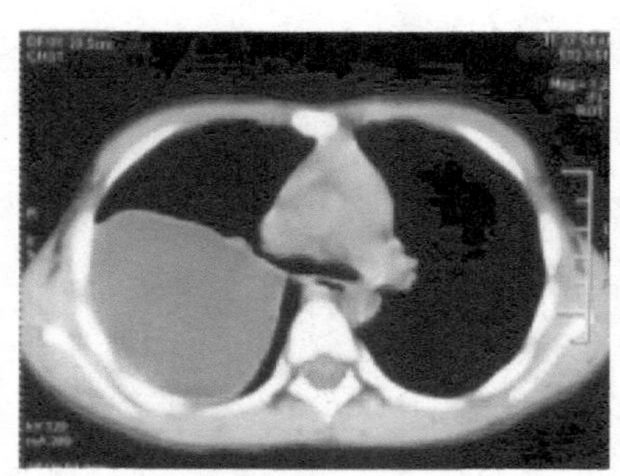

图58　胸部CT提示右肺囊性病灶，考虑支气管源性囊肿可能性大

（2）病理会诊意见示，（右上肺）先天性肺囊肿伴寄生虫感染，根据寄生虫的形态且具生发层及头节，无角皮层，符合包虫病（图59）。

（3）寄生虫检查：包虫IgG抗体阳性。

诊断： 肺细粒棘球蚴病。

治疗方案： 手术治疗后，给予阿苯达唑杀虫治疗。

转归： 好转出院。

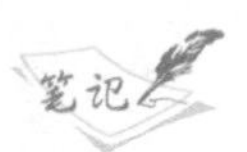

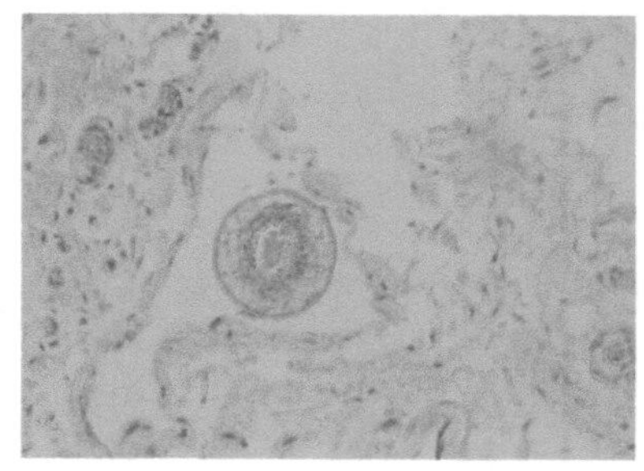

图 59　先天性肺囊肿伴寄生虫感染，根据寄生虫的形态且具生发层及头节，无角皮层，符合包虫病（×400）

病例分析

根据患者临床表现、流行病学史、影像及实验室相关检查，病理上发现典型的生发层及头节结构，细粒棘球蚴病诊断明确。

棘球蚴病（echinococcosis），又称包虫病（hydatid disease 或 hydatidosis）。由棘球属（echinococcus）绦虫的幼虫——棘球蚴（*echinococcus*）寄生于人体组织、器官引起的寄生虫病。主要引起肝、肺、脑、骨等部位的病变，临床表现因虫种和寄生部位不同而异。

棘球蚴病对人体及畜牧业发展危害严重。我国经常发生的棘球蚴病主要有囊型棘球蚴病（cystic echinococcosis，CE）和泡型棘球蚴病（alveolar echinococcosis，AE），细粒棘球蚴病又称囊型包虫病，多房棘球蚴病又称泡型包虫病。在我国，特别是在我国北方和西南地区的广大农牧区，棘球蚴病给畜牧业带来巨大的经济损失，现已成为全球性重要的公共卫生和经济问题。

细粒棘球绦虫（*echinococcus granulosus*）的终宿主是犬、狼和豺等食肉动物；人只是其中间宿主。细粒棘球绦虫成虫寄生在犬、狼和豺等终宿主小肠上段，其节或虫卵可随宿主的粪便排出体外。

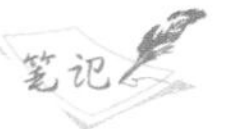

虫卵污染动物皮毛和周围环境，如牧场、畜舍、蔬菜、土壤及水源等。当中间宿主吞食了虫卵和孕节后，六钩蚴在其肠内孵出，然后钻入肠壁，经血循环至肝、肺等器官，经3～5个月发育成直径为1～3cm的棘球蚴。随棘球蚴囊的大小和发育程度不同，囊内原头蚴可由数千至数万，甚至数百万个。原头蚴在人体内播散可形成新的棘球蚴，棘球蚴与宿主间有纤维被膜分隔。一般感染半年后囊的直径达0.5～1.0cm，以后每年增长1～5cm，最大可长到数10cm。

病灶寄生部位棘球蚴病一般以肝脏为主（图60、图61），其次为肺脏，其他器官寄生较少见，可寄生于单个脏器，也可累及多个脏器。故临床表现取决于病灶的部位、大小、发育阶段及有无并发症等。无并发症的棘球蚴囊肿通常处于临床潜伏期而无症状，常在体检时或因其他疾病手术时偶然被发现。也有患者自己发现肺部症状及肝脏肿大而就诊。

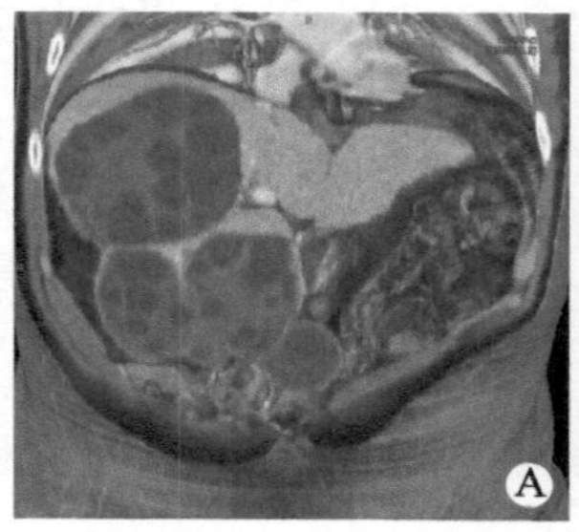

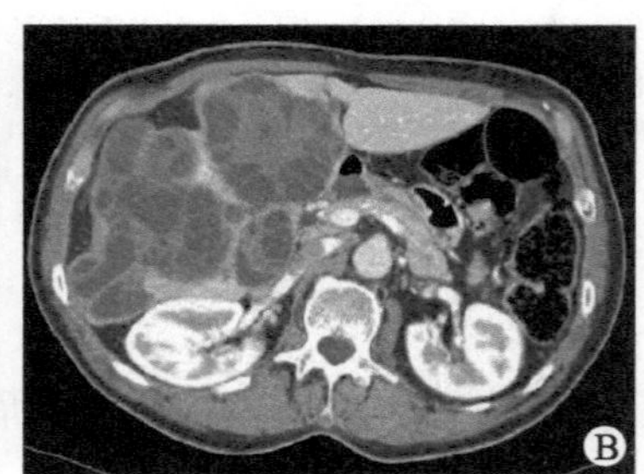

注：A：冠状位；B：横断面

图60　棘球蚴病累及肝脏的腹部CT影像表现

[图片来源：Cannavale A，Pucci A，Allegritti M，et al. Case report：Percutaneous treatment of multiple honeycomb－like liver hydatid cysts（type Ⅲ CE2，according to WHO classification）. Indian Journal of Radiology and Imaging，2012，22（1）：23－26.]

影像学检查具有非常重要的辅助诊断价值，但只能确定棘球蚴的位置、数量和大小。超声波检查有简便、快速的优势，广泛应用于初步的群体筛查，结合酶联免疫吸附试验对疑似病例基本能够确

笔记

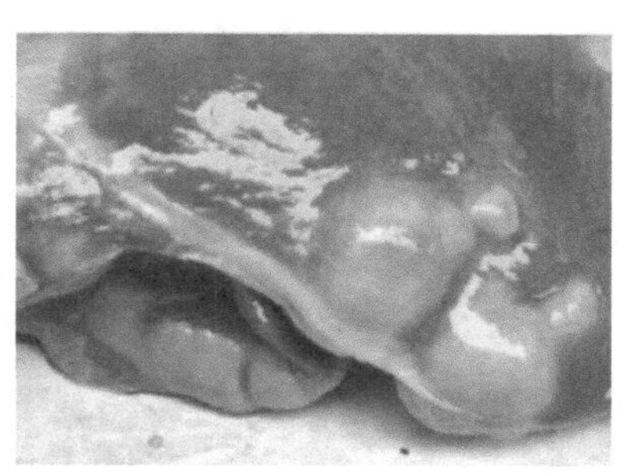

图 61　肝组织的细粒棘球蚴大体标本

［图片来源：Craig P S，McManus D P，Lightlowlers M W，et al. Prevention and control of cystic echinococcosis. Lancet Infect Dis，2007，7：385.］

诊。对于非腹腔囊肿患者要进一步采用 CT、MRI 等检查确认。在病原学方面的检测严禁对疑似患者做诊断性穿刺，因为包虫病临床表现极其复杂，以免大量囊液破入腹腔或胸腔引起过敏性休克，严重者可造成死亡，并使囊液中大量头节播散移植至腹腔或胸腔形成继发包虫囊肿。因而病原学检查常用于术后对囊液或囊壁的检查，有时也可以对肺包虫患者的咳出物（囊壁或子囊），或对已经发生囊肿破裂后的体腔液进行检查。

目前治疗棘球蚴病仍以手术治疗为主、以药物治疗为辅。

病例点评

棘球蚴病分布地域广泛，在流行区，当人误食虫卵后，六钩蚴侵入组织缓慢地发育成棘球蚴。棘球蚴寄生于人和多种食草类家畜及其他动物，是一种严重的人兽共患病。囊型包虫病的早期诊断对其治疗至关重要。超声检查可清晰显示并诊断棘球蚴病，确定棘球蚴病分型、了解包囊的部位、数目、大小及其结构，为术前诊断、手术定位、观察治疗效果提供依据。免疫学试验技术能够协助影像学检查以明确诊断，同时可对高危、可疑的无典型影像结构特征的

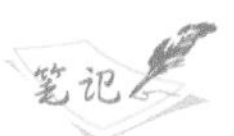

包虫病进行辅助诊断，具有重要的参考价值。

参考文献

[1] 高艳，梁剑平，班旦，等．细粒棘球蚴病的诊断与防治．安徽农业科学，2017，45（2）：125－128.

[2] Cannavale A，Pucci A，Allegritti M，et al. Case report：Percutaneous treatment of multiple honeycomb－like liver hydatid cysts（type Ⅲ CE2，according to WHO classification）. Indian Journal of Radiology and Imaging，2012，22（1）：23－26.

[3] Kern P，Menezes da Silva A，Akhan O，et al. The Echinococcoses：Diagnosis，Clinical Management and Burden of Disease. Adv Parasitol，2017，96：259－369.

[4] Craig P S，McManus D P，Lightlowlers M W，et al. Prevention and control of cystic echinococcosis. Lancet Infect Dis，2007，7：385.

036 多房棘球蚴病一例

病历摘要

患者女性，25 岁。主诉“右上腹隐痛不适 3 年，皮肤巩膜黄染 1 个月”。患者于 3 年前无明显诱因出现右上腹隐痛，疼痛并不剧烈，伴发热，体温最高达 39.1℃，伴畏寒、寒战，无腹泻，无恶心、呕吐，无咳嗽、咳痰，于当地医院就诊，提示右肝巨大泡型肝包虫病变，当地医院认为无手术切除机会，给予口服阿苯达唑治疗以抑制肝包虫生长。入院前 1 个月，患者自觉上腹疼痛加重，并出现皮肤巩膜黄染，为进一步诊治于我院就诊。

流行病学史： 患者来自新疆，有与狐狸、狗或其皮毛接触史。

体格检查： T 37.0℃，P 79 次/分，R 18 次/分，BP 130/80mmHg。神清、状可，全身皮肤黏膜黄染，全身浅表淋巴结未触及肿大。颈软，无抵抗。双肺呼吸音清，未闻及明显干湿性啰音，心率 79 次/分，律齐，各瓣膜听诊区未闻及病理性杂音，腹软，右上压痛，无反跳痛，肝、脾肋下未触及，移动性浊音阴性，肠鸣音 4 次/分。双下肢无浮肿。

实验室及影像学检查

（1）血生化：ALT 34U/L，AST 32U/L，ALP 127U/L，GGT 123U/L，TP 74g/L，ALB 49g/L，TBIL 16.0μmol/L，DBIL 5.6μmol/L，Cr 87μmol/L，BUN 4.3mmol/L。

（2）腹部 CT：上腹部增强 CT 扫描提示肝右叶巨大包虫病灶，直径约 15cm，侵及第 1 肝门右支，包括门静脉右支、肝动脉右支、右侧肝胆管和左右肝管分叉处，同时左侧肝管一级分支受累。

（3）术后肝组织病理提示，手术切除的病灶符合泡型肝包虫的病理改变，常规行 HE 染色可见多个炎性坏死区及大量的炎性细胞浸润。

诊断： 多房棘球绦虫病。

治疗方案： 手术切术病灶后给予阿苯达唑杀虫治疗。

转归： 患者出院后继续服用阿苯达唑 1 年，以预防肝包虫病复发，且于术后 6 个月及 12 个月均回医院复查腹部 CT，未见肝包虫病复发。

病例分析

根据患者临床表现、流行病学史、影像及实验室相关检查，手术切除的病灶符合泡型肝包虫的病理改变，多房棘球蚴病诊断

明确。

多房棘球蚴病（echinococcosis multilocularis）又称泡型棘球蚴病（alveolar echinococcosis，泡球蚴病）或泡型包虫病。由多房棘球绦虫（*Echinococcus multilocularis*）的幼虫—多房棘球蚴寄生于人体组织、器官引起的寄生虫病。泡球蚴在肝实质内呈弥漫性浸润生长引起肝损害或通过血循环引起肺、脑等部位的继发感染。主要临床表现有肝区疼痛、肝肿大、食欲缺乏、食后上腹部胀闷感；晚期多有黄疸、腹水、食管静脉曲张等。

多房棘球蚴病是一种罕见但较严重的人兽共患寄生虫疾病。多房棘球绦虫主要分布于北半球高纬度地区，包括欧洲的法国、德国、东欧、俄罗斯欧洲部分、日本北部、加拿大及美国北部等地区。我国主要分布于新疆维吾尔自治区、青海省、甘肃省、宁夏回族自治区、内蒙古自治区、四川省及黑龙江省等地区。

多房棘球绦虫在自然界以狐、野狗、狼等为终宿主，被其捕食的啮齿动物如田鼠等为中间宿主。多房棘球绦虫寄生在终宿主小肠内，孕节与虫卵随粪便排出，啮齿动物因觅食终宿主粪便而感染。地甲虫可起转运虫卵的作用，鼠类亦可因捕食地甲虫而受感染。人因误食含虫卵的蔬菜或生水而感染。虫卵在人体小肠内孵六钩蚴，后者通过血运侵入肝脏，发育为泡球蚴。

多房棘球绦虫的幼虫（泡球蚴）在肝内不断增殖而引起的一种严重肝病，常被误诊为肝癌。泡球蚴在中间宿主肝内通过无性增值及强烈的肉芽肿反应，并向周围组织浸润而对肝脏造成严重的病理损伤，其特征性的病理表现是：寄生虫囊泡周围肉芽肿病变形成、广泛的纤维化、各种炎细胞浸润，以及坏死。泡球蚴病变类似肿瘤以浸润增殖的方式生长，并侵犯邻近的组织、器官，也可通过血运、淋巴等途径播散至肺、脑等产生继发性或转移性病变，从而对

笔记

机体造成严重危害。

由于多房棘球蚴病的影像和临床表现比较复杂，很难用一种分型方法完全描述清楚，超声描述其病灶边界不清，无包膜、回声不均匀、钙化征、岛屿征等影像特征，可作为诊断的重要指标。就多房棘球蚴病的诊断价值而言，CT 检查优于 MRI，尤其适用于诊断钙化型和 2cm 以下的小病灶（图 62）。多房棘球蚴病的诊断需要发挥影像学和免疫学诊断技术优势的互补作用，并与临床病史、流行病学资料相结合，通过综合分析，才能做出科学的诊断（图 63）。

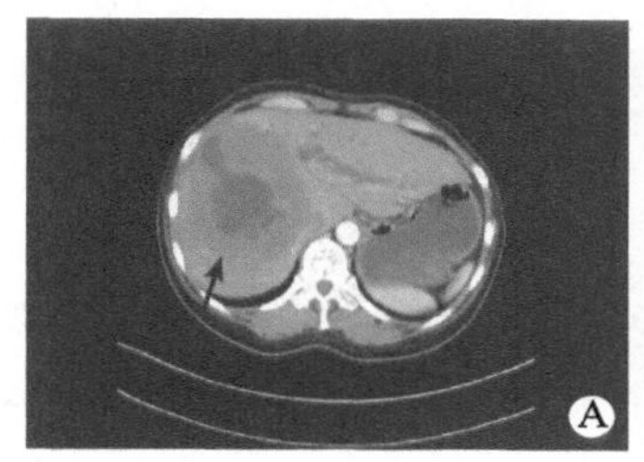

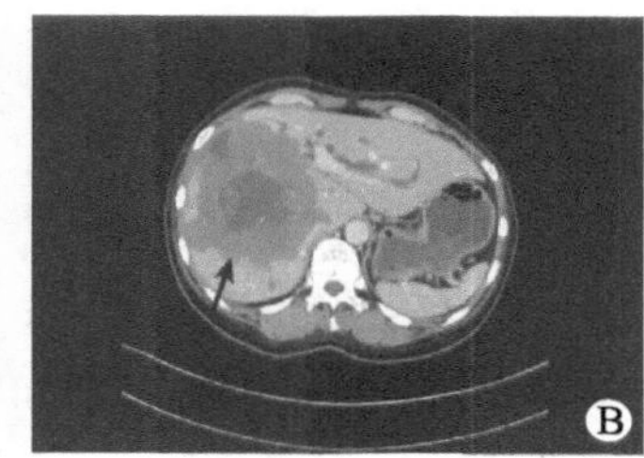

注：A：动脉期；B：门静脉期

图 62　泡型肝包虫的上腹部增强 CT 扫描结果，见肝右叶巨大包虫病灶（黑箭头）

［图片来源：蔡辉霞，官亚宜，伍卫平．多房棘球蚴病诊断研究进展．中国病原生物学杂志，2012，7（4）：311－315.］

病例点评

多房棘球蚴病是严重危害人体健康的一种人兽共患寄生虫病，它是棘球蚴病的一种重要类型。发病人数也相对细粒棘球蚴病少，原发部位几乎都在肝脏。但其危害程度却远远超出细粒棘球蚴病，被称为“虫癌”。目前，手术后联合杀虫药物治疗是该病的主要治疗方法。早期、准确的诊断能够为控制病情发展和及时采取手术治疗等措施提供依据。

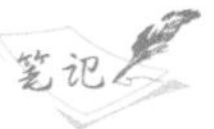

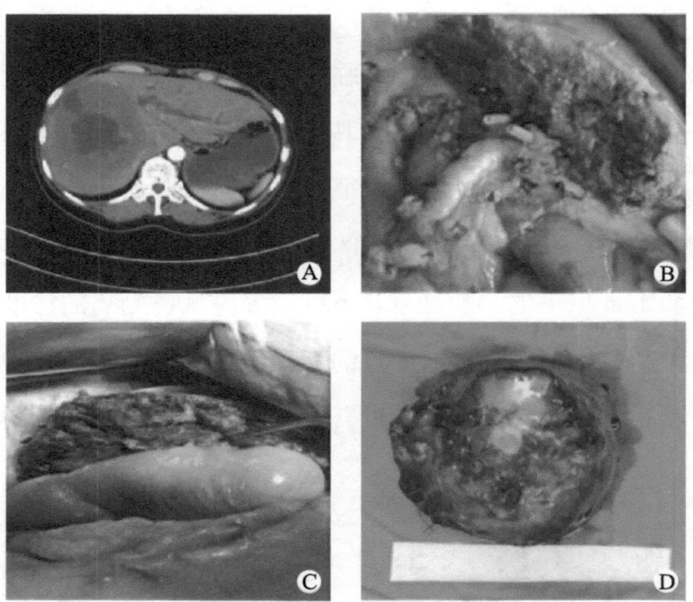

注：A：上腹部 CT 扫描显示肝包虫病灶直径达 15cm，侵犯肝门重要结构及肝后下腔静脉，左肝内胆管明显扩张；B：肝包虫切除后肝断面显示二级肝胆管及门静脉左支及裸露的下腔静脉；C：肝切除后的胆肠吻合术；D：切除的右肝巨大泡型肝包虫病灶

图 63　肝脏多房棘球蚴病的表现

［图片来源：蔡辉霞，官亚宜，伍卫平．多房棘球蚴病诊断研究进展．中国病原生物学杂志，2012，7（4）：311－315.］

参考文献

［1］林宇光，卢明科，洪凌仙．我国棘球绦虫及棘球蚴病研究进展．中国人兽共患病学报，2012，28（6）：616－627.

［2］黄红，张淑坤．多房棘球蚴病的浸润和转移机制研究进展．中国人兽共患病学报，2016，32（7）：670－673.

［3］蔡辉霞，官亚宜，伍卫平．多房棘球蚴病诊断研究进展．中国病原生物学杂志，2012，7（4）：311－315.

［4］陈克霏，唐友银，贾贵清，等．复杂泡型肝包虫根治性肝切除的 MDT 讨论．中国普外基础与临床杂志，2018，25（1）：77－82.

笔记

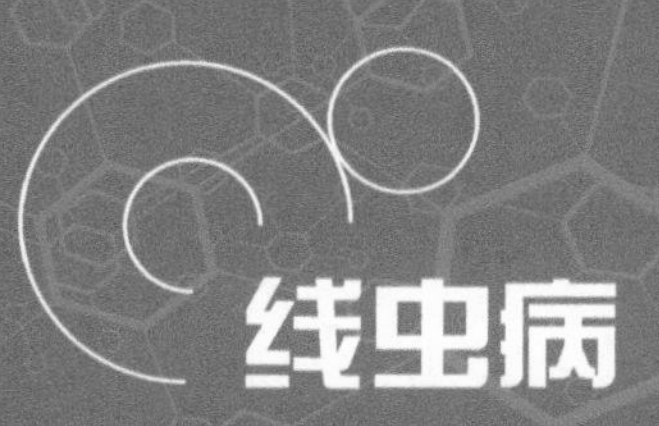

线虫病

037 蛔虫病一例

病历摘要

患儿男性，2 岁。主诉“阵发性腹痛 1 年，加重 5 天”。患儿于 1 年前无明显诱因出现腹痛，脐周明显，为阵发性发作，无进行性加重，持续 5～30 分钟，缓解期时间不定，有时伴有恶心、呕吐，为胃内容物，呈非喷射状，不伴有发热及头痛、头晕症状。5 天前再次出现腹痛，乡医诊断为“阑尾炎”，给予静滴“头孢他定”等药物治疗 3 天，症状仍无明显缓解，但今晨患儿排出虫体一条，为

进一步明确诊治而入我院。

流行病学史：患儿平日饮食卫生欠佳，因为多次捡食异物吃，被父母训斥。

体格检查：T 36.7℃，P 90 次/分，R 22 次/分，BP 80/45mmHg。意识清，营养中等，痛苦面容，双侧瞳孔正大等圆，对光反应灵敏，咽部无充血，双肺呼吸音清，心率 90 次/分，律齐，无杂音，腹平，脐周可见散在斑丘疹，无淤点及淤斑，未见胃肠型及蠕动波，腹软，肝、脾未触及，压痛点不固定，无反跳痛及肌紧张，叩鼓音，肠鸣音正常。四肢及脊柱未见异常，双下肢未见淤点和淤斑，神经系统未见异常。

实验室及影像学检查

（1）腹部超声：肝、胆、双肾彩超及阑尾彩超均未见异常。

（2）腹部 X 线：可见肠道充气，未见气液平及膈下游离气体。

（3）寄生虫鉴定：蛔虫成虫（图 64）。

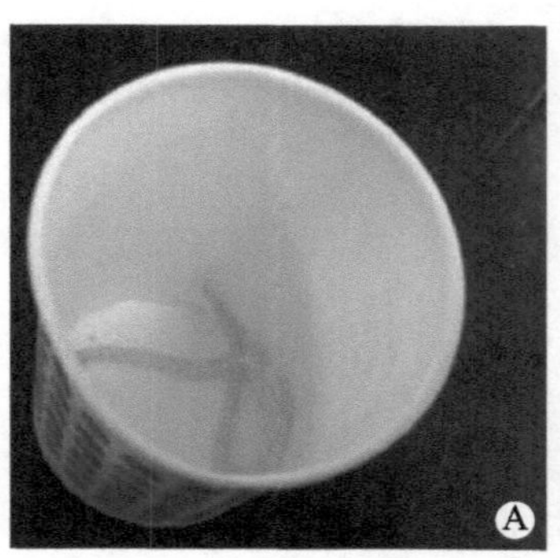

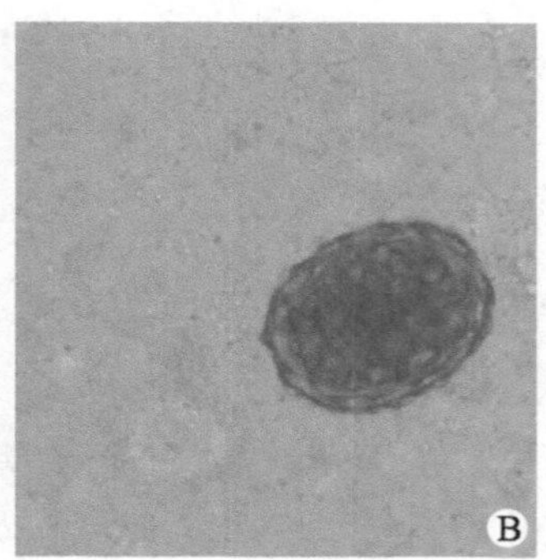

注：A：蛔虫成虫；B：蛔虫受精卵（×400）

图 64 患者排出的蛔虫表现

（4）粪便直接涂片检测：可见蛔虫受精卵（图 65）。

诊断：蛔虫病。

治疗方案：阿苯达唑驱虫治疗。

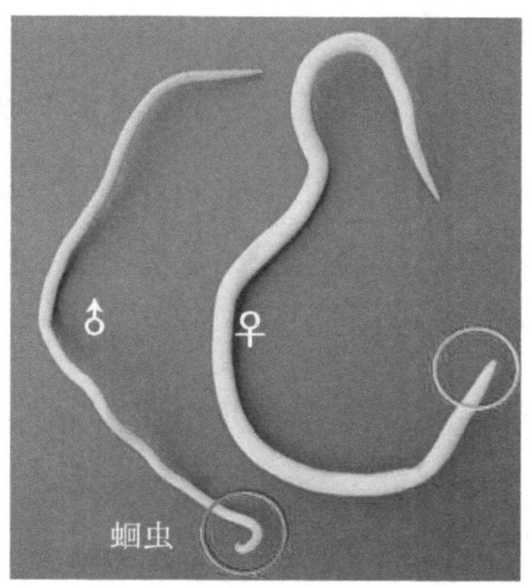

图 65　蛔虫雌雄成虫形态

转归：治愈出院。

病例分析

根据患者临床表现、流行病学史及实验室相关检查，粪便中检测到蛔虫卵，蛔虫病诊断明确。

蛔虫病（ascariasis）由似蚓蛔线虫（*Ascaris lumbricoides*，简称人蛔虫或蛔虫）成虫寄生于人体肠道引起的寄生虫病。主要表现为胃肠道症状，少数患者可出现胆道蛔虫症、蛔虫性阑尾炎、肠梗阻、肠穿孔等并发症。

蛔虫病是最常见的肠道寄生虫病，呈世界性分布。我国 14 岁以下儿童感染蛔虫者主要为农村儿童。由于儿童生理解剖和机体免疫系统的特点，儿童蛔虫病的临床表现可不典型，给临床诊断带有一定困难。蛔虫病患者主要表现为腹痛，平时反复发作脐周围疼痛，食欲不振或异食癖，有时伴有恶心、呕吐、轻度腹泻或便秘等其他消化道症状。也可发生营养不良或贫血，由于蛔虫产生的毒素而使小儿精神萎靡或烦躁不安，头痛、易怒、夜睡不稳等。长期感

笔记

染蛔虫正可使患儿体重不长或下降，由于蛔虫主要寄生在空肠内，不但直接掠夺儿童营养，同时又分泌对消化酶有抑制作用的分泌物，影响儿童对蛋白质的消化和吸收，致胃肠功能紊乱，故造成营养不良、贫血，甚至生长发育迟缓、智力发育较差等现象。

蛔虫寄生在人体可引起异位寄生的症状，如蛔幼虫移行至肺部时，可引起蛔虫性嗜酸性肺炎，患儿可出现发热、咳嗽等类似感冒症状，且呼吸道症状更长些，X 线检查可显示病灶淡影，严重者出现喘憋、发绀、咳血等。蛔虫可移行至肝脏，导致一过性肝脏损害的表现，如右上腹痛、肝脏增大、压痛和肝功能异常等改变。蛔虫有游走钻孔的习性，当骚动时可引起胆道蛔虫，蛔虫性阑尾炎等。若蛔虫多时易打结成团在肠道引起肠梗阻，患儿表现为阵发性剧烈腹痛、频繁呕吐，腹胀明显，可见肠型和蠕动波，可扪及团块或索条状肿块。若不及时治疗可引起肠穿孔，肠坏死和蛔虫性腹膜炎等（图 65）。

病例点评

蛔虫病是儿童最常见的寄生虫病之一，对儿童的健康危害大，轻者出现消化不良、营养不良等症状，重者可以出现生长发育障碍，严重者可使患者有生命危险。随着国家对公共卫生的重视和人们卫生意识的提高，蛔虫病的发病率有明显降低。但由于本病有时症状不明显或者不典型，很容易引起漏诊或误诊。

参考文献

[1] 马金岭. 不典型蛔虫病 1 例. 中国社区医师，2018，34（7）：43－44.

[2] Khuroo M S, Rather A A, Khuroo N S, et al. Hepatobiliary and pancreatic ascariasis. World J Gastroenterol, 2016, 22 (33): 7507－7517.

笔记

038 鞭虫病一例

病历摘要

患者男性，32 岁。主诉“间断腹痛 2 年”。患者 2 年前无明显诱因腹痛，呈持续性隐痛，仅局限于脐部偏右下约 10cm 范围内，无放射性疼痛，与进食无关。时有晨起恶心，无呕吐，常有便秘，偶有腹泻，有时大便表面带少许新鲜血丝。为进一步诊治收入北京友谊医院。

流行病学史： 家中务农。

体格检查： T 37℃，P 80 次/分，BP 125/80mmHg。神清、状可，双肺呼吸音清，未及干湿啰音。腹平软，无腹壁静脉曲张，未见胃肠型及蠕动波，肝脾不大。右下腹有压痛，无反跳痛，未触及明显包块。腹部叩诊呈鼓音，肠鸣音 4 次/分。

实验室及影像学检查

（1）血常规：WBC 5.4 × 10^9/L，EO 0.34 × 10^9/L，EO% 0.03%，GR% 52%，HGB 161g/L，PLT 241 × 10^9/L。

（2）纤维结肠镜检查：进镜 130cm 达回盲部时，见肠壁有许多白色、线状、活动、长为 0.5 ~ 1.0cm 的虫体。回盲部黏膜充血、水肿，未见溃疡及肿物。直肠下端黏膜可见数个点片状充血水肿区。

（3）盲部肠壁组织病理切片见：典型鞭虫卵形态，确诊为鞭虫病。

诊断： 鞭虫病。

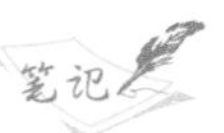

治疗方案：阿苯达唑，每次 400 mg，每天 3 次，共 5 天。

转归：治愈出院。

病例分析

根据患者临床表现及实验室相关检查，直肠黏膜找到鞭虫卵，鞭虫病诊断明确。

鞭虫病（trichuriasis）由毛首鞭形线虫（*Trichuris trichiura*，简称鞭虫）成虫寄生于人体盲肠引起的寄生虫病。临床表现主要为胃肠道症状及直肠脱垂等。鞭虫病在热带及亚热带地区比较流行，我国各地普遍存在，农村尤为多见。

鞭虫虫卵呈腰鼓形，两端有内层突出的黏液塞，不着色。卵壳有三层，最外层为卵黄膜，呈棕色。虫卵大小为(50～54)μm×(22～23)μm（图 66）。鞭虫的生活史始于未胚化的虫卵随粪便排出，在 15～30 日具有感染性。通过经土壤污染的食物或手摄入虫卵后，虫卵孵化并释出幼虫，幼虫逐渐发育成熟为成虫，并在 2～3 月后寄居于结肠。鞭虫的成虫呈鞭状，前细后粗，虫体全长约 30～50mm，

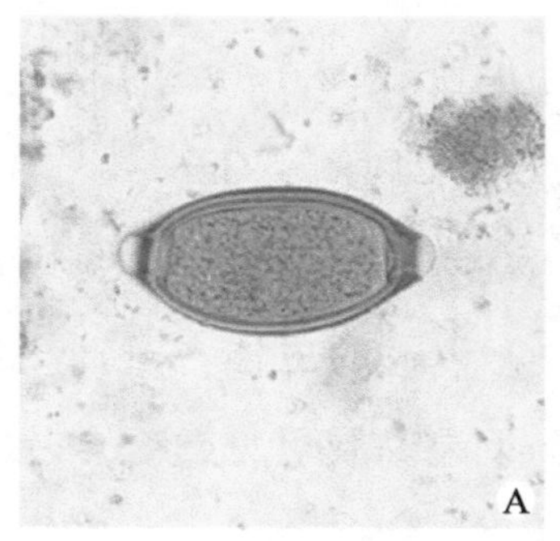

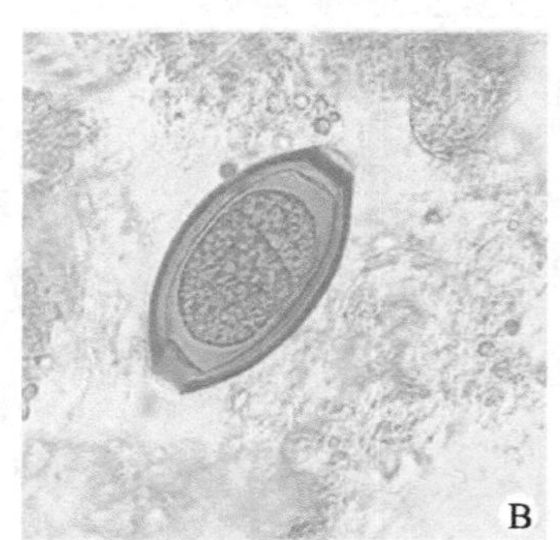

注：A：碘染色后鞭虫虫卵；B：直接涂片未经染色鞭虫虫卵

图 66　鞭虫虫卵（×400）

［图片来源：Reproduced from：Centers for Disease Control and Prevention. DPDx：Trichuriasis. Available at：http://www.cdc.gov/dpdx/trichuriasis/index.html.］

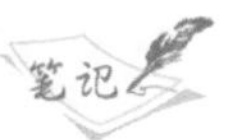

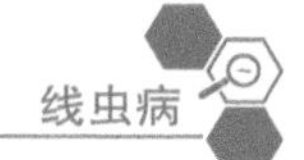

尾端均向腹面弯曲成螺旋形。成虫寄生于盲肠内，感染多时也见于阑尾、回肠下段及结肠、直肠等处。

鞭虫成虫细长的前端可侵入肠黏膜、黏膜下层甚至肌层，破坏组织，加上分泌物的刺激作用，使肠壁局部组织出现慢性炎症，充血、水肿或出血。临床上患者可表现为腹痛、腹泻、便秘、黏液便、头昏等症状。重度感染者可有右下腹疼痛，慢性腹泻，大便带血或潜血，贫血和营养不良，可有直肠脱垂现象。用乙状结肠镜或直肠镜观察，可发现肠壁上的虫体。本例患者由于鞭虫集中于盲肠处，使其临床表现与阑尾炎极其相似，且嗜酸性粒细胞正常，大便未发现虫卵，造成临床误诊。但因本病例多次复查血中白细胞及嗜酸性粒细胞并不高，腹部转移性疼痛及体征不明显，阑尾炎证据欠充足，治疗效果差，诊断不明确，故提醒临床医师，反复发生肠道症状治疗效果差的患者应接受必要的检查，包括结肠镜检查。用乙状结肠镜或直肠镜观察，可发现肠壁上的虫体。鞭虫感染虽较多见，但临床上鞭虫病报道极少（图67）。

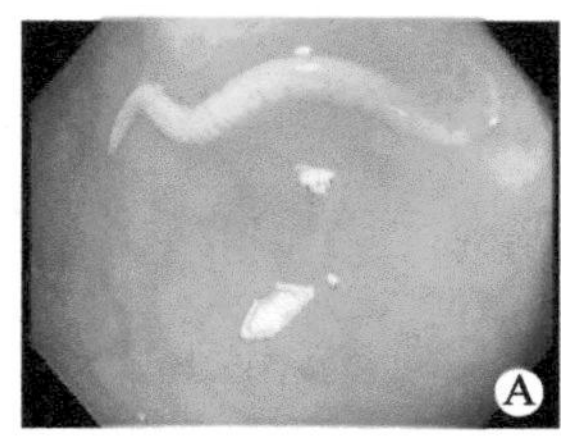

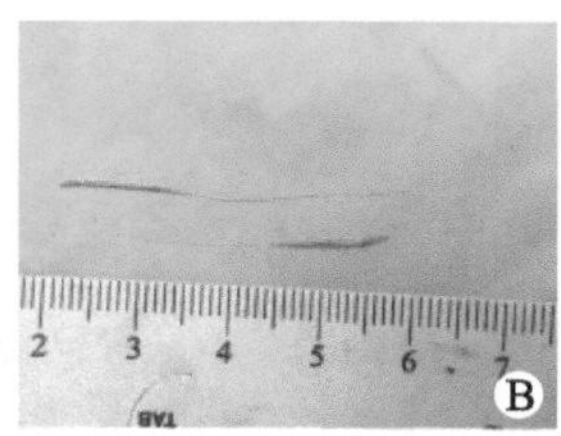

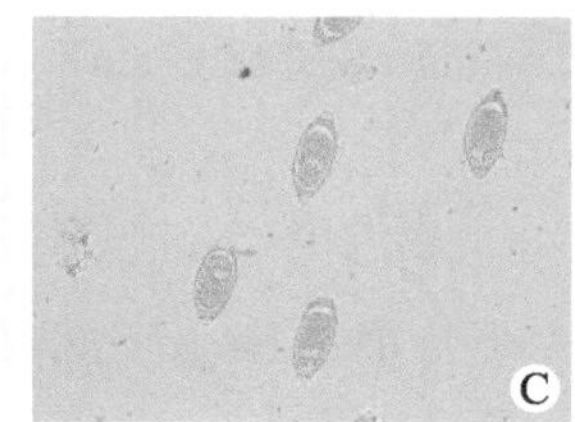

注：A：结肠镜检查显示盲肠内几乎没有活动的、长短不等的白色鞭虫成虫；B：鞭虫成虫约4厘米长；C：粪便涂片可见鞭虫虫卵

图67 结肠镜可见鞭虫虫体和粪便可见鞭虫虫卵

［图片来源：Bansal R，Huang T，Chun S. Trichuriasis. Am J Med Sci，2018，355（2）：3.］

病例点评

鞭虫是人体常见的肠道线虫之一，全世界感染者有8亿多，每

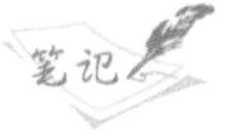

年新发病人数 10 万多。多数患者为轻度感染，无特异性症状，往往被漏诊、误诊。重度感染者可有右下腹疼痛，慢性腹泻，大便带血或潜血，贫血和营养不良，可有直肠脱垂现象。若粪检未查到虫卵，可结合结肠镜检查进行诊断。

参考文献

[1] Wang D D, Wang X L, Wang X L, et al. Trichuriasis diagnosed by colonoscopy: case report and review of the literature spanning 22 years in mainland China. Int J Infect Dis, 2013, 17 (11): 1073 – 1075.

[2] Bansal R, Huang T, Chun S. Trichuriasis. Am J Med Sci, 2018, 355 (2): 3.

039 蛲虫病一例

病历摘要

患儿女性，3 岁。主诉“外阴瘙痒伴夜间哭闹 3 个月”。患儿 3 个月前出现会阴部瘙痒，尤以夜间为甚，有时有遗尿。夜间突发惊哭，睡眠不安。患儿心情烦躁、焦虑不安，食欲减退，注意力不集中、好咬指甲。会阴局部皮肤被患儿搔破。病程中，患儿胃纳差，近日来，有尿频、尿急等症状。

流行病学史：生活在农村。姐姐 1 个月前曾确诊蛲虫病，姐妹一起生活。

体格检查：T 37.0℃，HR 97 次/分，呼吸 28 次/分，一般情况可，营养中等，意识清，精神萎，面色稍苍白，全身皮肤黏膜无黄染、无皮疹。心律齐，未闻及杂音。两肺呼吸音清，未闻及音。腹

部平坦，无压痛、无反跳痛、无腹肌紧张，双侧肾区无叩击痛，肝、脾肋下未及，无移动性浊音，肠鸣音正常。脊柱、四肢无畸形。外阴稍红、见抓痕，无分泌物、无湿疹。

实验室及影像学检查

肛门拭子检测：可见乳白色虫体，为蛲虫。可见大量蛲虫虫卵（图68）。

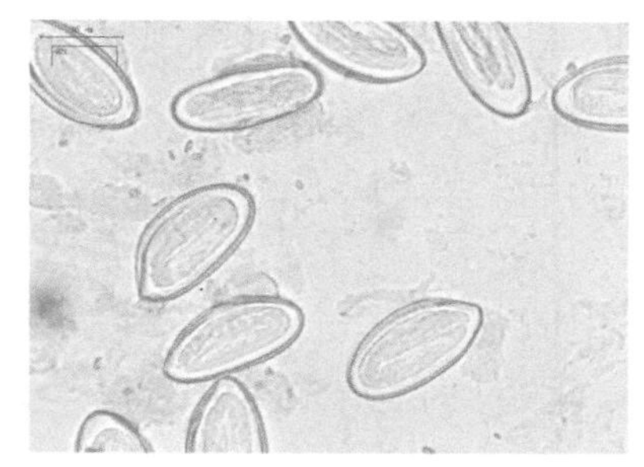

图68 肛门拭子见蛲虫虫卵（×100）

诊断：蛲虫病。

治疗方案：阿苯达唑。

转归：治愈出院。

病例分析

根据患者流行病学史、临床表现及实验室相关检查，尤肛门拭子见蛲虫卵，蛲虫诊断明确。

蛲虫病（enterobiasis）由蠕形住肠线虫（*Enterobius vermicularis*，简称蛲虫）成虫寄生于人体小肠末端、盲肠和结肠引起的寄生虫病。以肛门及肛门周围皮肤瘙痒为主要症状，异位寄生时可引起阑尾及泌尿生殖系统炎症等。

蛲虫病流行广泛，分布无明显地域性，儿童感染常见。可因手

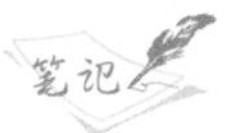

接触被虫卵污染的衣物、食品、玩具等经口感染。虫卵也可随室中尘埃被吸入后咽下感染。幼儿用手抓挠会阴肛门处，使手指沾染虫卵，当吸吮手指或取食物时，虫卵则经口食入，此种感染方式称之为肛门－手－口感染，这是自体感染的最主要途径，也是蛲虫病难以防治的重要原因。此外，虫卵还可能通过空气传播、吸入和吞入传播。

蛲虫病主要症状是因雌虫在肛门周围移行、产卵，刺激局部皮肤，引起会阴部瘙痒，尤以夜间为甚。奇痒影响患者睡眠，小儿可于夜间突发惊哭，反复哭闹。睡眠不足使患儿心情烦躁、焦虑不安，食欲减退，也可出现注意力不集中、好咬指甲、精神易激动、心情怪癖等心理行为偏异或发生遗尿。亦可因局部皮肤被搔破而发生皮炎。蛲虫可钻入阑尾，引起急、慢性阑尾炎，甚至发生穿孔。雌虫亦可钻入女性尿道，引起尿频、尿急、尿痛等刺激症状。蛲虫在肠内寄生的机械性刺激，使患者出现恶心、呕吐、腹泻、腹痛、可使食欲不振等症状。家长在患儿熟睡后检查肛周，见乳白色线头样小虫在爬动，或在肛周查到虫卵亦可确诊。

病例点评

蛲虫虫卵抵抗力强，在室内和儿童指甲缝内能存活 2～3 周，幼儿园的玩具、桌椅及图书均可能被虫卵污染，儿童间互相接触，也可互相传染，故感染率较高。在积极预防、杜绝重复感染的基础上，进行驱虫治疗是关键。蛲虫病易互相传播，重复感染，做好预防工作十分关键：首先，开展卫生宣传教育，使儿童了解蛲虫病的传播方式和危害；其次，是要养成讲究卫生的良好习惯，饭前便后

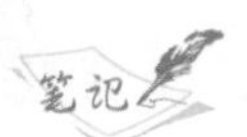

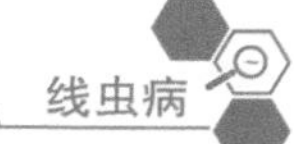

洗手，勤剪指甲，勤洗会阴部；最后，对感染者进行彻底治疗，家庭成员和集体机构中的成员应同时进行治疗，治疗期间充分清理环境，清洗衣物。

参考文献

[1] 刘燕欢，何秀贞，施玉华．健康教育在儿童蛲虫病防治中的效果观察．中国卫生工程学，2017，16（6）：760－762.

[2] Kim D H，Son H M，Kim J Y，et al. Parents' Knowledge about Enterobiasis Might Be One of the Most Important Risk Factors for Enterobiasis in Children. The Korean Journal of Parasitology，2010，48（2）.

040 钩虫病一例

病历摘要

患者男性，81 岁。主诉“乏力半个月”。患者半个月前无明显诱因出现乏力，面色发黄，偶有头晕、心慌，活动后明显，无发热、无鼻衄及牙龈出血，症状持续加重。为进一步诊治入院。本次发病以来，患者饮食、睡眠一般，体重无明显变化，大便和小便量无异常。

流行病学史：患者自诉家住农村，出现症状几日前曾赤脚下地劳动。既往身体健康，否认药物和食物过敏史。

体格检查：T 36.5℃，P 82 次/分，BP 120/80mmHg。发育正常，营养中等，神志清楚，检查能合作；全身皮肤黏膜未见黄染、皮疹及出血点，浅表淋巴结未触及肿大，五官无畸形；双眼睑无水

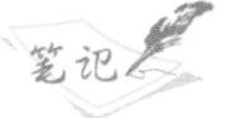

肿，结膜苍白，巩膜无黄染；口唇无发绀，牙龈无出血；全腹未见肠型及蠕动波，腹软，全腹部无压痛、反跳痛，肝脾肋下未触及；双下肢不浮肿。

实验室及影像学检查

（1）血常规：WBC 2.96×10^9/L，RBC 3.0×10^{12}/L，GR 52%，HGB 52g/L，PLT 322×10^9/L，HCT 19.2%，MCV 64fl，MCH 16.30pg，RDW – CV 45.4%。

（2）大便常规镜检见：钩虫虫卵，呈椭圆形，卵壳薄、无色透明，卵内可见 2～8 个颜色较深的卵细胞，卵壳与细胞之间有明显的间隙。

（3）肠镜：取出虫体，头部鉴定为美洲板口线虫（图 69）。

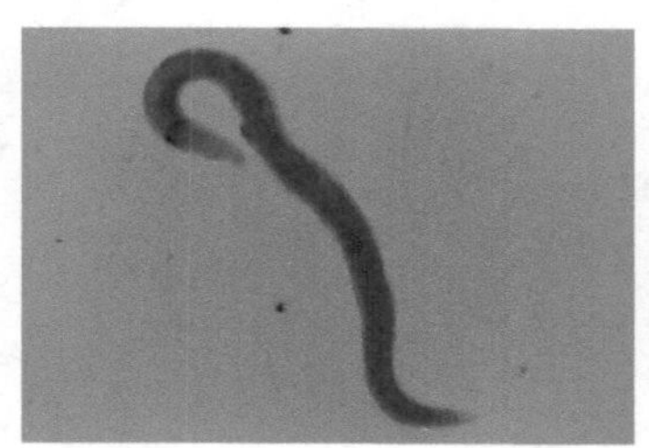
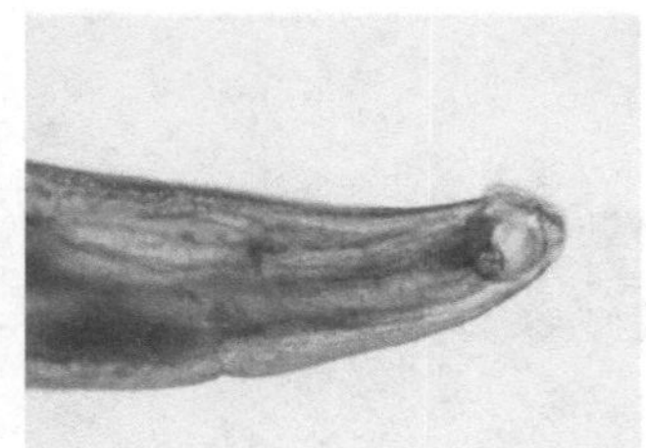

图 69　肠镜取出虫体，头部鉴定为美洲板口线虫

诊断：美洲板口线虫病。

治疗方案：阿苯达唑，每次 400mg，每天 3 次，共 5 天驱虫治疗。

病例分析

根据患者流行病学史、临床表现、影像及实验室相关检查，粪便中检测到钩虫虫卵，肠镜取出虫体，头部鉴定为美洲板口线虫，

美洲板口线虫病诊断明确。

钩虫病（hookworm disease）由钩虫［主要为十二指肠钩口线虫（*Ancylostoma duodenale*）和美洲板口线虫（*Necator americanus*）］成虫寄生于人体肠道引起的寄生虫病。主要表现为胃肠道症状和缺铁性贫血。

十二指肠钩虫病（ancylostomiasis duodenalis）主要存在于地中海国家、伊朗、印度、巴基斯坦和亚洲。美洲钩虫病（necatoriasis americana）主要存在于北美、南美、中非、印度尼西亚、南太平洋和印度部分地区。这些蠕虫通过幼虫穿透皮肤后感染人体。患者可能出现皮疹、咳嗽和胃肠道症状。有相应暴露史的个体，需要进行粪便检查。

钩虫曾是我国十分常见的人体寄生虫之一。经过大规模防治和社会经济发展，我国钩虫感染率已明显下降，但在某些地区仍然可见。

钩虫虫卵随粪排出后，在温暖潮湿的土壤中 1～2 日就可孵化出杆状蚴，然后 5～8 日内转化为细长的丝状蚴。丝状蚴钻入人皮肤后随血流到达肺，然后沿呼吸道爬至会厌被吞入消化道，幼虫吸附于小肠并发育为成虫，长期吸血。成虫寿命 2～10 年。体外 26℃～30℃孵育大便标本 24h，镜下见钩虫胚胎卵（图 70）。继续此条件下孵育 48h，幼虫破壳而出，成为钩虫幼虫（杆状蚴）。

钩虫成虫体长多为 1cm，咬吸着黏膜，多露出游离尾部，呈 S 形或 C 形，如蛇体样盘曲，有时如蚯蚓状蠕动，呈半透明，肉红色。通常寄生在人体的小肠，多数位于十二指肠、空肠部位，少数出现在回盲部、升结肠、横结肠等处。患者多以乏力、头晕、心悸、胸闷、食欲减退、面色苍白、出血、黑便或伴有不规律上腹痛为主要临床表现，上消化道出血是其重要症状，且致病病因较多，

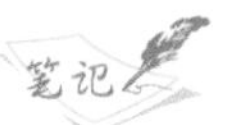

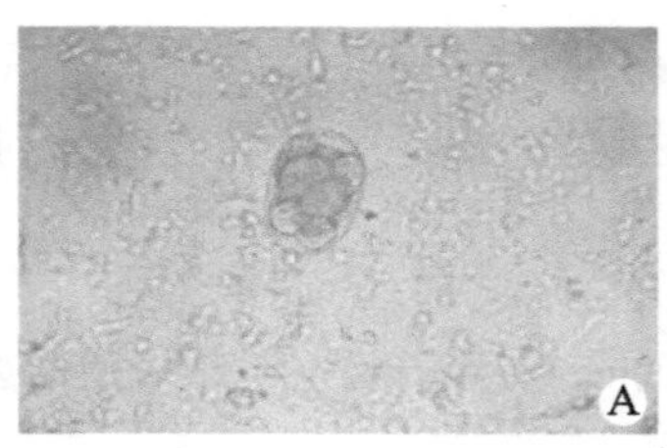

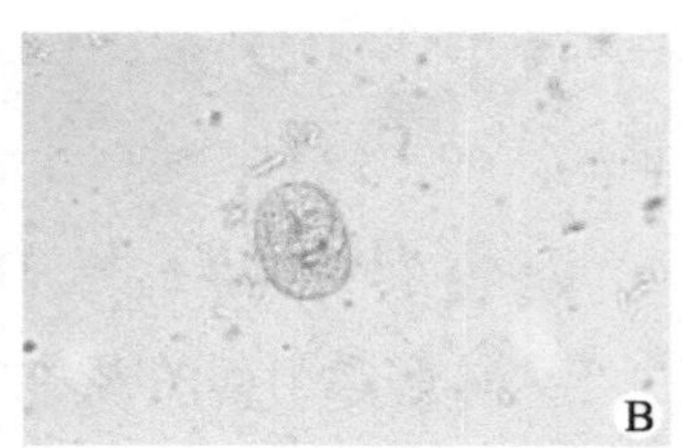

注：A：钩虫虫卵，可见卵壳与细胞之间有明显的间隙；B：钩虫胚胎卵

图 70　钩虫卵形态表现

［图片来源：张晴晴．钩虫病致贫血 1 例．中国血吸虫病防治杂志，2018，30（3）：357－358.］

如糜烂性胃炎、胃底静脉曲张、肿瘤、息肉等。

早期的钩虫病诊断主要依靠临床表现和粪便检查，但由于临床症状多与胃十二指肠炎、溃疡等相似，常易误诊；而常规的粪便检查钩虫虫卵阳性率较低，故诊断有一定难度。随着消化内镜在临床上的广泛应用，对钩虫病的检出率逐步提高，尤其是胃肠镜的广泛应用更大大提高了该病的检出率。

病例点评

由于钩虫每日常更换多次咬噬部位，所以造成肠黏膜广泛破损和出血，如长期大量钩虫感染可引起缺铁性贫血及慢性肠炎、胃肠功能紊乱等，不易与胃十二指肠炎、溃疡等区别，易造成误诊。钩虫病致患者消化道出血的病因主要有：①钩虫自身吸取的血液；②钩虫吸取血液时伤口渗出的血液；③钩虫经常变换吸附部位，并在伤口处分泌抗凝血物质，造成被吸附的伤口不断渗血，甚至形成局部溃疡和炎症。

因此，对不明原因的上消化道出血的农民患者，要警惕钩虫病的可能。

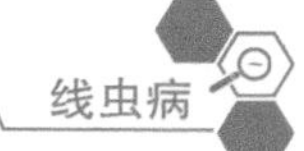

参考文献

[1] 张晴晴．钩虫病致贫血 1 例．中国血吸虫病防治杂志，2018，30（3）：357－358.

[2] 张梦东．钩虫病致消化道出血的疾病分析及防治措施研究进展．中国地方病防治杂志，2016，31（3）：268－269.

041 粪类圆线虫病一例

病历摘要

患者男性，66 岁。主诉“慢性腹痛、腹泻及恶心 2 年余”。患者 2 年余前出现腹痛，为脐周疼痛，阵发性，时好时坏，同时伴有腹泻，4 次/天，为稀便，无脓血，无里急后重，无发热，但有恶心，无呕吐。此后间断出现，症状同前，服用抗生素后是有好转。但仍有间断发作，多次于当地医院消化科就诊，给予抗感染、抑制菌群失调等治疗后效果不佳。患者自发病以来，患者饮食、睡眠一般，体重明显下降 10kg。既往身体健康，否认药物和食物过敏史。

流行病学史：家中务农。

体格检查：T 36.8℃，P 68 次/分，BP 120/80mmHg。发育正常，营养不良，神志清楚，检查能合作；全身皮肤黏膜未见黄染、皮疹及出血点，浅表淋巴结未触及肿大，五官无畸形；双眼睑无水肿，结膜苍白，巩膜无黄染；口唇无发绀，牙龈无出血；全腹未见肠型及蠕动波，腹软，上腹压痛，无反跳痛，肝脾肋下未触及；双下肢无浮肿。

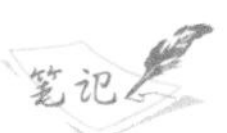

实验室及影像学检查

(1) 大便常规镜检见：大便呈黏液稀便，可见粪类圆线虫丝状蚴（图71）。

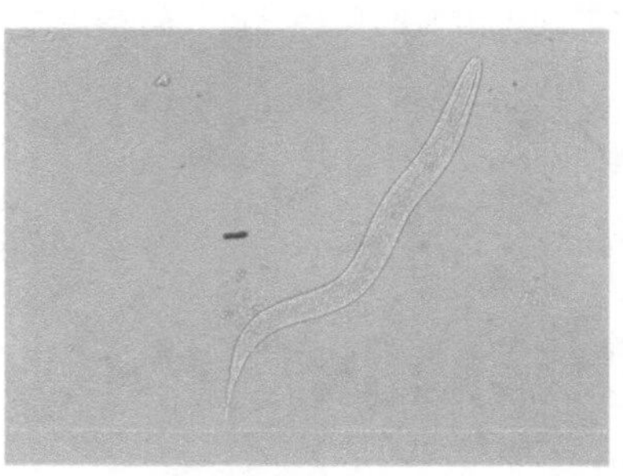

图71　粪便镜检可见粪类圆线虫丝状蚴（×40）

(2) 肠镜检查：提示黏膜充血，肠壁增厚，水肿严重，局部出现溃疡。

诊断： 粪类圆线虫病。

治疗方案： 阿苯达唑杀虫治疗。

转归： 治愈出院。

病例分析

根据患者流行病学史、临床表现及实验室相关检查，粪便镜检可见粪类圆线虫丝状蚴，粪类圆线虫病诊断明确。

类圆线虫病（strongyloidiasis）由粪类圆线虫（*Strongyloides stercoralis*）成虫寄生于人体小肠，幼虫可侵入肺、脑、肝、肾等组织器官，引起以消化道和呼吸系统同时受累为主要临床表现的一种机会性寄生虫病。

类圆线虫病是由类圆线虫寄生于人和动物体内所引起的疾病。粪类圆线虫主要分布于热带和亚热带地区（包括非洲、大洋洲、拉

丁美洲、东南亚、欧洲东部和中部）。该病严重危害人类和动物的健康，尤其当人体免疫水平下降时，粪类圆线虫会大量繁殖，向全身各器官扩散，引起人的重度感染，甚至造成人的死亡。目前报道的类圆属线虫已达50多种，可感染哺乳类、爬行类、鸟类和两栖类动物。

急性感染期的表现为患者接触粪类圆线虫幼虫几分钟后，丝状蚴钻入人体皮肤，引起局部皮肤的瘙痒，随后局部出现水肿、荨麻疹和出血点。此外，患者可有低热，轻微的不适和嗜酸性粒细胞增多等症状。约1周后，幼虫移行到肺部和支气管时，可使肺泡出血、细支气管炎性浸润，引起过敏性支气管炎、小叶性肺炎或哮喘。有的患者表现为空腹痛，痉挛，间歇性腹泻，便秘和厌食。但患者为慢性感染时，通常无症状。但若有临床症状者主要表现为腹痛，胃灼热，消化不良，恶心呕吐，厌食，腹泻和体重减轻，胸痛，咳嗽，呼吸困难，荨麻疹等。当成虫寄生于肠黏膜，引起炎症反应和肠黏膜组织的损害，造成卡他性肠炎，严重时为水肿性肠炎。若寄生于胆道或肝内，则可引起肝肿大、右上腹痛、发热等类似胆道感染表现。粪类圆线虫感染可引起肥厚性幽门狭窄，引起幽门狭窄。

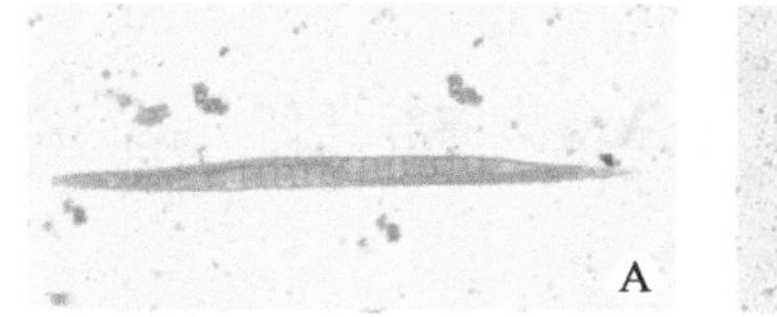

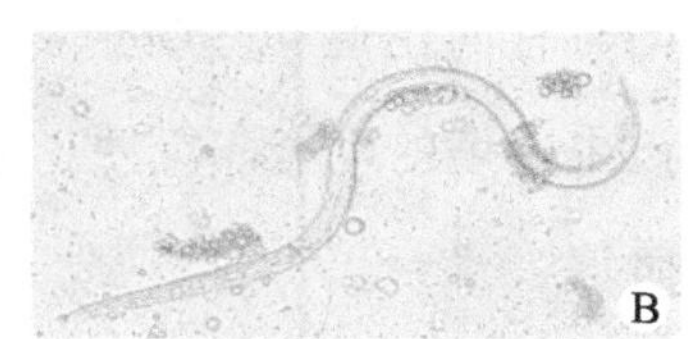

注：A：粪类圆线虫雌虫；B：粪类圆线虫丝状蚴

图72　粪类圆线虫形态表现

［图片来源：Reproduced from：Centers for Disease Control and Prevention. DPDx：Strongyloidiasis. Available at：https://www.cdc.gov/parasites/strongyloides/.］

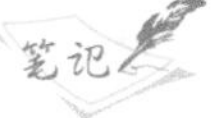

多数粪类圆线虫感染早期都是无症状或症状轻微，可长期与宿

主相安共处，其发病与机体免疫功能密切相关。当机体因其他疾病，先天性免疫缺陷或长期大剂量使用激素和免疫抑制剂，致免疫力和抵抗力明显下降时，寄生于小肠的粪类圆线虫即趁机大量产卵，迅速发育，大量虫体在体内移行，在全身各器官中扩散可引起自身重度感染。丝状蚴随粪便排出时，可从肠黏膜再次侵入，使其反复自体感染，且虫体移行过程中，可将肠道病原菌带入血液，而引起机体继发性感染，造成机体呼吸道和消化道诸多症状（如咳血、呼吸困难、麻痹性肠梗阻和全身中毒症状等）。国内也有粪类圆线虫移行过程中侵染颅脑的病例报道，粪类圆线虫侵入颅脑，引起颅内高压，患者出现头痛、头晕、颈硬和剧烈呕吐等症状。

病例点评

随着生活水平的提高，饲养宠物及外出旅游的人数增多，导致粪类圆线虫感染的机会增加。近年，我国艾滋病患者不断增多及其他疾病伴发粪类圆线虫病的患者也较常见，且这一类患者自身免疫水平和抵抗力低下，易引起粪类圆线虫的重度感染，严重威胁人们的生命健康。应详细询问患者病史及生产生活习惯，对于有土壤接触史且同时有消化道和呼吸道症状的病患，常规治疗效果欠佳时，应考虑该虫感染的可能。粪便、尿液或痰液等任何一类标本找到虫体即可确诊。

参考文献

[1] Puthiyakunnon S, Boddu S, Li Y, et al. Strongyloidiasis—An Insight into Its Global Prevalence and Management. Plos Neglected Tropical Diseases, 2014, 8 (8): 3018.

[2] Dora B, Ana R M, Andrea A, et al. Severe strongyloidiasis: a systematic review

笔记

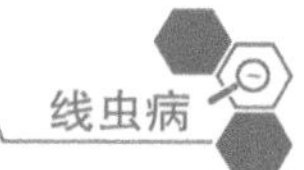

of case reports. Bmc Infectious Diseases，2013，13（1）：78.

［3］胡缨，谢周华，李艳文．粪类圆线虫感染25例临床分析．广西医科大学学报，2013，30（3）：457－458.

042 旋毛虫病一例

病历摘要

患者男性，41岁。主诉“间断双下肢肌肉疼痛伴发热3个月”。患者3个月前出现双下肢肌肉疼痛，为酸胀性疼痛，有硬结感，按压后疼痛加重，自行服用止痛药及外用中药膏药后无明显缓解。患者同时伴有发热，体温波动在37.8℃～38.0℃，无明显畏寒、寒战。近1周患者双下肢疼痛加重，休息时仍感到疼痛，进一步诊治入院。患者自发病以来，患者饮食、睡眠一般，体重明显下降5kg。

流行病学史：患者为辽宁人，包饺子经常尝生的猪肉馅。既往身体健康，否认药物和食物过敏史。

体格检查：T 38.8℃，P 98次/分，BP 125/80mmHg，发育正常，营养不良，神志清楚，检查能合作；全身皮肤黏膜未见黄染、皮疹及出血点，浅表淋巴结未触及肿大，五官无畸形；双眼睑无水肿，结膜苍白，巩膜无黄染；口唇无发绀，牙龈无出血；全腹未见肠型及蠕动波，腹软，上腹压痛，无反跳痛，肝脾肋下未触及；双下肢肿胀，有压痛，局部皮肤无发红、水肿及破溃。

实验室及影像学检查

（1）便找寄生虫虫卵：阴性。

（2）肌肉活检：发现旋毛虫包囊中幼虫。

（3）血旋毛虫抗体：阳性。

诊断（北京友谊医院专家参与会诊）：旋毛虫病。

治疗方案：阿苯达唑杀虫治疗。

病例分析

根据患者流行病学史、临床表现及实验室相关检查，血旋毛虫抗体阳性肌肉活检见旋毛虫包囊中幼虫，旋毛虫病诊断明确。

旋毛虫病（trichinellosis）由旋毛虫（*Trichinella*）成虫和幼虫寄生于人体小肠与骨骼肌引起的寄生虫病。以胃肠道症状及发热、眼睑或面部水肿、肌肉疼痛、皮疹等为主要临床表现。

旋毛虫病（trichinellosis）是因食生或半生含旋毛虫幼虫的猪肉及其他动物肉类所致。主要临床表现为急性期有发热，眼睑水肿及皮疹等过敏反应，继而出现肌肉剧烈疼痛、乏力等症状。若不及时诊断和治疗，重症患者可因并发症而死亡。

旋毛虫病的典型临床表现常见于有食生肉习惯地区的重度感染者，而我国北方地区多数患者的症状一般较轻或不典型。有的患者可因食生猪肉和“涮猪肉”而感染旋毛虫，还有患者因食用未煮熟的猪肉饺子引起的感染。

在临床上，多数患者主要表现为长期不明原因发热及四肢和腰背部肌肉酸痛。当幼虫侵入骨骼肌，可发生肌肉组织炎症，肌纤维断裂及肌肉萎缩，形成梭形的含幼虫的包囊（图73），患者可发生剧烈的肌肉疼痛和肌肉功能障碍。肌痛是该病最为突出的症状，肌肉肿胀，有硬结感，压痛与触痛明显，常影响颈肌、躯干肌和上下肢肌肉，尤以腓肠肌、肱二头肌及肱三头肌为甚。部分患者可伴有

咀嚼吞咽和说话困难，呼吸和动眼时均感疼痛，患者感觉极度乏力。肌痛常在运动时出现，多数重症患者休息时也有肌痛。还有部分患者仅表现为四肢关节疼痛或仅有四肢酸困乏力。虽然肌炎在旋毛虫病比较常见，但有少数患者表现为皮肌炎或多发性肌炎，且类风湿因子滴度增高。部分患者伴有早期眼睑或（和）面部水肿，也有表现为皮下肿块和眼眶蜂窝组织炎。绝大多数患者无胃肠道症状，皮疹亦少见。重症患者在急性期内可出现心脏、中枢神经系统与肺部并发症，表现为心肌炎、心包积液、脑炎及支气管肺炎等，并发症常在发病后2 周内出现。

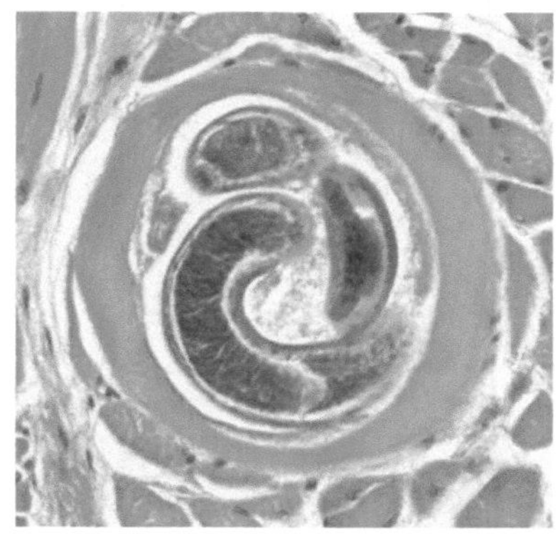

图 73　肌肉组织中的包囊，包囊中的旋毛虫幼虫

［图片来源：Reproduced from：Centers for Disease Control and Prevention. DPDx：Strongyloidiasis. Available at：https://www.cdc.gov/dpdx/trichinellosis/index.html.］

病例点评

旋毛虫病该病临床表现多样，轻者可无明显症状，症状不典型者常可导致误诊。为避免误诊，对不明原因发热，肌痛、水肿、消化道症状为特点，实验室检查嗜酸性粒细胞增高，近期有进生食或

半生食猪肉的患者，要考虑旋毛虫病可能，进行旋毛虫血清抗体检查，必要时做肌肉活检。人体旋毛虫病仍通过肌肉活检发现幼虫或包囊来确诊，然而轻度感染及感染早期往往不易被检出，且不易被人们接受。

参考文献

[1] Rostami A, Gamble H R, Dupouy - Camet J, et al. Meat sources of infection for outbreaks of human trichinellosis. Food Microbiol, 2017, 64: 65 - 71.

[2] Gottstein B, Pozio E, Nöckler K. Epidemiology, diagnosis, treatment, and control of trichinellosis. Clin Microbiol Rev, 2009, 22 (1): 127 - 145.

[3] 冯舜，汪红蕾．旋毛虫病 46 例临床分析．中国现代药物应用，2009，3 (6)：93.

043 罗阿丝虫病一例

病历摘要

患者男性，53 岁。主诉“反复肢体肿胀伴疼痛 11 月余”。患者 11 月余前在非洲加蓬工作期间，左下肢大腿根部至足背出现肿胀，伴疼痛，发病前曾被昆虫叮咬，无发热，无咳嗽、咳痰，无头痛、头晕等不适，自行到公司取药（法国药，药名不详）每天 5 片顿服，连服 3 日，症状消失。但每次饮酒后出现右手下臂近腕关节处或右手大鱼际肌处出现条索状或结节状包块，伴瘙痒，7 个月前出现右手中指、无名指第二指间关节疼痛，自行服药（同前）后好转。10 余天前右手再次肿胀伴疼痛，自行服药（同前）3 天无效，

之后自行购买“肠虫清片”，2 片/次，3 次/日，连服 6 日，症状无明显缓解。今日为进一步诊治收入我院。

流行病学史：患者 11 月余前在非洲加蓬工作期间曾被昆虫叮咬。

体格检查：T 36.3℃，P 63 次/分，R 18 次/分，BP 138/82mmHg。神志清楚，全身皮肤黏膜无苍白、黄染，无出血点，全身浅表淋巴结未触及肿大。颈软，无抵抗。双肺呼吸音稍粗，未闻及明显干湿性啰音，心率63 次/分，律齐，各瓣膜听诊区未闻及病理性杂音。腹软，无压痛及反跳痛，肝、脾肋下未触及，移动性浊音阴性，肠鸣音 4 次/分。右手背轻度肿胀，皮肤温度及颜色正常，双下肢无水肿。

实验室及影像学检查

（1）血常规：WBC 7.48 $\times 10^9$/L，EO 2.16 $\times 10^9$/L，EO% 28.9%，GR% 31.5%，HGB 150g/L，PLT 186 $\times 10^9$/L，CRP 3mg/L。

（2）血找微丝蚴：可见罗阿丝虫微丝蚴。

（3）丝虫抗原：阳性。

诊断：罗阿丝虫病。

治疗方案：乙胺嗪或伊维菌素杀虫治疗。

病例分析

根据患者流行病学史、临床表现及实验室相关检查，血丝虫抗原阳性，血找微丝蚴可见罗阿丝虫微丝蚴，罗阿丝虫病诊断明确。

丝虫病（filariasis）由丝虫总科中的某些虫种（*filaria*，统称为丝虫）寄生于人体引起的疾病的总称。临床表现因寄生虫种和部位不同而异。吸血昆虫为传播媒介。

罗阿丝虫病（loaiasis）又称为非洲眼虫病（African eye worm

笔记

disease)。由罗阿罗阿线虫（*Loa loa*，简称罗阿丝虫）成虫寄生于人体皮下组织引起的寄生虫病。寄生于皮下组织时引起以局部皮肤游走性肿块（又称为卡拉巴肿 Calabar swelling）；寄生于眼部时引起眼结膜炎症、眼球水肿及球结膜肉芽肿。本病主要流行在非洲热带雨林地区。斑虻为传播媒介。

罗阿丝虫的致病阶段主要是成虫，其致病作用为虫体移行及其代谢产物引起皮下结缔组织的炎症反应，游走性肿块或肿胀为本病特点。肿块直径为5～10cm，质硬，有弹性。肿胀多持续2～3天，常见于前臂、手指间、大鱼际、大腿、腓肠肌、腰部等处，腹股沟、阴囊部位也可出现。成虫可从皮下爬出体外也可侵入体腔内如胃、膀胱等。检查患部皮下可及蠕动的条索状成虫，每分钟可移动约1cm。罗阿丝虫成虫常侵犯眼前房，并在结膜下移行，引起不同程度的结膜炎。表现为结膜充血、水肿、畏光及流泪，伴有痒感及异物感，分泌物较少。在眼部亦可导致球结膜肉芽肿、眼睑水肿及眼球突出，眼睑部可见转移性肿块，成条索状，可由一侧眼部沿鼻根皮下转移至另一侧眼部（图74）。此外，患者可有发热、荨麻疹，还可引起高度嗜酸性粒细胞增多症。偶可见丝虫性心脏病、脑膜炎、视网膜出血及周围神经损害等。

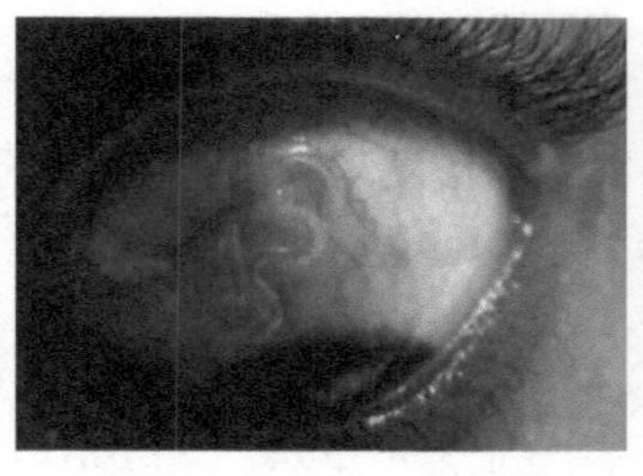
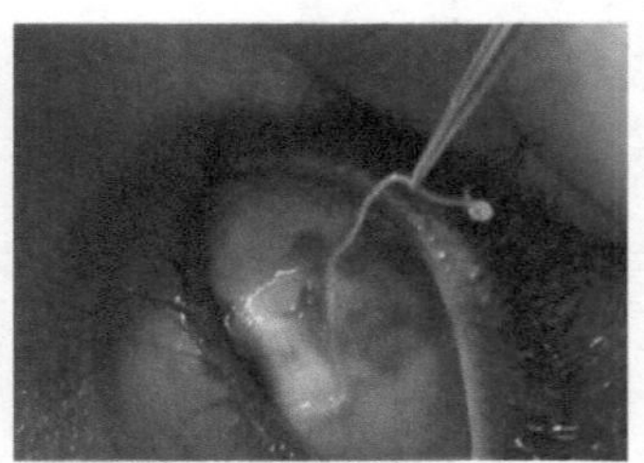

图74　罗阿丝虫成虫常侵犯眼前房，并在结膜下移行

［图片来源：Bowler G S，Shah A N，Bye L A，et al. Ocular loiasis in London 2008－2009：a case series. Eye（Lond），2011，25（3）：389－391.］

笔记

微丝蚴血症是确诊罗阿丝虫病的病原学依据（图 75）。但是据文献报道有一半以上的罗阿丝虫感染者任何时间血液中均查不到微丝蚴，可能与微丝蚴在外周血中高峰时间短，宿主体质异质性等有关系。用酶联免疫吸附试验、免疫荧光方法检测特异性抗体及测定罗阿丝虫抗原。但是其阳性率较低，也只能作为辅助性诊断作用。乙胺嗪及伊维菌素是有效的治疗药物，能有效杀灭微丝蚴，对成虫也有一定效果，在本病高度流行区域或对有过敏体质的患者，应防止药物不良反应的发生。

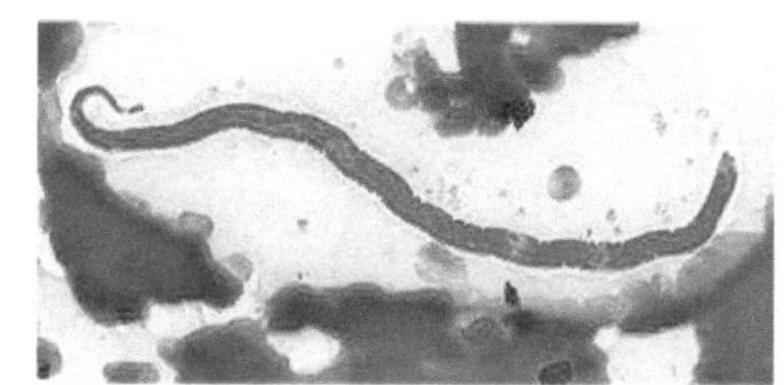

图 75　厚血涂片可见罗阿丝虫微丝蚴（Gimsa 染色，×300）

［图片来源：Reproduced from：Centers for Disease Control and Prevention. DPDx：Strongyloidiasis. Available at：https://www.cdc.gov/dpdx/loiasis/index.html.］

病例点评

虽然我国不是罗阿丝虫病流行区，但我国在非洲的援外人员屡见罗阿丝虫感染报道，均为散发输入性病例。提示在全球化的今天，应重视此类少见、新发及危害严重的输入性寄生虫病，医务人员在诊疗过程中，应注重询问流行病学接触史和临床表现，特别是对到过非洲流行区的人群，出现游走性肿块并伴有嗜酸性粒细胞增多和皮肤瘙痒等症状者应考虑该病；在外周血液中或骨髓液中检出微丝蚴、眼部或皮下活检检出成虫可以确诊该病。

参考文献

[1] Mischlinger J, Veletzky L, Tazemda – Kuitsouc G B, et al. Behavioural and clinical predictors for Loiasis. Journal of Global Health, 2018, 8 (1).

[2] Bowler G S, Shah A N, Bye L A, et al. Ocular loiasis in London 2008—2009: a case series. Eye (Lond), 2011, 25 (3): 389 – 391.

[3] 邹洋，王磊，王非，等. 11 例输入性罗阿丝虫病临床特征分析. 中国病原生物学杂志，2017，12 (3)：274 – 277.

044 淋巴丝虫病一例

病历摘要

患者男性，35 岁，长期居住于广东及贵州两省。主诉“反复左下肢肿胀 20 余年，左侧睾丸肿大 10 余年”。患者 20 余年前无明显诱因出现左下肢肿胀，呈周期性、间断性发作，0 ~ 2 次/年，劳累后易诱发。每次发作时表现为：发热，体温最高可达 40℃，发作时左下肢肿胀加重，局部表现为红、肿、痛、皮温增高，类似丹毒样改变，同时伴左侧腹股沟淋巴结肿痛。经退热等对症处理后，体温可恢复正常，左下肢肿胀稍减退，红、热、痛症状消失。自患病以来上述症状反复发作，左下肢肿胀进行性加重。曾先后就诊多家医院，完善相关检查后，考虑“丝虫病、象皮腿”，但未予以正规治疗。10 余年前在左下肢肿胀基础上，出现左侧睾丸鞘膜积液，随着病情进展，积液逐渐增多，最大时大小约为 6cm × 4cm × 3cm。1 个月前因完善左侧睾丸鞘膜积液手术术前检查，行胸片检查，再次

发现胸腔积液，为求进一步诊治，以“胸腔积液原因”收入我院。

流行病学史：该患者长期居住于丝虫病流行的广东及贵州两省。

体格检查：T 37.3℃，P 83 次/分，R 18 次/分，BP 138/82mmHg。神志清楚，全身皮肤黏膜无苍白、黄染，无出血点，全身浅表淋巴结未触及肿大。颈软，无抵抗。双肺呼吸音稍粗，未闻及明显干湿性啰音，心率 83 次/分，律齐，各瓣膜听诊区未闻及病理性杂音。腹软，无压痛及反跳痛，肝、脾肋下未触及，移动性浊音阴性，肠鸣音 4 次/分。左侧膝关节以下非凹陷性水肿伴色素沉着，似象皮腿。左侧睾丸积液，大小约为 6cm×4cm×3cm。

实验室及影像学检查

（1）尿及双侧胸水乳糜实验：均阳性。

（2）微丝蚴检查：夜间末梢血未找见微丝蚴，双侧胸水均未找到结核杆菌及微丝蚴。

（3）双侧胸水脱落细胞学检查示：未找到肿瘤细胞（涂片中见多量淋巴细胞、小吞噬细胞、见少量淋巴母细胞样异质细胞）。

（4）胸水细胞病理 + DNA 倍体分析示大量淋巴细胞，较多组织细胞、间皮细胞，未见恶性肿瘤细胞。

（5）胸水常规示李凡他实验阳性。有核细胞计数（1450 ~ 3600）$\times 10^6$/L；多核细胞占 10%，单个核细胞占 90%。胸水生化：总蛋白 33.8 ~ 40.9g/L，葡萄糖、乳酸脱氢酶、腺苷脱氨酶未见异常。男性肿瘤相关抗原、血常规、C－反应蛋白、血沉未见异常。

（6）肝功能示白蛋白 33.1g/L，球蛋白 29.8g/L，前白蛋白 163mg/L，余未见异常。胸部 CT 平扫 + 增强示右侧包裹性胸腔积液，少量积气，左侧少量胸腔积液。右中下叶肺不张，右肺纤维化病变。

诊断：淋巴丝虫病。

治疗方案：对症治疗。

病例分析

该患者长期于丝虫病流行区广东及贵州两省居住。发作时腹股沟淋巴结红、肿、胀痛，高热，伴恶寒，3～4 天后热退，呈周期性发作等临床表现。象皮腿、睾丸鞘膜积液、乳糜胸等典型体征，同时结合患者尿液、胸腔积液乳糜实验阳性等检验结果，考虑晚期慢性淋巴丝虫病可能性大。虽然该患者病原学阴性，考虑与丝虫已死亡并纤维化，抗原、抗体、微丝蚴及其成虫等已不易检查。

淋巴丝虫病（Lymphatic filariasis）是一种严重危害人类健康的慢性消耗性疾病，曾在中国、印度、日本和东南亚国家广泛流行。淋巴丝虫病由班氏吴策线虫（*Wuchereria bancrofti*，简称班氏丝虫）、马来布鲁线虫（*Brugia malayi*，简称马来丝虫）及帝汶布鲁线虫（*Brugia timori*，简称帝汶丝虫）寄生于人体淋巴系统引起的寄生虫病。以淋巴系统炎症或淋巴管阻塞引起的病变为主要临床表现。淋巴丝虫病主要是由蚊为传播媒介传播的疾病。

丝虫寄生于深部或浅部淋巴结、淋巴管中，尤以腹腔、盆腔、腹膜后组织、肾盂、附睾、精索等部位多见，由于淋巴管阻塞部位的不同，临床表现也不同。寄生虫在人体淋巴系统内的丝虫刺激和损害着淋巴管，促使淋巴管的管壁增厚，同时成虫在死亡后会造成淋巴管的堵塞，或管腔闭塞，使局部淋巴回流不畅或受阻，抑或长期反复感染的丝虫性淋巴管炎和淋巴结炎引起淋巴系统回流障碍，进而导致远端淋巴管破裂或是曲张，在晚期多表现为乳糜尿（图 76），鞘膜积液、象皮腿（图 77）、乳糜胸等。

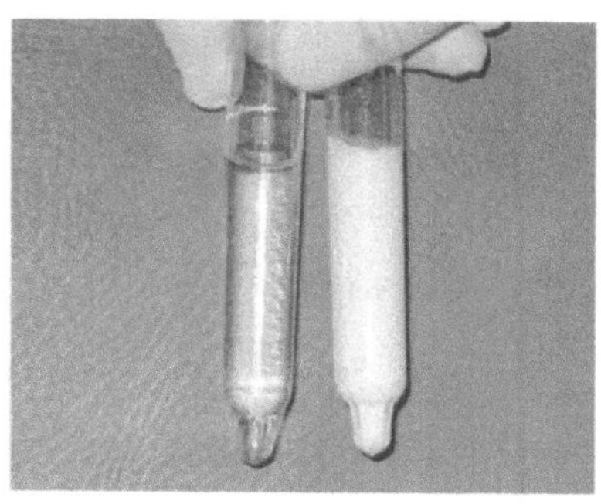

图 76　淋巴丝虫病患者的乳糜尿

[图片来源：Franco - Paredes C，Hidron A，Steinberg J. A woman from British Guyana with recurrent back pain and fever. Clin Infect Dis，2006，42：1297.]

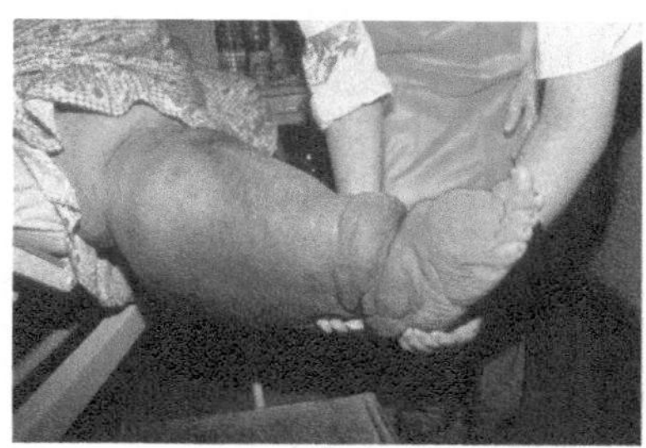

图 77　淋巴丝虫病晚期象皮腿

[图片来源：Tish D J，Edwin M，Kazura J W. Mass chemotherapy options to control lymphatic filariasis：a systematic review. The Lancet Infectious Diseases，2005，5：514.]

病例点评

淋巴丝虫病是班氏丝虫或马来丝虫在人体内寄生所引起的疾病。丝虫可寄生在人体的淋巴系统，过多繁殖会导致淋巴管阻塞，使淋巴系统的急性炎症反应呈反复性发作，晚期可出现淋巴水肿，鞘膜积液、乳糜尿、乳糜胸等表现，极大地影响了患者的工作和生活，也给患者家庭带来了巨大的经济负担。

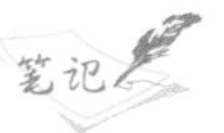

参考文献

[1] Kouassi B L, Barry A, Heitz – Tokpa K, et al. Perceptions, knowledge, attitudes and practices for the prevention and control of lymphatic filariasis in Conakry, Republic of Guinea. Acta Trop, 2018, 179: 109 – 116.

[2] Franco – Paredes C, Hidron A, Steinberg J. A woman from British Guyana with recurrent back pain and fever. Clin Infect Dis, 2006, 42: 1297.

[3] Tish D J, Edwin M, Kazura J W. Mass chemotherapy options to control lymphatic filariasis: a systematic review. The Lancet Infectious Diseases, 2005, 5: 514.

045 广州管圆线虫病一例

病历摘要

患者女性，26 岁。主诉“间断发热、头痛 3 月余”。患者 3 月余前无明显诱因出现发热，体温最高 38.5℃，多于午后发热，并出现头痛，主要为双颞部及枕部疼痛，左下肢肌肉酸痛、乏力，胸痛，恶心、呕吐，头晕，无咳嗽、咳痰，无腹痛、腹泻，无尿频、尿急、尿痛，

流行病学史：患者自述发病前 1 周左右于云南大理旅游期间曾食用“爆炒螺”。

体格检查：T 36.3℃，P 67 次/分，R 18 次/分，BP 100/70mmHg。神清状可，全身皮肤黏膜无苍白、黄染，全身浅表淋巴结未触及肿大。颈软，无抵抗。双肺呼吸音清，未闻及明显干湿性啰音，心率 67 次/分，律齐，各瓣膜听诊区未闻及病理性杂音，腹软，全腹无压

痛及反跳痛，肝、脾肋下未触及，移动性浊音阴性，肠鸣音4次/分。双下肢无浮肿。

实验室及影像学检查

（1）血常规：WBC 9.30 $\times 10^9$/L，GR 5.58 $\times 10^9$/L，EO 1.1 $\times 10^9$/L，GR% 60.0%，EO% 11.8%，HGB 126g/L，PLT 310 $\times 10^9$/L。

（2）腰椎穿刺测压为240mmH_2O。

（3）脑脊液检查：外观无色透明，脑脊液白细胞580 $\times 10^6$/L［正常值（0～5）$\times 10^6$/L］，脑脊液红细胞10.0 $\times 10^6$/L，白细胞分类：淋巴细胞63%（正常值60%～70%），嗜酸性粒细胞30%，单核细胞7%（正常值30%～40%），蛋白定性：阳性，蛋白定量：816.1mg/L（正常值150～450mg/L），糖1.98mmol/L（正常值2.5～4.5mmol/L），氯化物126.9mmol/L（正常值120～130mmol/L），脑脊液细胞学检查发现30%嗜酸性粒细胞。

（4）头颅核磁提示脑实质MRI平扫及增强扫描未见明显异常，右侧筛窦、额窦炎症。

（5）脑脊液离心涂片：可见广州管圆线虫3期幼虫。

（6）血广州管圆线虫IgG抗体：阳性。

诊断：广州管圆线虫病。

治疗方案：阿苯达唑［20mg/（kg·d），以60kg为上限，每天分3次口服］，杀虫治疗10天为一个疗程。

病例分析

该病例从流行病学史、临床表现、寄生虫相关病原学和免疫学检查等多方面资料综合总结和分析其临床特点，以病原学为依据最

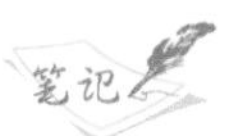

后确诊为广州管圆线虫病。

管圆线虫病（angiostrongyliasis）由管圆线虫［主要为广州管圆线虫（*Angiostrongylus cantonensis*）和哥斯达黎加管圆线虫（*Angiostrongylus costaricesis*）］幼虫寄生于人体引起的寄生虫病。临床表现因虫种和寄生部位不同而异。其中广州管圆线虫病（angiostrongyliasis cantonensis）由广州管圆线虫（*A. cantonensis*）幼虫寄生于人体中枢神经系统引起的寄生虫病。以嗜酸性粒细胞增多性脑膜脑炎或脑膜炎为主要临床表现。1997 年以来，广州管圆线虫病先后在浙江温州、福建长乐、北京地区、云南大理等地发生该病群体感染事件。该病临床表现形式多样，症状轻重不一，无特异性，容易误诊、漏诊。

广州管圆线虫为动物源性寄生虫，终宿主是家鼠。成熟的雌雄成虫在家鼠肺动脉中交配、产卵，并孵化出一期幼虫，通过消化道或呼吸道排出家鼠体内。在蜗牛、蛞蝓、螺类等体内继续发育为广州管圆线虫的 3 期幼虫。人食用了含有 3 期幼虫的这些蜗牛或蛞蝓、螺类则会感染此病，3 期幼虫在人体内通过血液途径移行侵犯中枢神经系统。食用受感染的转续宿主，如螃蟹或淡水虾，也可被传播感染。在人体中，成虫移行至脑部（或极少情况下至肺部），但不产卵。在疫区玩土的儿童感染风险增加。到疫区食用过当地食物的旅行者也存在感染风险。但即使是在疫区，感染的暴发也是不常见的。据报道，曾在从牙买加回来的旅行者中暴发过一次广州管圆线虫导致的嗜酸性粒细胞性脑膜脑炎。

由于幼虫移行的机械性刺激和抗原作用使病变部位产生炎症反应及过敏反应。患者可表现为急性发热、头痛和脑膜刺激征，可伴有脑或脊髓实质局灶性损害的表现，脑神经受累也不少见。此病有“三痛”症状，即头痛、肌肉痛和皮肤刺痛，和“三高”特征，即

笔记

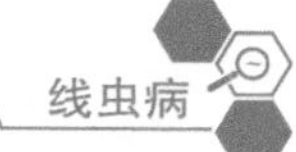

体温高、颅压高、嗜酸性粒细胞高。

实验室的指标变化体现在急性期的脑脊液改变明显，压力和蛋白升高，葡萄糖减低，嗜酸性粒细胞增多尤为明显，在各类神经系统疾病的脑脊液细胞学中，嗜酸性粒细胞比例≥50% 者仅见于本组广州管圆线虫病患者，此特征对该病的诊断具有重要价值。头颅 MRI 增强扫描常见软脑膜的弥漫强化，提示脑膜炎，实质损害时可见脑和脊髓内的点片长 T_1 长 T_2 信号，有时可见线样的异常信号，可能系虫体移行造成的隧道和周围组织水肿。

对临床出现头痛、血嗜酸性粒细胞增多者，应仔细询问有无食用未煮熟的螺肉或生鱼片史，警惕此病。

推荐阿苯达唑等杀虫治疗。同时予以降颅压，肾上腺皮质激素抗炎，等对症、支持治疗。

病例点评

嗜酸性粒细胞性脑膜炎的定义为：CSF 中嗜酸性粒细胞超过 10 个/mm^3 和（或）嗜酸性粒细胞计数占 CSF 中白细胞 10% 以上。嗜酸性粒细胞性脑膜脑炎的寄生虫性病因包括管圆线虫病、颚口线虫病和拜林蛔线虫病。嗜酸性粒细胞脑膜脑炎的诊断是基于临床表现、存在脑脊液嗜酸性粒细胞增多，以及存在接触过感染性幼虫的流行病学史。幼虫几乎不能在 CSF 中发现，但可在组织活检或尸检标本中发现。

广州管圆线虫病是以急性嗜酸性粒细胞性脑膜脑炎为主要表现的寄生虫感染性疾病，其特点是外周血及脑脊液中嗜酸性粒细胞显著升高。临床医师对此病缺乏认识，会造成误诊，同时此病临床表现若仅有头痛、恶心、呕吐、发热、脑膜刺激征、视乳头水肿、脑

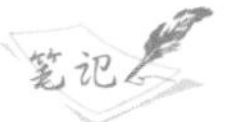

神经受累等表现，很难与其他颅内感染鉴别。头颅 CT 和 MRI 检查表现多样化，大多缺乏特征性。因此，需要认真采集流行病学史，对于食用未煮熟的螺肉或生鱼片史，完善脑脊液细胞学检查和血清寄生虫抗体检测，尽量减少误诊。

依据流行病学史，如近期（通常 1 个月内）有生食或半生食广州管圆线虫的中间宿主（如福寿螺、褐云玛瑙螺、蛞蝓等软体动物）或转续宿主（如淡水虾、蟹、鱼、蛙等）史，或有广州管圆线虫的中间宿主、转续宿主接触史，伴有相应的临床表现，血和（或）脑脊液嗜酸性粒细胞增高，以脑脊液或眼等部位查到广州管圆线虫幼虫为确诊依据。

参考文献

[1] 董茂顺. 广州管圆线虫脑病临床特征及误诊病例分析. 云南医药，2010，33（1）：44－46.

[2] Wang Q P，Wu Z D，Wei J，et al. Human Angiostrongylus cantonensis：an update. Eur J Clin Microbiol Infect Dis，2012，31（4）：389－395.

[3] Slom T J，Cortese M M，Gerber S I，et al. An outbreak of eosinophilic meningitis caused by Angiostrongylus cantonensis in travelers returning from the Caribbean. N Engl J Med，2002，346（9）：668.

[4] Martins Y C，Tanowitz H B，Kazacos K R. Central nervous system manifestations of Angiostrongylus cantonensis infection. Acta Tropica，2014，141（Pt A）：46－53.

[5] 阴赪宏，甘绍伯，刘建，等. 广州管圆线虫病诊疗方案（试行）. 中华内科杂志，2006，45（12）：1051－1052.

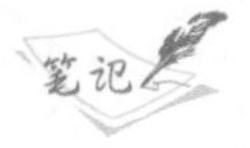

046 美丽筒线虫病一例

病历摘要

患者女性，26 岁。主诉“口腔内有异物蠕动伴痒感 5 天”。患者 5 天前自感口腔内牙龈处有异物，此异物可有轻微活动，自行蠕动，同时伴有瘙痒感。该虫体为卷曲丝状物。异物附近有溃疡，但无局部组织的红肿热痛，无发热。为进一步到北京某医院诊治。

流行病学史：患者有生食蝉、蚕蛹及饮用野外生水史，家中蟑螂多见。

体格检查：T 36.8℃，P 69 次/分，R 18 次/分，BP 110/70mmHg。神清、状可，全身皮肤黏膜无苍白、黄染，全身浅表淋巴结未触及肿大。颈软，无抵抗。双肺呼吸音清，未闻及明显干湿性啰音，心率 69 次/分，律齐，各瓣膜听诊区未闻及病理性杂音，腹软，全腹无压痛及反跳痛，肝、脾肋下未触及，移动性浊音阴性，肠鸣音 4 次/分。双下肢无浮肿。

实验室及影像学检查

寄生虫虫体鉴定：美丽筒线虫。美丽筒线虫成虫细长，乳白色，如丝状，体表有纤细横纹，虫体前端表皮有明显纵行排列的许多大小不等、形状各异、数目不同的花缘状表皮突，距头端 0.1 ~ 0.2mm 处两侧各有一个颈乳突，其后有呈分节状的侧翼，一直延展到后端表皮突终止处。

此虫为雄虫，长为 21.5 ~ 62.0mm，宽为 0.10 ~ 0.36mm。尾部

有明显的尾翼，左右不对称，左翼较长，肛门前后均有带蒂乳突，交合刺两根。

诊断（北京友谊医院专家参与会诊）：美丽筒线虫病。

治疗方案：手术取虫为主，阿苯达唑杀虫治疗。

转归：治愈出院。

病例分析

该病例从流行病学史、临床表现、寄生虫相关病原学等多方面资料综合总结和分析其临床特点，以病原学为依据最后确诊为美丽筒线虫病。

筒线虫病（gongylonemiasis）由美丽筒线虫（*Gongylonema pulchrum*）成虫寄生于人体口腔与食管等处的黏膜及黏膜下层引起的寄生虫病。以局部痒感、刺痛感、异物感或虫样蠕动感为主要临床表现。

美丽筒线虫主要寄生于哺乳动物（特别是反刍动物）的口腔及食管黏膜和黏膜下组织，寄生于人体较少见。虽然本病呈世界性分布，但我国目前报告病例100余例，主要散见于长江以北地区，江南地区偶见。

美丽筒线虫的幼虫可以寄生在甲虫及蜚蠊目的蜚蠊（蟑螂）体内，人或其他哺乳动物可因吞食此类含有感染期幼虫的昆虫而感染，幼虫穿过肠壁向食道或口腔移行发育为成虫，成虫在人体寄生期多为1年左右，也可长达10年。美丽筒线虫在人体寄生数一般为1～3条，多者可达10余条。美丽筒线虫成虫细长，乳白色，如丝状，体表有纤细横纹，虫体前端表皮有明显纵行排列的许多大小不等、形状各异、数目不同的花缘状表皮突，距头端0.1～0.2mm

处两侧各有一个颈乳突，其后有呈分节状的侧翼，一直延展到后端表皮突终止处（图 78）。

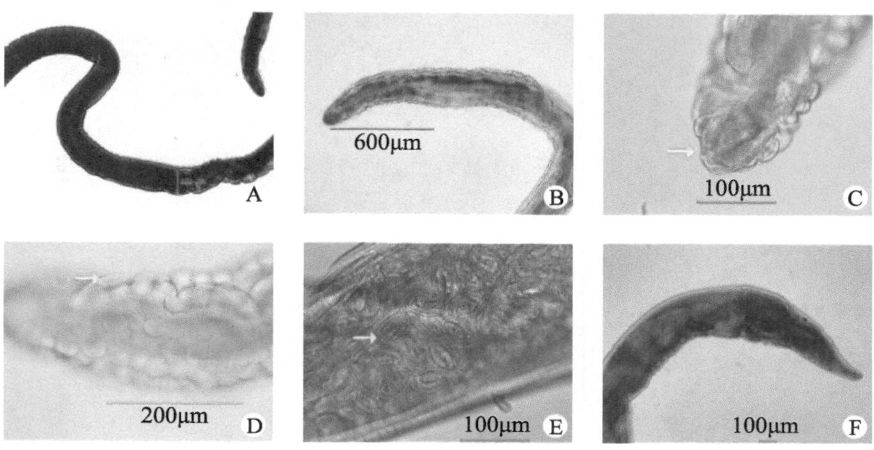

注：A：虫体长 35mm，宽 0. 3mm；B：虫体前端；C：虫体头部开口处（箭头所指，×200）；D：虫体前部的角质层纹间脊（箭头所指，×200）；E：虫体阴道口的虫虫卵（箭头所指）；F：虫体尾端（箭头所指）

图 78　美丽筒线虫雄虫，长 21. 5 ~62. 0mm，宽 0. 10 ~0. 36mm

［图片来源：Xiaodan L，Zhensheng W，Ying H，et al. Gongylonema pulchrum infection in the human oral cavity：A case report and literature review. Oral Surg Oral Med Oral Pathol Oral Radiol，2018，125（3）：49 – 53.］

美丽筒线虫病临床症状与虫体寄生部位有关，寄生在口腔黏膜可表现为口腔或面颊有异物爬行感、唾液增多（图 79）。若美丽筒线虫寄生在食管黏膜，患者可表现为胸骨后不适或疼痛、伴有明显的“烧心”、胸闷及消化道出血等症状。寄生部位局部黏膜可出现水疱或血疱，有的患者可表现精神不安、失眠、恐惧等精神症状。患者临床上一般很少出现消化、吸收不良或营养不良的症状和体征，而多表现为虫体在组织、黏膜下移动的刺激所产生的异物感、蠕动感、麻木感、痒感等。治疗本病无特效药，本例患者在挑破寄生部位黏膜，取出虫体症状即消失。

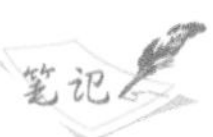

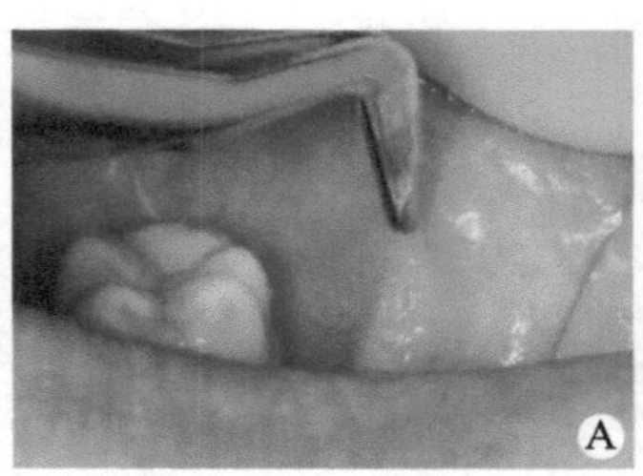

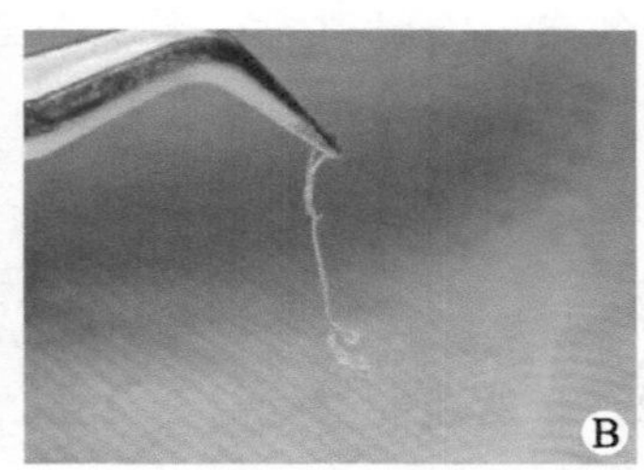

注：A：美丽筒线虫患者左侧颊黏膜上迂曲的隆起；B：活的美丽筒线虫

图 79　口腔检查发现左侧后颊黏膜有一条状肿物

病例点评

人体多因误食金龟子、蜚蠊、螳螂、蝗虫等中间宿主或饮用被幼虫污染的水而感染。患者临床上一般很少出现消化、吸收不良或营养不良的症状和体征，而多表现为虫体在组织、黏膜下移动的刺激所产生的异物感、蠕动感、麻木感、痒感等。目前对该病的治疗尚无特效药，可建议取出虫体后辅助以阿苯达唑杀虫治疗。因此，养成良好的生活卫生习惯，不吃昆虫、生菜，不喝生水，预防病从口入尤为重要。

参考文献

[1] 许隆祺. 图说寄生虫学与寄生虫病. 北京：北京科学技术出版社，2016：1129 - 1134.

[2] Xiaodan L，Zhensheng W，Ying H，et al. Gongylonema pulchrum infection in the human oral cavity：A case report and literature review. Oral Surg Oral Med Oral Pathol Oral Radiol，2018，125（3）：49 - 53.

[3] Libertin C R，Reza M，Peterson J H，et al. Human Gongylonema pulchrum Infection：Esophageal Symptoms and Need for Prolonged Albendazole Therapy. Am J Trop Med Hyg，2017，96（4）：873 - 875.

笔记

047 结膜吸吮线虫病一例

病历摘要

患者女性，22 岁。主诉“右眼异物感伴有分泌物增多 2 天”。患者 2 天前不明诱因出现右眼异物感，伴有分泌物增多，无明显眼胀、眼疼。给予泪道冲洗液冲洗结膜囊，取出大小不等的 4 条白色线状小虫。

流行病学史：患者 1 个多月前野外树林徒步，蚊蝇较多，有蝇直接接触眼睛，具体为何种蝇不详。

体格检查：T 36.9℃，P 79 次/分，R 18 次/分，BP 110/70mmHg。神清、状可，全身皮肤黏膜无苍白、黄染，全身浅表淋巴结未触及肿大。颈软，无抵抗。双肺呼吸音清，未闻及明显干湿性啰音，心律齐，各瓣膜听诊区未闻及病理性杂音，腹软，全腹无压痛及反跳痛，肝、脾肋下未触及，移动性浊音阴性，肠鸣音 4 次/分。双下肢无浮肿。

寄生虫虫体鉴定：结膜吸吮线虫。

诊断：结膜吸吮线虫病。

治疗方案：手术取虫。

转归：治愈出院。

病例分析

该病例从流行病学史、临床表现、寄生虫相关病原学等多方面资料综合总结和分析其临床特点，以病原学为依据最后确诊为结膜吸吮线虫病。

吸吮线虫病（thelaziasis）由吸吮线虫［主要为结膜吸吮线虫（*Thelazia callipaeda*）和加利福尼亚吸吮线虫（*Thelazia californiensis*）］成虫寄生于人体眼部引起的寄生虫病。主要临床表现为眼部异物感、痒感、疼痛、流泪、畏光、分泌物增多、疼痛等。

结膜吸吮线虫病（thelaziasis callipaeda）又称为东方眼虫病（eastern eye worm disease）。由结膜吸吮线虫（又称为华裔吸吮线虫）成虫寄生于人体眼部引起的寄生虫病。主要临床表现为眼部异物感、痒感、疼痛、流泪、畏光、分泌物增多、疼痛等。本病主要见于亚洲。人结膜吸吮线虫病病例最早在我国北京和福建发现，故该虫又称华裔吸吮线虫。因该虫多分布于亚洲，故也称东方眼虫，其引起的疾病也称东方眼虫病。

结膜吸吮线虫通常寄生在犬、猫、兔等动物的泪管和眼结膜囊内，人偶可感染。当体内含有结膜吸吮线虫丝状蚴的冈田氏绕眼果蝇叮人眼后，随之出现临床症状且逐渐加重。虫体数量及其发育阶段与致病作用有关。在感染早期，由于虫体蠕动的机械刺激，患者不时搔抓眼部，出现眼结膜充血。感染虫数少时，症状和体征轻微。当该虫体在眼部自由爬动，虫体锐利的表皮不断摩擦人体眼球，可划伤眼结膜、角膜组织，加之该虫体的分泌物和代谢产物，会加重眼部病变，导致炎症反应或肉芽肿形成。患者出现异物感、痒感、刺痛、流泪、畏光、分泌物增多等临床表现。本虫多侵犯人

体一侧眼部，双眼感染仅少数病例。虫体主要寄生在上、下眼睑穹窿内，也寄生在泪腺、结膜下、结膜囊内和皮脂腺管内，甚至可以寄生在玻璃体内、前房内或引起弥漫性亚急性视神经视网膜炎（图80）。寄生在前房时，患者眼部出现丝状物飘动感，并有眼睑水肿，结膜充血、炎症或形成小溃疡面，睫状体充血、房水浑浊、眼压增高、瞳孔散大、视力下降、甚至引起继发性青光眼。寄生在泪小管时，可致泪点外翻。

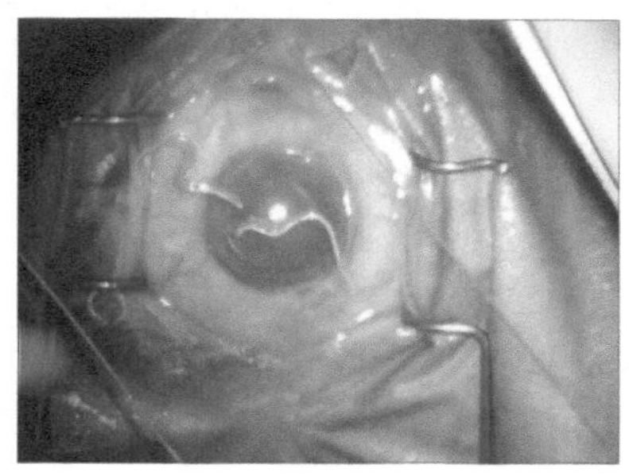

图 80　结膜取出的乳白色细长的结膜吸吮线虫

［图片来源：Sharma M，Das D，Bhattacharjee H，et al. Human ocular thelaziasis caused by gravid Thelazia callipaeda – A unique and rare case report. Indian J Ophthalmol，2019，67（2）：282 – 285.］

临床上对结膜吸吮线虫病治疗主要为眼部取虫，治疗中用泪道冲洗液冲洗结膜囊，然后给予患者眼部表面 4% 可卡因滴眼麻醉后提起上眼睑，充分暴露结膜囊可见虫体，用眼科镊子或棉签取出。

病例点评

患者临床体征轻重不同，有眼视网膜血管损伤、结膜充血、肉芽肿、溃疡、角膜混浊、急性神经视网膜炎、眼压升高、眼痛、畏光、流泪、发痒等症状，轻、中度者可治愈，重者则可引起面瘫或失明。一般自眼部取出虫体镜检，即可确诊疾病，难以确诊时可以

通过肉眼观察、显微镜镜检并结合染色进行形态学分析和鉴别诊断。

参考文献

[1] Otranto D, Eberhard M L. Zoonotic helminths affecting the human eye. Parasit Vectors, 2011, 23 (4): 41.

[2] 吴观陵. 人体寄生虫学. 3 版. 北京：人民卫生出版社，2005，713 - 718.

[3] Sharma M, Das D, Bhattacharjee H, et al. Human ocular thelaziasis caused by gravid Thelazia callipaeda - A unique and rare case report. Indian J Ophthalmol, 2019, 67 (2): 282 - 285.

048 颚口线虫病一例

病历摘要

患者男性，42 岁。主诉“右股部疼痛性皮疹 1 周”。患者食用鳝鱼一周后突然出现右下肢钝痛伴红色皮疹，皮疹位置不固定，每日向周边蔓延 2 ~ 3cm，病程中未见发热、恶心呕吐等不适症状。患者饮食好，睡眠可，精神、体力一般，二便正常。

流行病学史：患者就诊前 2 周曾有食用鳝鱼史。

体格检查：右侧股部外侧片状散在皮疹，斑丘疹为主，与正常皮肤界限尚清楚，触痛阳性。

实验室及影像学检查

（1）血常规：WBC 12×10^9/L，EO% 15%。

（2）皮疹切除术，病理见嗜酸性粒细胞广泛浸润。

（3）术后第二日患者皮疹部位继续延伸，皮下似有虫体移动，沿延伸方向切开表皮可见虫体。

（4）送实验室鉴定为：棘颚口线虫。

诊断：棘颚口线虫病（皮肤型）。

治疗：皮肤切开取虫术后予以阿苯达唑（口服，1 次 400mg，1 日 2 次，持续 21 日）治疗。

转归：手术治疗后患者未再诉右股部疼痛。1 个月后复查血常规完全正常。

病例分析

该病例从流行病学史、临床表现、寄生虫相关病原学等多方面资料综合总结和分析其临床特点，以病原学为依据最后确诊为棘颚口线虫病。

颚口线虫病（Gnathostomiasis）由颚口线虫［主要为棘颚口线虫（*Gnathostoma spinigerum*）和刚刺颚口线虫（*Gnathostoma hispidium*）］幼虫游移于人体皮肤、皮下组织及深部组织器官引起的寄生虫病。主要表现为皮肤或内脏幼虫移行症状。

颚口线虫病流行于东南亚，以及中国和日本的部分地区；也可见于欧洲、中南美洲、非洲及中东地区。颚口线虫病发生于去过疫区的旅行者中的病例也有报道。

棘颚口线虫的生活史始于寄生在自然终宿主（猪、猫或狗）胃壁中的成虫（图81）产的虫卵。虫卵随粪便排出体外，并在水中胚化。第一期幼虫被一种小的甲壳动物（剑水蚤，第一中间宿主）吞食，发育为第二期幼虫，随后被鱼、蛙或蛇（第二中间宿主）吞食。幼虫发育为第三期幼虫，再被终宿主吞食。或第二中间宿主也

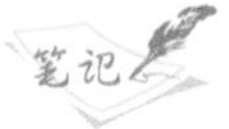

可能被转续宿主（鸟、蛇或蛙）吞食，幼虫在转续宿主中不会进一步发育，但对下一个捕食者仍具有感染性。人类食用未烹熟的含有第三期幼虫的鱼、禽类或蛇肉或者饮用含有体内存在感染性第二期幼虫的剑水蚤的水，则会被感染。

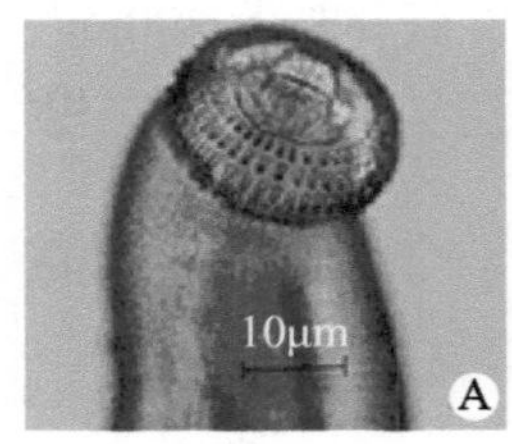

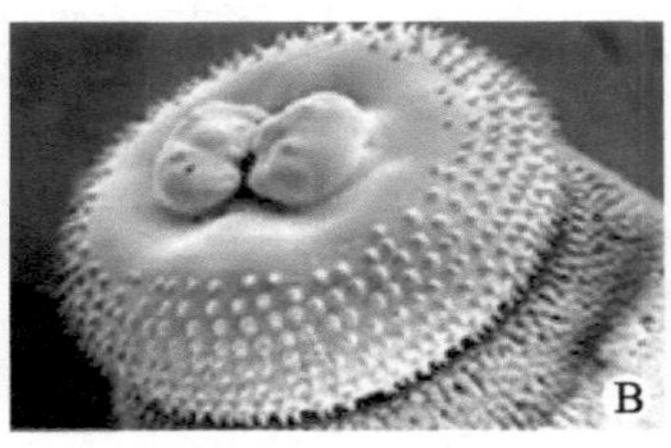

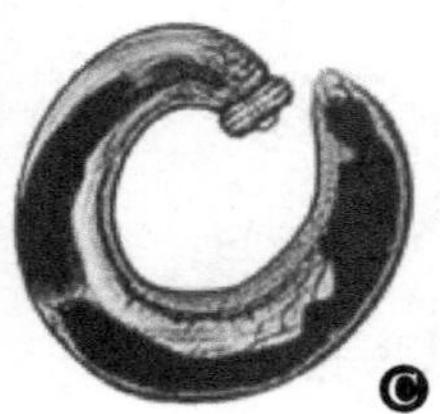

注：A、B：棘颚口线虫头部；C：棘颚口线虫成虫

图 81　棘颚口线虫形态

［图片来源：Reproduced from：Centers for Disease Control and Prevention. DPDx：Strongyloidiasis. Available at：https://www.cdc.gov/parasites/gnathostoma/.］

棘颚口线虫病是由于食用生或未熟透的淡水鱼类（如黄鳝、泥鳅、乌鳢）后感染，Ⅲ期幼虫在人体组织内长期存活引起的食源性寄生虫病。棘颚口线虫病按照寄生的部位分为皮肤型和内脏型。对于皮肤型来说，幼虫在表皮和真皮间或皮下组织形成隧道，引起皮肤幼虫移行症。局部皮肤可以表现红肿、灼热感或红肿，部分患者伴有痒感和疼痛。有时虫体可以从皮肤寄生部位逸出（图 82）。棘颚口线虫幼虫移行可导致局部肿胀，通常持续 1 ~ 2 周，伴有水肿、疼痛、瘙痒及红斑病变开始于摄入寄生虫后 3 ~ 4 周，但肿胀可继续在数月至数年后出现。可能有一条或多条寄生虫参与致病，并且可移行至全身上下各组织，包括中枢神经系统、胃肠道、泌尿生殖道、肺部或者眼部。

临床上对于食用淡水鱼史者，皮肤有游走性包块患者应高度注意本病的可能，从病变组织取出虫体进行镜检仍是目前最可靠的诊断方法。棘颚口线虫病（皮肤型）目前的首选治疗方法仍为病变组

笔记

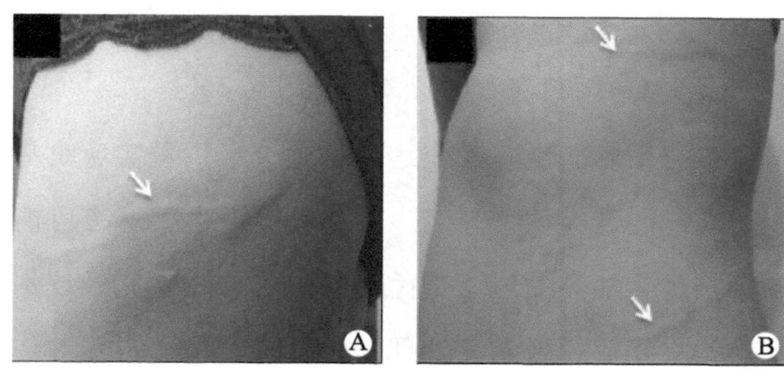

注：A：绳索状或蛇行状的病变；B：病灶周围的红斑和水肿

图 82 棘颚口线虫病所致的皮肤病变

［图片来源：Leroy J，Cornu M，Deleplancque A S，et al. Sushi，ceviche and gnathostomiasis – A case report and review of imported infections. Travel Med Infect Dis，2017，20：26 – 30.］

织切开驱虫术。若虫体寄生较多且部位分散可以考虑使用阿苯达唑或伊维菌素进行治疗。

病例点评

棘颚口线虫病是较为少见的食源性寄生虫病。人不是棘颚口线虫的适宜宿主，虫体侵入人体后一般不能发育成熟，而以幼虫的形式在人体内移行游窜，可累计多个器官组织，损害部位极为广泛。幼虫侵犯至脑部通常归因于幼虫沿着神经束移行。一旦侵入脑、眼、肺、肝等人体重要器官，将造成严重后果，甚至威胁患者生命。

临床上除注意皮肤和内脏棘颚口线虫病的临床特征和体征外，对非移行性的感染，应注意与疖肿、囊尾蚴病或其他局部的细菌性疾病相鉴别。对移行型的需与钩蚴移行症、皮肤型并殖吸虫病、皮下裂头蚴病及蝇蛆病等相鉴别，可取虫检查或辅以免疫诊断。

有文献表明皮肤腭口线虫病的治疗为阿苯达唑（口服，1 次

笔记

400mg，1 日 2 次，持续 21 日）或伊维菌素［口服，200μg/(kg·d)，持续 2 日］。但单一用药有复发风险。

颚口线虫病最好的预防措施是不食生或半生鱼类、禽鸟类、两栖类、爬行类和哺乳类动物等肉。保持环境卫生，对有可能感染颚口线虫的食物进行加热处理，避免传染源的传入。此外饮水卫生也是十分重要的，在流行区未经处理的水，特别是取自浅井或地表蓄水池的水，因有机会受到第二中间宿主（鱼、蛙或蛇）或转续宿主（鸟、蛇或蛙）的污染，应避免直接接触。棘颚口线虫是引起颚口线虫病最主要的虫种，在我国报道不多，应引起医务工作者的广泛关注。

参考文献

［1］Leroy J，Cornu M，Deleplancque A S，et al. Sushi，ceviche and gnathostomiasis – A case report and review of imported infections. Travel Med Infect Dis，2017，20：26 – 30.

［2］Diaz J H. Gnathostomiasis：An Emerging Infection of Raw Fish Consumers in Gnathostoma Nematode – Endemic and Nonendemic Countries. Journal of Travel Medicine，2015，22（5）：7.

［3］Nontasut P，Claesson B A，Dekumyoy P，et al. Double – dose ivermectin vs albendazole for the treatment of gnathostomiasis. Southeast Asian J Trop Med Public Health，2005，36（3）：650.

［4］Strady C，Dekumyoy P，Clement – Rigolet M，et al. Long – term follow – up of imported gnathostomiasis shows frequent treatment failure. Am J Trop Med Hyg，2009，80（1）：33.

049 肾膨结线虫病一例

病历摘要

患者男性，43 岁，天津人。主诉“左腰部间断疼痛 2 个月”。患者就诊前 2 个月出现左侧腰部间断胀痛，伴低热，无排尿异常。患者饮食尚可，睡眠可，精神、体力一般，二便正常。

流行病学史：患者半年前曾有食用蛙肉史。

体格检查：心肺腹查体未见明显异常，左肾区叩痛阳性。

实验室及影像学检查

（1）尿常规：RBC(+)/HP,WBC(+)/HP。

（2）血常规：WBC 12.6 $\times 10^9$/L，GR% 76%，LY% 19%，EO% 0.7%，嗜碱性粒细胞 0.2%。

（3）泌尿系彩超：左肾体积增大，肾皮质内可见一个 4.8cm × 4.0cm 低回声肿块，边界清晰，内部回声欠均匀，血流不丰富，腹主动脉旁两个低回声结节相互融合，约 5.0cm × 3.1cm。

（4）腹部 CT 显示左肾后外侧实质内有一个 4.9cm × 4.1cm × 4.0cm 均匀稍高密度影，边界清晰，增强后轻度均匀强化，腹主动脉旁可见边缘清晰呈环状强化的低密度区。

（5）静脉尿路造影（intraudio videoenous urography，IVU）示左肾中上部肾盏受压，考虑左肾癌并腹膜后转移。

（6）入院后第三日突发剧烈腰腹痛，然后从尿道连续排出红色细长虫体 1 条，长度分别为 10cm，直径为 0.2 ~ 0.3cm，腰腹痛顿感

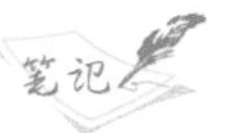

消失，虫体经鉴定为肾膨结线虫（北京友谊医院专家参与会诊）。

（7）尿沉渣涂片镜检可见大量虫卵。

诊断：肾膨结线虫病。

治疗：阿苯达唑 400mg/次，3 次/日，共 10 日。

转归：患者排出虫体及使用阿苯达唑治疗后 1 个月腰痛感觉完全消失，超声见右肾未见占位性病变。

病例分析

该病例从流行病学史、临床表现、寄生虫相关病原学等多方面资料综合总结和分析其临床特点，以病原学为依据最后确诊为肾膨结线虫病。

肾膨结线虫病（dioctophymiasis renale）由肾膨结线虫（*Dioctophyma renale*）成虫寄生于人体肾盂和腹腔引起的寄生虫病。其主要临床表现为腰痛、肾绞痛、反复血尿、尿频等。

肾膨结线虫病是由于生食或半生食含有肾膨结线虫Ⅲ期幼虫的蛙肉和鱼肉引起的食源性寄生虫病。该幼虫进入人体消化道后穿过肠壁随血流移行至肾盂发育为成虫（图 83、图 84），雌雄成虫交配后可以产卵。该病的症状主要表现为腰痛、肾绞痛、血尿、尿频并可并发肾盂肾炎、肾结石或者肾功能不全。当虫体自尿道逸出时可以导致尿路感染、尿路阻塞等表现。

临床上对于食用蛙肉或淡水鱼史者，有泌尿系统症状表现且血嗜酸性粒细胞增高的患者应高度注意本病的可能，尿沉渣涂片可见肾膨结线虫虫卵是诊断的主要方法。肾膨结线虫病首选治疗方法仍为肾盂切开取虫术，但具体手术方式根据患者情况决定。阿苯达唑和噻嘧啶可治疗本病，但需反复多个疗程用药。

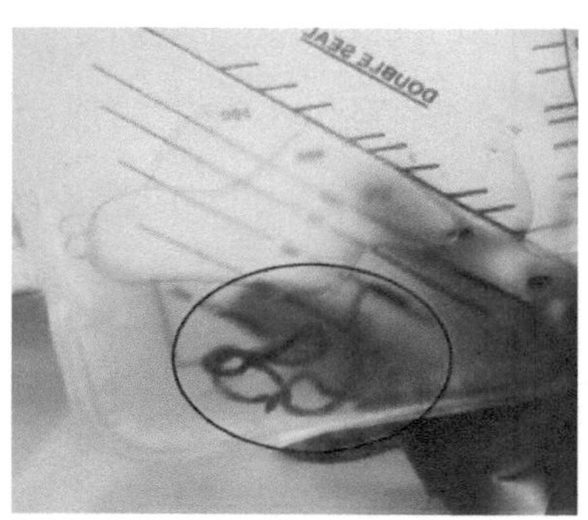

图 83　集尿袋中的肾膨结线虫成虫

［图片来源：Chauhan S，Kaval S，Tewari S. Dioctophymiasis：A Rare Case Report. J Clin Diagn Res，2016，10（2）：1－2.］

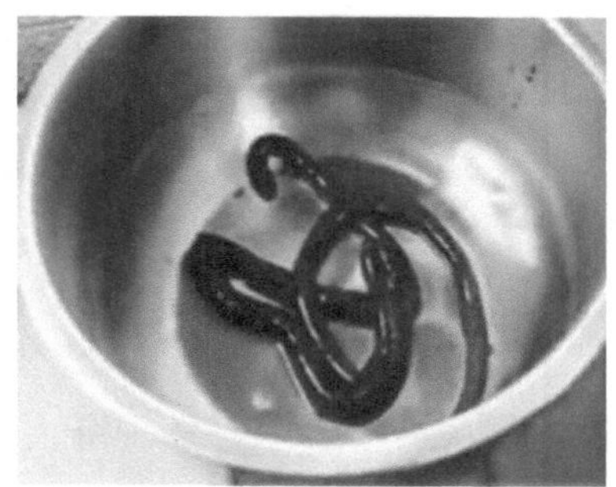

图 84　取出的肾膨结线虫成虫

［图片来源：Chauhan S，Kaval S，Tewari S. Dioctophymiasis：A Rare Case Report. J Clin Diagn Res，2016，10（2）：1－2.］

病例点评

肾膨结线虫病是以侵犯泌尿系统为主，较为罕见的食源性寄生虫病，国内外报道目前不超过 100 例。肾膨结线虫Ⅲ期幼虫被人误食后，幼虫进入人体消化道后，穿过肠壁随血流移行至肾盂发育为成虫，并产卵。虫体偶可在膀胱、卵巢、子宫、肝脏、腹腔等部位寄生。肾膨结线虫在肾脏寄生时，需要与肾脓肿、肾脏肿瘤、内肾

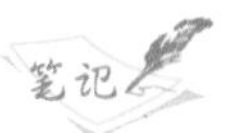

脏囊尾蚴或者裂头蚴病相鉴别。

预防肾膨结线虫病的措施是不食生的或半生鱼类、蛙类等肉类。同时，饮水卫生也是十分重要的，应避免饮用生水而感染。

参考文献

Chauhan S，Kaval S，Tewari S. Dioctophymiasis：A Rare Case Report. J Clin Diagn Res，2016，10（2）：1－2.

050 肝毛细线虫病一例

病历摘要

患儿男性，4 岁。主诉“高热伴有发现肝占位 2 个月”。患儿 2 个月前突发高热，体温最高 40℃。就诊当地医院查血常规提示 WBC 21.66 $\times10^9$/L，EO 11.86 $\times10^9$/L，EO% 54.8%，HGB 117g/L，PLT 408 $\times10^9$/L。腹部超声提示肝肋下 2.0cm，实质内散在模糊片状低回声病灶，给予患者抗生素治疗后患者症状未见好转。患者为进一步诊治转至我院。患儿起病以来饮食差，睡眠可，精神、体力明显下降，二便正常。

流行病学史：患者所居住房屋长期鼠患猖獗。

体格检查：患儿心肺查体未见异常，腹平软，肝脏肋下约 3cm，质韧，叩击痛阴性，Murphy's 征阴性。脾脏未及。

实验室及影像学检查

（1）血常规：WBC 21.66 $\times10^9$/L，EO 11.86 $\times10^9$/L，EO%

54.8%，HGB 117g/L，PLT 408×10^9/L。

（2）腹部超声：肝肋下 2.0cm，实质内散在模糊片状低回声病灶。

（3）腹部 MR：肝Ⅰ段、Ⅴ段、Ⅵ段、Ⅶ段及Ⅷ段可见大片异常信号，边界欠清，范围约 7.1cm×10.0cm。病变内可见多发类圆形囊状结构，内多呈水样信号，病变在 T_1WI、T_2WI 及 DWI 上呈高低混杂信号，增强后，病变早期强化，延迟扫描病变主体延迟强化，内可见多发不规则强化减低区（图 85）。

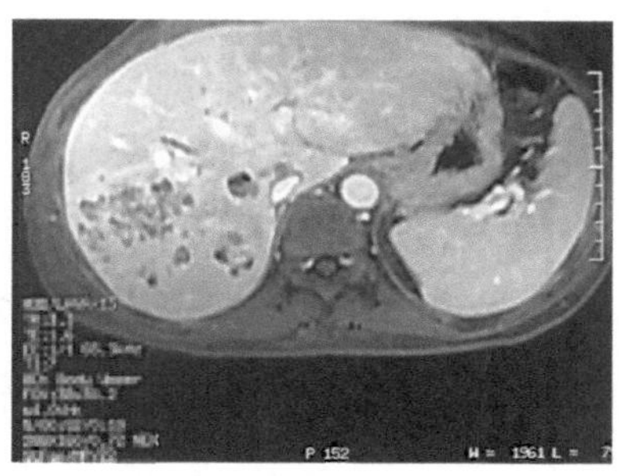

图 85　肝毛细线虫在肝脏寄生腹部磁共振检查

（4）肝脏穿刺活检术，术后病理：见部分肝细胞破坏，纤维组织增生，散在嗜酸性粒细胞浸润，可见嗜酸性粒细胞构成的脓肿，中央可见肝毛细线虫虫卵，外周散在可见 Charcot - Leyden 结晶，周围上皮样细胞反应（图 86）。

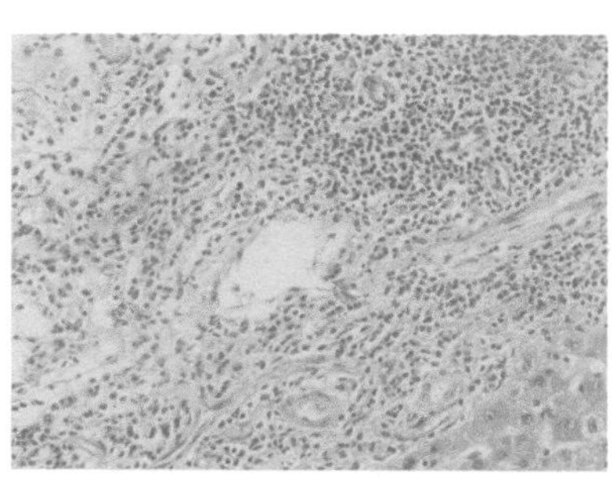

图 86　肝脏穿刺病理可见嗜酸性粒细胞浸润（HE，×40）

诊断： 肝毛细线虫病。

治疗： 阿苯达唑 20mg/(kg・d)，共 10 日。

转归： 患儿经 1 个疗程治疗后未再发热，3 个疗程治疗后肝脏病灶逐渐缩小消失。

病例分析

根据患者的流行病学史、临床表现、寄生虫相关病原学等多方面资料综合总结和分析其临床特点，以病原学为依据最后确诊为肝毛细线虫病。

毛细线虫病（Capillariasis）是由毛细线虫［主要为肝毛细线虫（*Capillaria hepatica*）与菲律宾毛细线虫（*Capillaria philippinensis*）］寄生于人体引起的寄生虫病。临床表现因虫种和寄生部位不同而异。由肝毛细线虫（*Capillaria hepatica*）成虫引起的肝毛细线虫病（Hepatic capillariasis），以发热、肝大及嗜酸性粒细胞增多为主要临床表现。由菲律宾毛细线虫（*Capillaria filippinesis*）成虫寄生于人体肠道引起的肠毛细线虫病（Intestinal capillariasis）也称为菲律宾毛细线虫病（Capillariasis filippinesis），主要以腹泻和吸收不良综合征为主要临床表现。

肝毛细线虫病是一种人兽共患寄生性线虫病，迄今为止全球共报道 163 例人体感染病例，主要分布在欧洲（德国、英国、瑞士、土耳其、意大利、南斯拉夫、匈牙利）、美洲（美国、加拿大、墨西哥、巴西）、非洲（南非）、亚洲（中国、韩国、日本、泰国）、大洋洲（新西兰、澳大利亚）等地区。迄今我国可查文献报道肝毛细线虫病 3 例，广东省、河南省和福建省各 1 例。但通过肝脏病理的分子生物学研究表明，肝毛细线虫病比实际报道病例数有明显

增多。

肝毛细线虫的发育阶段主要包括成虫与虫卵，成虫呈乳白色细线状，前端细小，后部膨大粗厚，末端钝圆，雌雄异体。肝毛细线虫的虫卵类似鞭虫卵，纺锤形，大小为(51～68)μm×(27～35)μm，卵壳外层之间有许多放射状条纹，虫卵两端有透明塞状物，但不突出于膜外。

肝毛细线虫属于土源性线虫，其生活史不需要中间宿主。被雌虫排出的虫卵沉积在肝脏内并不发育，直至宿主死亡后尸体腐烂，虫卵释出污染土壤。排出的虫卵在土壤中于合适温、湿度下发育为感染期虫卵，当人或动物误食之后，感染期虫卵在消化道内发育，幼虫孵出后移行寄生于肝脏，进一步发育为雌、雄成虫。待其成熟后交配产卵，虫卵长期沉积于肝脏。目前有肝毛细线虫假性感染的病例，主要是指人食入了未成熟虫卵，虫卵通过消化道随粪便排出，并不在人体内发育，故即使在人的粪便中查见虫卵，但人并未感染。

由于肝毛细线虫的成虫寄生在肝脏，其产出的虫卵也沉积在肝脏，引起肝脏肉芽肿，对肝细胞造成持续的破坏。在肝组织病理上表现为肝脏肿大，肝表面有许多点状珍珠样白色颗粒，或灰色小结节，也可有小结节融合的现象。肝实质内可有多发性脓肿样灶性坏死及肉芽肿，脓肿中心有成虫、虫卵和坏死组织组成，虫体可完整或崩解，或死亡、钙化。肉芽肿的外周有大量嗜酸性粒细胞、浆细胞核、巨噬细胞浸润。在一些患者的肝脏穿刺后的组织病理中虽未找到成虫、虫卵，但是却可见到肉芽肿及周边大量浸润的嗜酸性粒细胞。若是慢性感染者，则有肝纤维化、肝硬化，严重者导致肝脏功能衰竭（图87）。

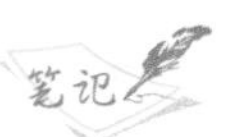

肝毛细线虫病该病的临床表现主要为发热、肝脾肿大、嗜酸性

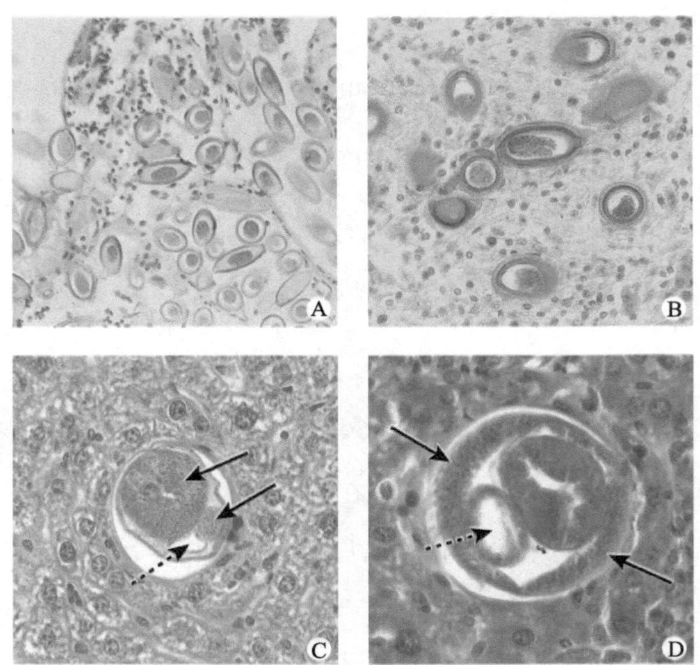

注：A、B：肝脏中的肝毛细线虫虫卵（HE 染色，×100）；C：肝脏中的肝毛细线虫雄虫（虚线箭头所指为虫体肠管，实线箭头为睾丸横截面）(HE 染色，×400)；D：肝脏中的肝毛细线虫成虫横断面（虚线箭头所指为虫体肠管，实线箭头为杆状体细胞）(HE 染色，×400)。

图 87　肝毛细线虫感染肝脏病理改变

[图片来源：Reproduced from：Centers for Disease Control and Prevention. DPDx：Strongyloidiasis. Available at：https://www.cdc.gov/dpdx/hepaticcapillariasis/.]

粒细胞增多、贫血、脱水甚至死亡。临床上对表现为发热、嗜酸性粒细胞增高及肝脏占位性病变且家中存在鼠患的患者要高度注意本病的可能。目前肝脏穿刺活检术查见肝毛细线虫虫卵是诊断本病的金标准。阿苯达唑是目前治疗本病的首选药物，对于肝脏病变较多且分散的患者可能需要多个阶段进行治疗。

病例点评

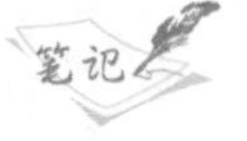

肝毛细线虫是一种广泛寄生于啮齿类、食虫类、犬、牛、兔、

人和其他灵长类动物肝脏的人兽共患寄生性线虫，能导致宿主肝脏损伤、肝功能严重紊乱、肝脏纤维化甚至死亡。人及某些动物因误食感染期虫卵污染的食物或水而感染肝毛细线虫病，该病在野生啮齿类动物群中普遍流行，偶尔感染人体。

肝毛细线虫成虫寄生于肝，产卵于肝实质中，虫卵沉积导致肉芽肿反应和脓肿样病变，慢性感染可以引起肝纤维化，以及肝硬化，严重者可表现为肝功能衰竭，甚至死亡。临床上除与病毒性肝炎、肝脏肿瘤进行鉴别外，仍需要与血吸虫病、肝吸虫病、片形吸虫病、肝型肺吸虫病，以及阿米巴肝脓肿等肝胆系统寄生的寄生虫病相鉴别。目前市场上没有针对肝毛细线虫的抗体检测试剂盒，临床上多采用与线虫相交叉的旋毛虫抗体和广州管圆线虫抗体、与肝脏炎症病变相关的血吸虫抗体进行初步筛查。但肝组织活检到病原体仍然是最可靠的诊断方法。

预防肝毛细线虫患者体感染主要做好防鼠灭鼠、讲究环境卫生和个人卫生、不生吃保虫宿主的肝脏、加强健康教育提高防病意识。

参考文献

[1] Li C D, Yang H L, Wang Y. Capillaria hepatica in China. World J Gastroenterol, 2010, 14, 16 (6): 698 - 702.

[2] Wang Z, Lin X, Wang Y, et al. The emerging but neglected hepatic capillariasis in China. Asian Pac J Trop Biomed, 2013, 3: 146 - 147.

[3] 贺联印. 热带医学. 2 版. 北京：北京人民卫生出版社，2004，722 - 724.

[4] Dubey A, Bagchi A, Sharma D, et al. Hepatic Capillariasis - Drug Targets. Infect Disord Drug Targets, 2018, 18 (1): 3 - 10.

[5] 郭艳梅，胡俊杰，杨艳芬，等. 肝毛细线虫及肝毛细线虫病的研究概况. 中国人兽共患病学报，2014，13 (6)：651 - 662.

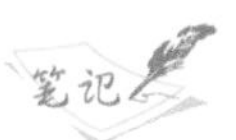

051 异尖线虫病一例

病历摘要

患者男性，45 岁。主诉“突发上腹部疼痛伴恶心呕吐 2 日”。患者在 2 日前进食海鱼后突发上腹部剧痛，绞痛为主，伴有恶心呕吐，呕吐物为胃内容物，就诊于当地医院考虑急性胃肠炎，给予抗感染、解痉支持治疗后症状未见明显缓解，患者为进一步诊治入院。患者起病以来未饮食，睡眠差，精神、体力下降，二便正常。

流行病学史：患者发病前 2 日曾大量进食生海鱼。

体格检查：患者心肺查体未见异常，腹部平坦，上腹部剑突下压痛阳性，肝脾肋下未及，肠鸣音正常。

实验室及影像学检查

（1）血常规：WBC 13.86 $\times 10^9$/L，EO 8.28 $\times 10^9$/L，EO% 59.7%，HGB 147g/L，PLT 200 $\times 10^9$/L。

（2）腹部超声：肝、胆、胰、脾、双肾未见明显异常。

（3）入院行电子纤维胃镜检查：纤维胃镜见胃体黏膜片状水肿，局部伴有点状出血，胃窦部可见散在溃疡，局部可见数个白色线头样物，取组织活检病理学见胃黏膜下层大量嗜酸性粒细胞浸润，局部可见肉芽肿性变；白色线头状物经鉴定为异尖线虫Ⅲ期幼虫。

诊断：异尖线虫病。

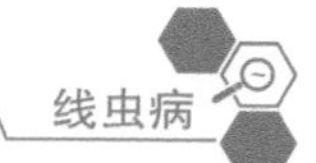

治疗： 电子纤维胃镜取出虫体。

转归： 取出虫体后患者未再诉上腹疼痛及恶心呕吐。

病例分析

根据患者的流行病学史、临床表现、寄生虫相关病原学等多方面资料综合总结和分析其临床特点，以病原学为依据最后确诊为异尖线虫病。

异尖线虫病（Anisakiasis）由异尖科（Anisakidae）线虫的幼虫寄生于人体胃肠道引起的寄生虫病。以胃肠道症状为主要临床表现。

异尖线虫病是由于进食生的或者未煮熟的含有异尖线虫Ⅲ期幼虫的海鱼导致的鱼源性寄生虫病。由于人是该虫的非正常宿主，其幼虫主要寄生在胃壁引起消化道症状，出现包括上腹部疼痛、恶心呕吐等症状，少数患者由于虫体异位寄生也可出现腹胀、下腹部疼痛、阑尾炎，以及肠道梗阻的表现，个别患者由于其幼虫寄生在食管还可引起食管异尖线虫病。

临床上对于有生吃海鱼（如大马哈鱼、鳕鱼、比目鱼、鲱鱼、鲭鱼）或者海产软体动物（如乌贼）后出现腹部疼痛表现、伴有嗜酸性粒细胞升高的患者要高度注意异尖线虫病的可能，电子纤维胃镜检查发现消化道黏膜病变且查见虫体可做确诊方法（图88）。对于异尖线虫病目前尚无特效治疗药物，各种驱虫药物的治疗效果均较差。使用电子纤维胃镜将虫体取出是治疗本病的主要方法。

笔记

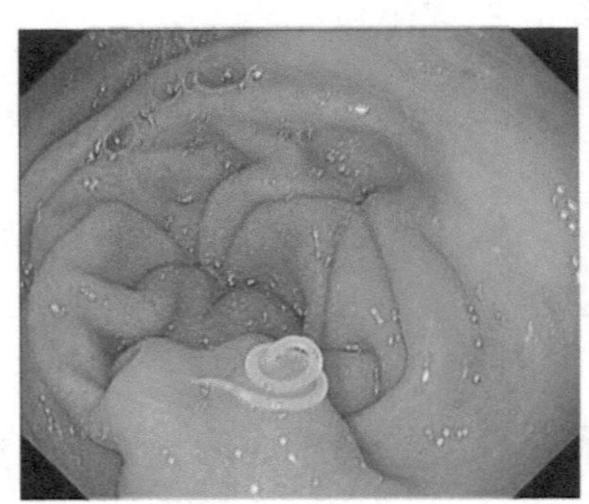

图 88　电子纤维胃镜下见到的异尖线虫Ⅲ期幼虫

［图片来源：Fuchizaki U，Nishikawa M. Image in clinical medicine. Gastric Anisakiasis. N Engl J Med，2016，375（7）：11.］

病例点评

人异尖线虫病主要是食入了含活异尖线虫幼虫的海鱼和海产软体动物而引起。虫体主要寄生于胃肠壁，患者发病急骤，酷似外科急腹症，常致临床误诊。人不是异尖线虫的适宜宿主，但幼虫可寄生于人体消化道各部位，亦可引起内脏幼虫移行症。本病的临床表现是与幼虫寄生部位有关，应与胃十二指肠溃疡、胃肿瘤、胆囊炎、胆石症、急性阑尾炎、肠梗阻等相鉴别。本病发生肠梗阻表现时，较少伴发热及白细胞升高症状、压痛范围广但无肌紧张等临床表现。由于异尖线虫幼虫抗酸能力强，但耐热及耐低温能力差，冷冻处理和充分加热可将其杀灭。因此改变不良的饮食习惯、避免生吃或食用不熟的海产品是预防异尖线虫病的有效方法。

参考文献

［1］Fuchizaki U，Nishikawa M. Image in clinical medicine. Gastric Anisakiasis. N Engl J Med，2016，375（7）：11.

［2］Kang W H，Kim K S，Lee S H，et al. Gastric anisakiasis after eating raw salmon. Dig Liver Dis，2018：（18）31217 – 31219.

笔记

昆虫及其他类疾病

052 蜱叮咬一例

病历摘要

患者男性，32 岁。主诉“虫体持续叮咬 1 日”。患者 1 日前野外露营后发现右侧腋下有虫体叮咬，局部红肿，但无痒感及发热，患者无恶心、呕吐及发热表现，为进一步诊治就诊北京友谊医院。患者起病以来饮食、睡眠可，精神尚可、体力稍差，二便正常。

流行病学史：患者在就诊前一日曾经在野外露营，露营地域多昆虫。

体格检查：患者右侧腋下可见一只直径 0.8 ~ 1.0cm 虫体，表面深褐色，虫体头部深埋皮下，患者局部皮肤红肿，肿胀边缘与正常皮肤界限清晰。

实验室及影像学检查：血常规：WBC 10.28×10^9/L，NE 7.5×10^9/L，LY 2.1×10^9/L，HGB 156g/L，PLT 312×10^9/L。

诊疗过程：根据患处的虫体外观，考虑为蜱虫。患处使用复方多粘菌素软膏涂抹 15 ~ 30 分钟后使用镊子，贴近皮肤表面，夹住蜱头部或靠近头部的地方，保持稳定的力道，缓慢均匀用力，轻柔而牢靠地将蜱直接向上拔出虫体。不要猛拉或扭转。不要挤压、碾压或刺穿蜱虫身体，局部伤口碘伏消毒；移除蜱后彻底消毒皮肤并用肥皂和清水洗手。

虫体送实验室鉴定：（完整）全沟硬蜱（图 89）。

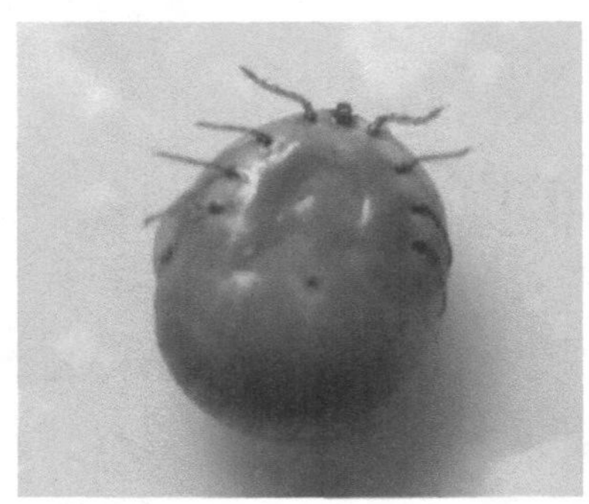

图 89 叮咬患者的蜱（全沟硬蜱）

诊断：蜱叮咬。

治疗：①复方多粘菌素软膏，涂患处，2 ~ 3 次/日，共 5 日；②若出现发热、恶心呕吐等症状随时就诊。

转归：在移除蜱和清洁皮肤后，被咬的人（或其父母）应观察叮咬部位是否出现游走性红斑（erythema migrans，EM），直至暴露后 30 日。蜱的唾液成分可引起一过性红斑，不应将其与 EM 混淆。

笔记

蜱通常需要附着 2 ~3 日后才能传播莱姆病病原体，因此在该时间段内移除蜱常可预防感染。

病例分析

患者发病前有野外露营并被昆虫叮咬史，从患者被叮咬处取出昆虫，鉴定为蜱虫，因此蜱叮咬诊断明确。

蜱属于媒介生物（vector），媒介生物是直接或间接传播人类疾病的生物。通常指医学节肢动物和啮齿类动物，常见的媒介生物有：蚊、蝇、蠓、蚋、虻、白蛉、蟑螂、虱、蚤、蜱、螨、鼠等。在医学界，媒介生物为在传播人之间或人与动物之间的疾病中起作用的有机体。实际上媒介生物主要指吸血昆虫，它们吮吸感染宿主体内带有病原体的血液，然后在下次叮咬时将病原体注入新宿主体内。

蜱在叮刺吸血时多无痛感，因此，不易被发现。蜱可以通过唾液腺分泌毒素导致宿主发生蜱中毒，其中包括皮肤坏死毒素，另外多数蜱唾液中含有的蛋白酶、蛋白酶抑制剂、透明质酸酶、抗凝血剂、血小板凝集抑制剂和溶血剂都可在蜱叮咬宿主的伤口附近产生毒性影响。同时由于蜱叮咬时其螯肢、口下板同时刺入皮肤，可造成局部充血，水肿，急性炎症反应，还可引起继发性细菌感染。

有些硬蜱还可以分泌神经毒素，引起上行性肌肉萎缩性瘫痪或者神经麻痹，称为蜱瘫痪（tick paralysis），以肌肉麻痹、无力和毒血症样临床表现为特征。

蜱作为媒介生物，叮咬后可传播螺旋体病、立克次体病、病毒病、细菌性疾病及寄生虫病等感染性疾病，患者多出现发热、消化道症状、血小板减少、白细胞减少、肝肾功能损害、甚至死亡。

临床上对于有森林、草原等野外旅行史，在身体松软部位包括颌下、腋下、腹股沟、腘窝等存在虫体叮咬时要高度注意蜱虫病的可能。蜱叮咬后的治疗主要是完整拔除蜱虫，并予以适当消炎、止痒、止痛，抗过敏处理，还要继续观察患者有否发热、恶心呕吐、器官功能状态，若有异常及时处理。需要注意的是，发现蜱虫，不可强行拔除，以免撕伤皮肤及防止口器折断在皮内。可用含有麻醉作用软膏涂患处，数分钟后蜱自行松口，然后用镊子轻轻把蜱拉出；去除蜱后，伤口要进行消毒处理，如发现蜱的口器断在皮内要手术取出；出现全身中毒症状要给予抗组胺药或皮质类固醇。出现蜱麻痹等要及时进行抢救，如创面有继发感染要进行抗感染治疗。

采用合理方法来移除蜱很重要。移除附着的蜱恰当方法包括以下步骤：

（1）如果可以，使用小钳子或小镊子尽可能贴近皮肤表面夹住蜱。如果没有小钳子，在拔下蜱时应使用纸或布保护手指。

（2）保持稳定的力道，轻柔而牢靠地将蜱直接向上拔出。不要猛拉或扭转（图 90）。

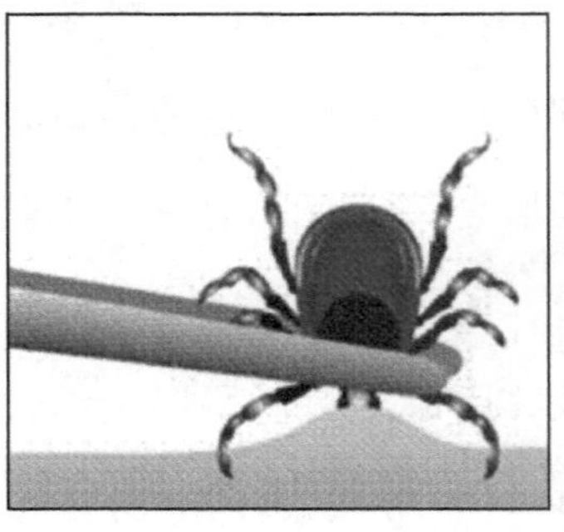
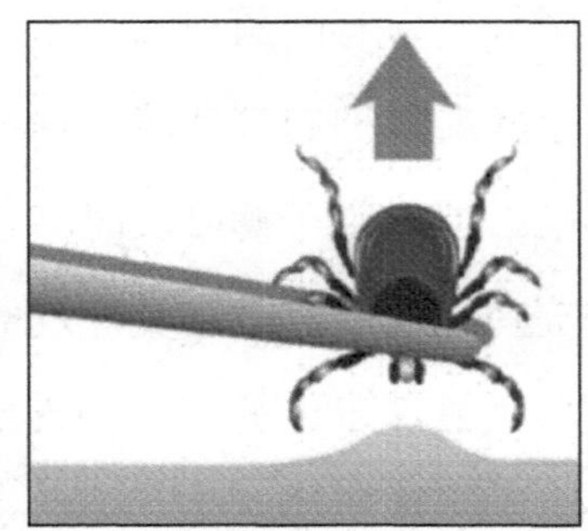

图 90　蜱叮咬时去除操作示意

（3）不要挤压、碾压或刺穿蜱虫身体，因为其体液可能含有易感病原体。

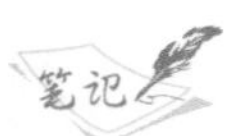

（4）移除蜱后彻底消毒皮肤并用肥皂和清水洗手。

（5）如果蜱的口器部分遗留在皮肤里，不需管它，因为通常会自发排出。

（6）在移除蜱和清洁皮肤后，被咬的人（或其父母）应观察叮咬部位是否出现 EM，直至暴露后 30 日。蜱的唾液成分可引起一过性红斑，不应将其与 EM 混淆。

（7）蜱通常需要附着 2 ~ 3 日后才能传播莱姆病病原体，因此在该时间段内移除蜱常可预防感染。

病例点评

蜱侵入人体后用锯齿状的口器刺入皮肤吸取血液，吸血时间的长短和蜱的种类有关。蜱在宿主的寄生部位常有一定的选择性，一般在皮肤较薄、不易被搔动的部位。如全沟硬蜱寄生在动物或人的颈部、耳后、腋窝、大腿内侧、阴部和腹股沟等处。蜱还可以传播多种疾病，患者可表现发热、皮疹、器官功能不全或者衰竭，治疗不及时可导致死亡。蜱常常栖息在浅山丘陵的草丛、植物上，或寄居于牲畜等动物皮毛间。因此，加强个人防护，进入林区或野外工作，要穿长袖衣衫，扎紧腰带、袖口、裤腿，颈部系上围巾，皮肤表面涂擦药膏可预防蜱虫叮咬，外出归来时洗澡更衣，是防止蜱虫病的有效手段。

参考文献

[1] Eisen R J, Kugeler K J, Eisen L, et al. Tick - Borne Zoonoses in the United States: Persistent and Emerging Threats to Human Health. ILAR J, 2017, 58 (3): 319 - 335.

[2] Akin Belli A, Dervis E, Kar S, et al. Revisiting detachment techniques in human - biting ticks. J Am Acad Dermatol, 2016, 75 (2): 393 - 397.

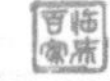

053 隐翅虫皮炎一例

病历摘要

患者女性，48 岁。主诉“拍打虫体后右手背出现皮肤水泡 1 天”。患者 1 天前在拍打右手背飞虫后逐渐出现皮肤红肿，伴有强烈刺痛感，约 4 小时后逐渐出现成簇小水泡，患者涂抹红霉素软膏后未见明显效果，病程中患者无恶心呕吐及发热表现，为进一步诊治于我院就诊。患者起病以来饮食、睡眠可，精神差、体力体重无变化，二便正常。

体格检查：患者右手背面可见片状皮疹，多数表现为斑丘疹，周边出现多数小水泡伴大片红肿，触痛阳性，右腋窝淋巴结略肿大。

实验室及影像学检查

（1）血常规：WBC $9.98\times10^9/L$，NE $7.1\times10^9/L$，LY $1.5\times10^9/L$，HGB 128g/L，PLT $309\times10^9/L$。

（2）诊疗过程：患处使用糖皮质激素软膏涂抹，皮肤溃烂处使用 1：5000 高锰酸钾溶液清洗。

诊断：隐翅虫皮炎。

治疗：①糖皮质激素软膏，涂患处，2～3 次/日，5～7 日；②若出现发热、恶心呕吐等症状随时就诊。

转归：患者持续使用糖皮质激素软膏治疗 1 周后皮肤水泡逐渐愈合。

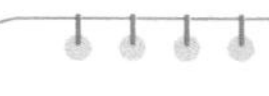

病例分析

患者被昆虫叮咬拍打昆虫后，皮肤出现皮疹、水泡，根据临床考虑为隐翅虫皮炎。

隐翅虫皮炎（Paederus dermatitis）又称为线状皮炎（Dematitis linearis）或季节性大泡皮炎（Seasonal bullous dermatitis）。人体皮肤接触隐翅虫属（*Paederus*）昆虫［主要为褐足隐翅虫（*P. fuscipes*）、圆胸隐翅虫（*P. gemellius*）及黑足隐翅虫（*P. tamulus*）等］（图 91）毒液而引起的急性红斑疱疹性损害的皮肤病。临床表现为线状、斑片状或混合型水肿性红斑、水疱、脓疱、溃烂、皮肤瘙痒或灼痛（图 92、图 93）；触及眼睑可引起眼睑炎、角膜炎、虹膜炎、眼睑水肿，严重时出现发热等全身症状。

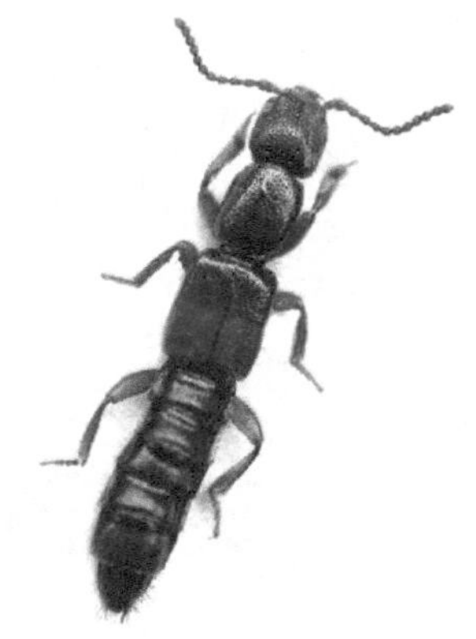

图 91　隐翅虫

当发现隐翅虫停留在皮肤时，不要拍打，需立即用力吹气，使其离开；当发生隐翅虫毒液沾染皮肤后需立即用大量清水或者肥皂水冲洗伤处，减轻对皮肤的损害；当发生隐翅虫皮炎，若损害较小且感觉轻微，可不给予治疗，密切观察即可；如果疼痛瘙痒明显，

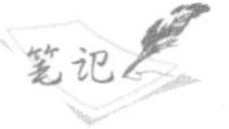

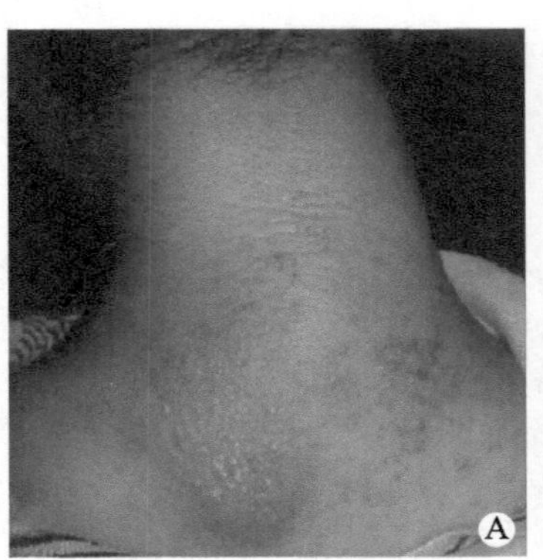
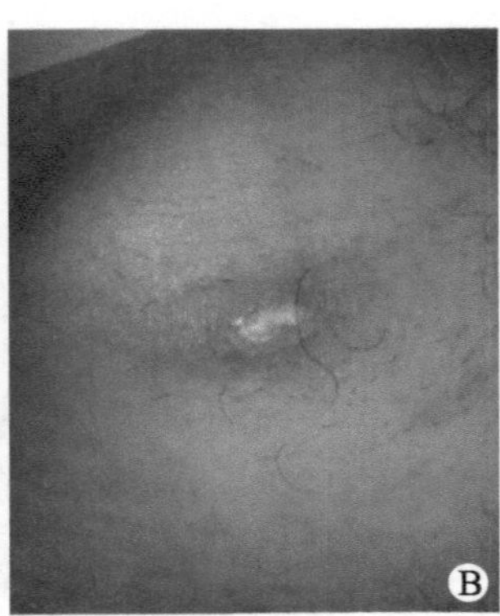

注：A：颈部大片红斑及其中形成的水泡；B：胸部红斑及其中形成的溃疡

图 92　隐翅虫皮炎的皮肤病变表现

［图片来源：Bouhamidi A，Boui M. Paederus dermatitis. Pan Afr Med J，2018，30：136.］

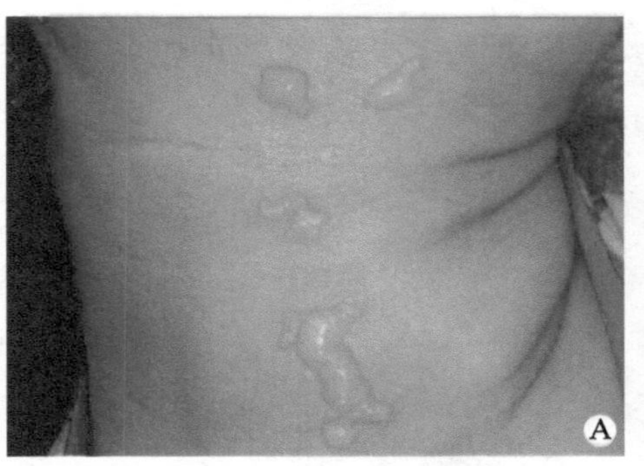
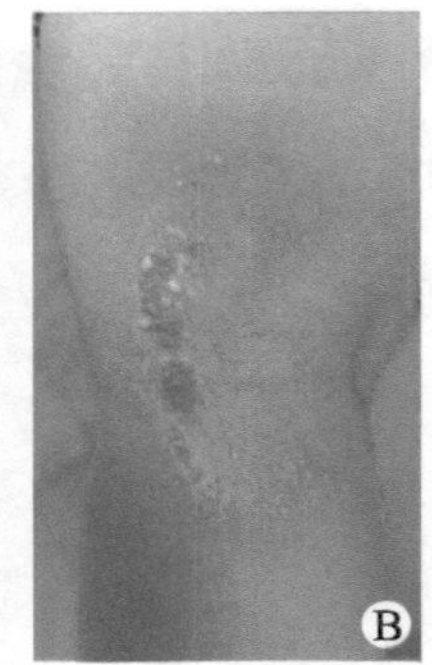
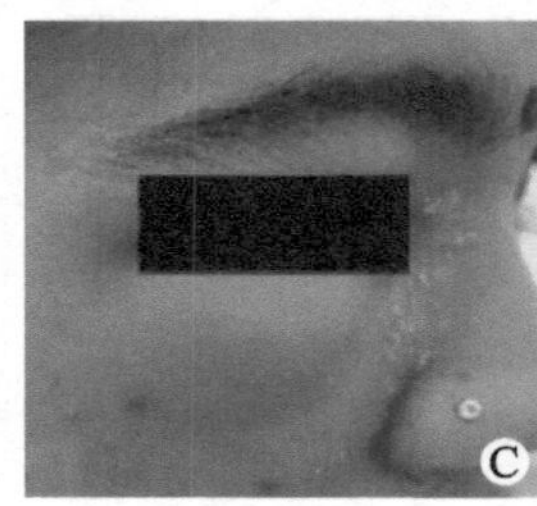
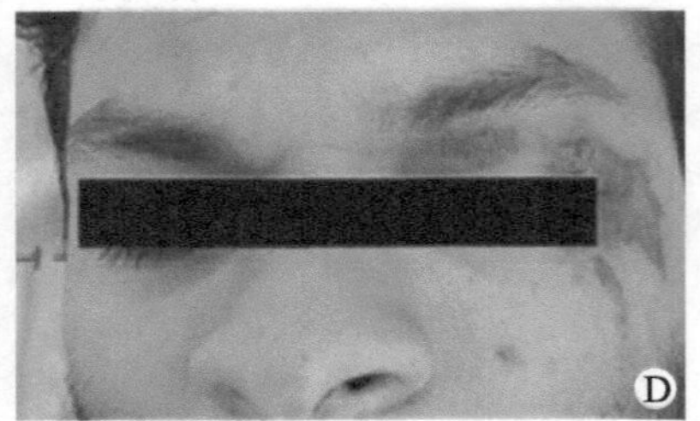

注：A：大泡样病变；B：红斑水泡样病变；C、D：眼眶周水肿样病变

图 93　隐翅虫皮炎的皮肤和眼部病变表现

［图片来源：Srihari S，Kombettu A P，Rudrappa K G，et al. Paederus Dermatitis：A Case Series. Indian Dermatol Online J，2017，8（5）：361－364.］

可适量涂抹糖皮质激素软膏，直至皮损消退；如果有糜烂面可用1：5000高锰酸钾溶液冷湿敷；如果有感染，进行针对相应病菌抗感染治疗。

病例点评

隐翅虫皮炎是由于皮肤接触隐翅虫毒液所引起的急性炎症反应。当隐翅虫停歇在人体或桌面等物体上，被拍打或捏碎时，体液接触皮肤或由拍捏毒虫的手带至别处而引发接触性皮炎。隐翅虫皮炎需与湿疹、接触性皮炎、脓疱疮、虫咬皮炎鉴别。搞好环境卫生，消除周围的杂草垃圾，以杜绝隐翅虫的滋生，睡眠时熄灭灯光，安装纱窗蚊帐防治隐翅虫进入。

参考文献

[1] Bouhamidi A，Boui M. Paederus dermatitis. Pan Afr Med J，2018，30：136.

[2] Srihari S，Kombettu A P，Rudrappa K G，et al. Paederus Dermatitis：A Case Series. Indian Dermatol Online J，2017，8（5）：361－364.

054 水蛭病一例

病历摘要

患者男性，13岁。主诉“下水后虫体钻入左下肢2小时”。患者2小时前在野外溪流戏水后发现黑褐色虫体钻入左下肢，伴局部疼痛，患者牵拉虫体时虫体紧缩进入下肢皮肤内，患者为进一步诊

治入院。患者起病以来饮食、睡眠可，精神差、体力体重无变化，二便正常。

流行病学史：患者在就诊前曾在野外河流中逗留，未穿着衣物，皮肤裸露于水中。

体格检查：患者左下肢可见钻入皮肤的黑褐色虫体，有部分留在体外局部渗血，未见明显红肿出现。

实验室及影像学检查

（1）血常规：WBC $7.28\times10^9/L$，NE $7.34\times10^9/L$，LY $1.1\times10^9/L$，HGB 132g/L，PLT $332\times10^9/L$。

（2）诊疗过程：患处使用利多卡因凝胶涂抹15～30分钟后使用血管钳夹住虫体，缓慢用力，将虫体拔出，局部伤口碘伏消毒；局部按压止血。

（3）虫体送实验室鉴定为水蛭（我院专家参与会诊）。

诊断：水蛭病。

治疗：若出现发热、恶心呕吐等症状随时就诊。

转归：患者拔除水蛭后未再疼痛，一周后伤口愈合。

病例分析

患者发病前曾有野外河流中戏水，并发现有虫体钻入左下肢皮肤内，就诊后取出虫体并送实验室鉴定为水蛭。水蛭病诊断明确。

水蛭病（Hirudiniasis）由水蛭（Leech）寄生于人体引起的寄生虫病。常见于鼻咽喉部、声门下区、阴道、尿道与膀胱等部位，可引起局部瘙痒、异物感或虫爬感、间断性鼻出血、咯血、阴道或尿道出血等。

笔记

水蛭病是由于水蛭人在下水游泳、捕鱼或在潮湿热带雨林地带跋涉时侵入人体所致，也可通过饮用含有水蛭的溪水或者塘水进入人体，由于虫体吸血的同时分泌水蛭素，使得寄居部位创伤经久不愈而出血。除吸附人体表以外，常见的入侵部位有鼻咽喉部、泌尿生殖道、消化道等（图 94 ~ 图 97）。

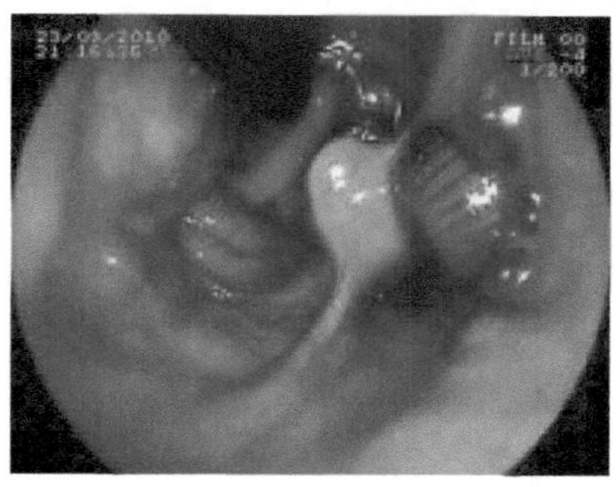

图 94　咽喉水蛭病

［图片来源：Kani H T，Aydin Y，Yalcin N，et al. Hypopharyngeal hirudiniasis presenting as hematemesis. Endoscopy，2014，46（1）：550.］

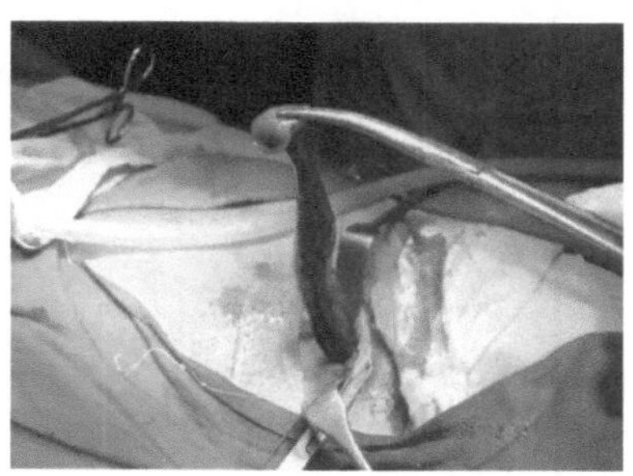

图 95　从膀胱内取出异位移行的水蛭

［图片来源：Datta B，Sarkar A N，Ghosh M K. Vesical hirudiniasis：a rare case report. Urol J，2011，8（3）：242 – 243.］

在处理本病时，对吸附体表的水蛭不能硬性牵拉，否则其吸附更紧，导致水蛭被拉断，虫体残留在伤口内引起继发性感染。一般需要使用含有麻醉成分软膏、凝胶、喷雾等涂抹患处，使虫体肌肉松弛、吸盘松动，再钳取出虫体。

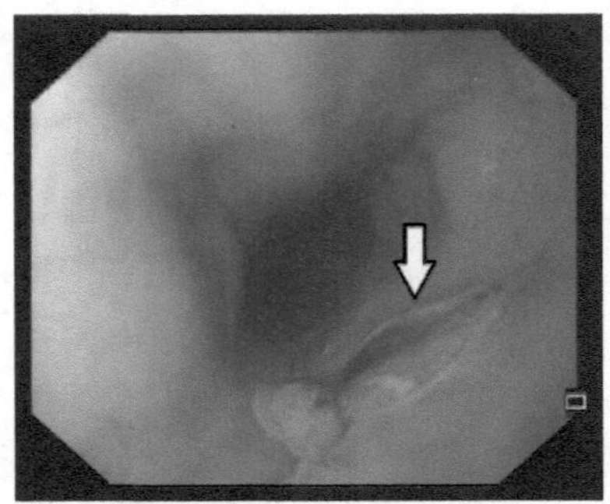

图 96　电子胃镜显示在食管内移行的水蛭

［图片来源：Figueiredo C，Alves J，Carvalho C，et al. An unusual cause of chest discomfort：case report of oesophageal hirudiniasis. J Parasit Dis，2017，41（2）：596－598.］

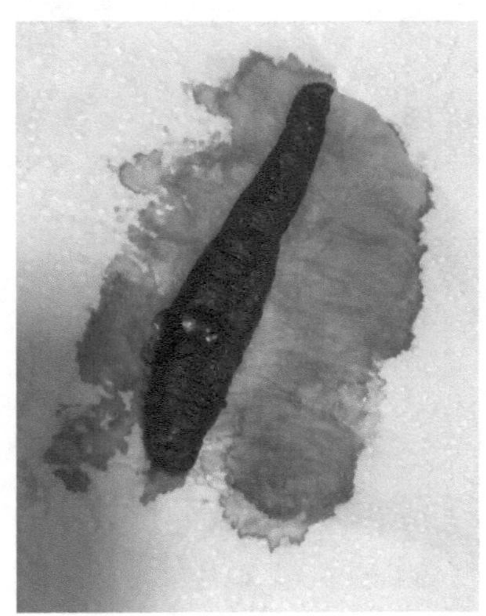

图 97　患者口腔内移行并排出的水蛭

［图片来源：Figueiredo C，Alves J，Carvalho C，et al. An unusual cause of chest discomfort：case report of oesophageal hirudiniasis. J Parasit Dis，2017，41（2）：596－598.］

病例点评

水蛭，又称蚂蟥，是一类营自生生活、有强烈吸血习性的环节动物。人体水蛭病大多为散发病例。本病多发生在夏秋季水蛭活动

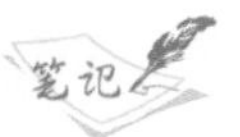

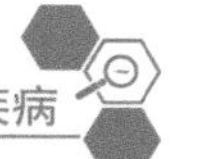

和繁殖频繁的季节。预防本病的方法主要在于不进入可能有水蛭的水体内；经过水体时应扎紧衣裤角、上岸后检查有无水蛭吸附；野外宿营应选择较为干燥地带；不喝生水等措施。

参考文献

[1] Kani H T, Aydin Y, Yalcin N, et al. Hypopharyngeal hirudiniasis presenting as hematemesis. Endoscopy, 2014, 46 (1): 550.

[2] Datta B, Sarkar A N, Ghosh M K. Vesical hirudiniasis: a rare case report. Urol J, 2011, 8 (3): 242 - 243.

[3] Figueiredo C, Alves J, Carvalho C, et al. An unusual cause of chest discomfort: case report of oesophageal hirudiniasis. J Parasit Dis, 2017, 41 (2): 596 - 598.

055 蝇蛆病（皮肤型）一例

病历摘要

患者男性，45 岁。主诉“背部多发肿块 3 周”。患者 3 周前后背部逐渐出现多发肿块，起初较小，然后逐渐增大，每一肿块中央隆起，伴有疼痛，患者自行使用抗感染软膏涂抹治疗后效果不佳，此次为进一步诊治就诊于我院。患者起病以来饮食可、睡眠差，精神差、体力体重无变化，二便正常。

流行病学史：患者居住条件不佳，常有蚊蝇存在。

体格检查：患者后背部多发圆形或者类圆形病灶，直径为 1.0～1.5cm，部分病灶中央凸起，内有虫体蠕动，病灶周围红肿明显（图 98）。

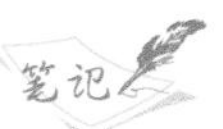

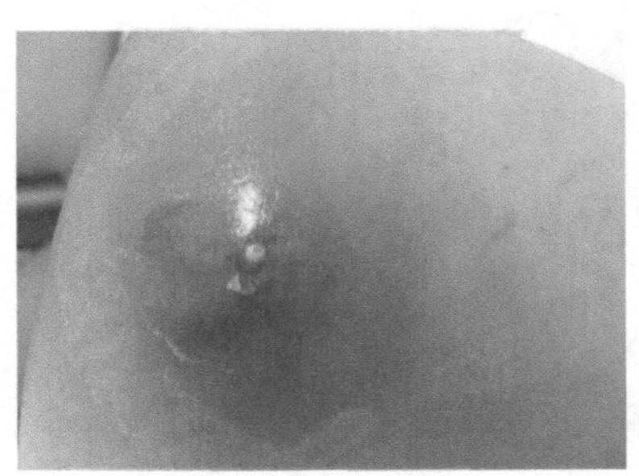

图 98　寄生在皮下的蝇蛆

实验室及影像学检查

（1）血常规：WBC $13.34\times10^9/L$，NE $8.45\times10^9/L$，EO $4.5\times10^9/L$，HGB 112g/L，PLT $128\times10^9/L$。

（2）诊疗过程：每一患处使用 5% 利多卡因皮下局部麻醉后，切开包块，取出虫体后包扎止血。局部涂抹抗感染软膏。

（3）虫体送实验室鉴定为蝇 1 龄幼虫。

诊断：皮肤蝇蛆病。

治疗：红霉素软膏，涂患处，2～3 次/日，5～7 日。

病例分析

根据患者病史及居住环境，并从患处取出虫体，送实验室鉴定为蝇 1 龄幼虫。蝇蛆病诊断明确。

蝇蛆病（myiasis）由蝇类幼虫寄生于人体组织或器官引起的疾病。临床表现因蝇种和寄生部位不同而异。

旅行归来者中蝇蛆病最常表现为疖性蝇蛆病，由人肤蝇(Dermatobia hominis,又称马蝇)和嗜人瘤蝇(Cordylobia anthropophaga,又称盾波蝇)引起。幼虫钻入皮肤并在皮下组织中生长发育。通常，一个病灶内可见 1 只幼虫（图 98）。患者可能存在多个病灶（每个

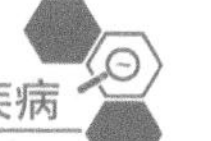

病灶中含 1 只幼虫），盾波蝇尤其如此。

患者通常会感觉到有较为明显的昆虫叮咬，叮咬部位会随时间推移而缓慢增大，形成一个直径为 1～3cm 的结节。皮损处可排出少量血液性液体。患者可能会有刺激感、爬行感或发作性刺痛感。

蝇蛆病是幼虫以宿主组织为食，引起宿主发病。依据寄生部位，蝇蛆病可以分为皮肤型、眼型、耳鼻咽和口腔型、胃肠型、泌尿生殖道型及创伤型。其中皮肤蝇蛆病的主要表现出高出皮面的游走性风团状正常皮色或红色肿块，肿块逐渐增大，瘙痒加剧，自觉有虫蠕动感。肿块常可移动，肿胀加剧时中央出现紫红色血性小疱，破溃后可排出幼虫。

完整去除整个幼虫可治愈本病，但继发性细菌感染可使本病情况变得复杂。有一些方法能成功地去除整只幼虫，包括封堵开口处（例如，使用凡士林胶或培根条），当幼虫拱起腹部接触空气时轻轻地取出整只幼虫（图99）。

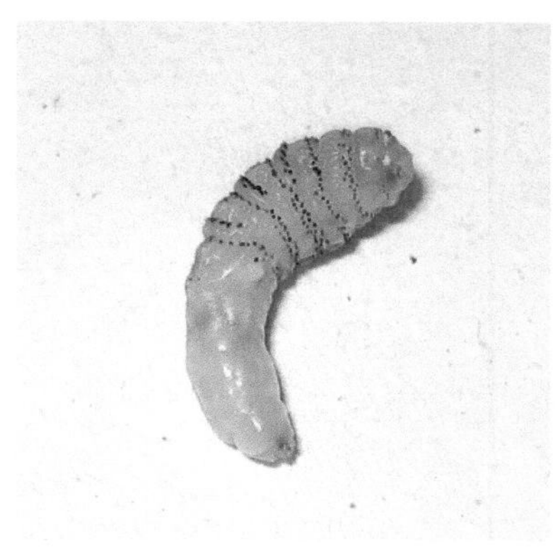

图 99　皮肤切开取出的完整蝇 1 龄幼虫

［图片来源：Boggild A K，Keystone J S，Kain K C. Furuncular myiasis：a simple and rapid method for extraction of intact Dermatobia hominis larvae. Clin Infect Dis. 2002，35（3）：336.］

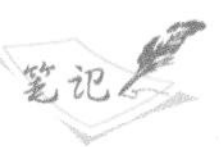

病例点评

皮肤蝇蛆病主要由于蝇幼虫钻入皮下而表现为皮肤散在的疖样肿块及游走性皮下肿块。皮下肿块需要与皮肤肿瘤、淋巴瘤、淋巴样肿等疾病相鉴别。因此，预防蝇蛆病的主要手段在于灭蝇。

参考文献

[1] Graveriau C, Peyron F. Cutaneous myiasis. Travel Med Infect Dis, 2017, 16: 70 –71.

[2] Villwock J A, Harris T M. Head and neck myiasis, cutaneous malignancy, and infection: a case series and review of the literature. J Emerg Med, 2014, 47 (2): 37 –41.

[3] Boggild A K, Keystone J S, Kain K C. Furuncular myiasis: a simple and rapid method for extraction of intact Dermatobia hominis larvae. Clin Infect Dis, 2002, 35 (3): 336.

056 皮肤幼虫移行症（匍型疹）一例

病历摘要

患者女性，32 岁。主诉“右足背线性皮疹 3 日”。患者 3 日前在海滩游玩后右侧足背逐渐出现红色线性皮疹，伴瘙痒，皮疹位置每日有所变化，患者使用抗过敏软膏治疗后未见明显好转。病程中患者无发热恶心呕吐及腹痛腹泻，此次为进一步诊治就诊于我院。

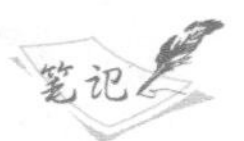

患者起病以来饮食可、睡眠差，精神可、体力体重无变化，二便正常。

流行病学史：患者症状出现前一周曾前往泰国旅行，期间曾在海滩赤足停留。

体格检查：患者右侧足背可见弯曲线性皮疹，突出表面，局部红肿，界限清楚，皮温不高。

实验室及影像学检查

（1）血常规：WBC 12.58 × 10^9/L，NE 7.25 × 10^9/L，EO 2.5 × 10^9/L，HGB 123g/L，PLT 184 × 10^9/L。

（2）足背皮疹处皮肤活检，送病理见：病灶内可见线虫虫体结构，周边大量嗜酸性粒细胞浸润，外周散在可见 Charcot – Leyden 结晶。

诊断：皮肤幼虫移行症。

治疗：阿苯达唑 400mg/次，3 次/日，共 10 日。

转归：患者药物治疗 1 周后线性皮疹颜色变淡，2 周后皮疹消失。

病例分析

根据患者病史及流行病学史（在泰国海滩赤足），特别是病灶处活检病理结果，皮肤幼虫移行症诊断明确。

皮肤幼虫移行症（cutaneous larva migrans，CLM）是一种由游走性红色线性轨迹或匐行性皮肤轨迹组成的临床综合征。CLM 最常见的原因是人体感染了狗或猫钩虫的幼虫，这类钩虫包括巴西钩口线虫（*Ancylostoma braziliense*）或犬钩口线虫（*Ancylostoma caninum*）；CLM 也可由其他动物寄生虫（并非自然疫源性人体寄生虫的幼虫

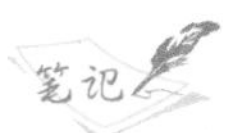

引起。由动物钩虫引起的 CLM 通常称作钩虫相关的皮肤幼虫移行症（hookworm – related cutaneous larva migrans，HrCLM）。匐行疹是皮肤幼虫移行症（cutaneous larva migrans，CLM）的另一种说法。

HrCLM 是由寄生于狗、猫、牛、羊等动物的钩虫幼虫侵入人体皮肤，并在皮肤内向前移行，形成红色略高于皮面、蜿蜒蛇形的皮肤损害。幼虫进入皮下 2 ~ 3 天后幼虫开始爬行，1 周左右发展成不规则的红色细线状略隆起皮面的匍行性损害，末端可形成硬结或水疱（图 100）。皮肤损害多发于手、足、小腿等与泥土经常接触的部位，少数患者可发于鼻部、口腔黏膜及结膜等处。患者自觉局部瘙痒或有刺痛感。

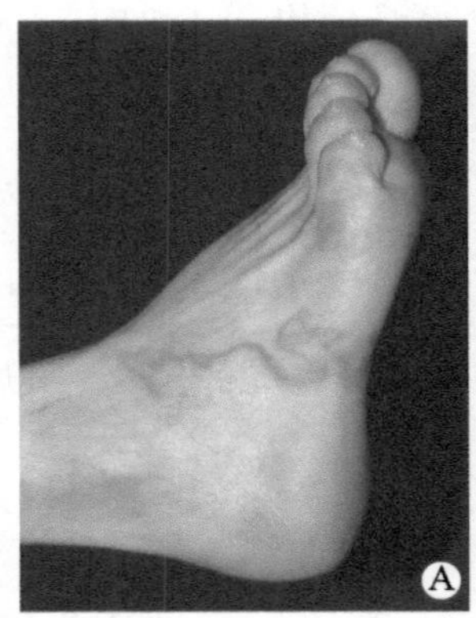

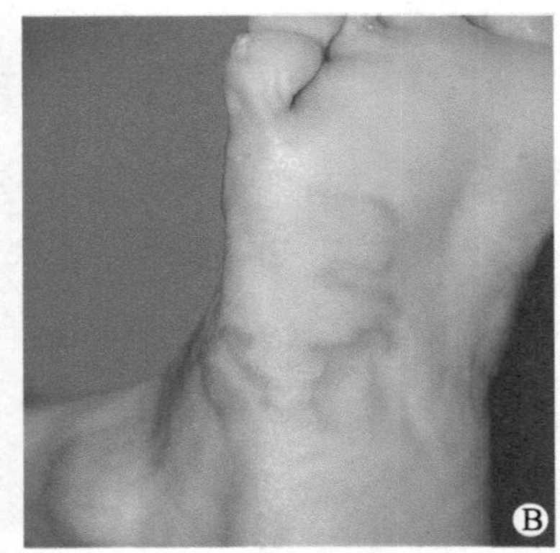

图 100　右足背部的皮肤幼虫移行症

［图片来源：Ma D L，Vano – Galvan S. Images in clinical medicine. Creeping Eruption—Cutaneous Larva Migrans. N Engl J Med，2016，374（14）：16.］

人类皮肤直接接触被钩虫感染的动物（通常为狗或猫）的排泄物污染的土壤、沙子或其他物质后会导致感染。接触后皮肤出现线状、单发或多发，略高于皮面，局部可形成硬结的丘疹、丘疱疹或红斑等损害，血中嗜酸性粒细胞增高的患者应怀疑是否有本病的可能。皮肤活检可见虫体且皮疹部位有大量嗜酸性粒细胞浸润。伊维菌素、阿苯达唑是治疗本病的主要药物。

笔记

病例点评

HrCLM 是由于钩蚴侵入皮下引起的皮肤感染。本病以四肢感染多见，本病应与皮下囊虫病、皮肤裂头蚴病等相鉴别。幼虫血行播散至肺部是一种罕见的 HrCLM 感染的并发症。最常见的表现是在幼虫穿透皮肤后大约 1 周开始出现干咳。咳嗽通常持续 1 ~ 2 周，但罕见情况下可持续长达 9 个月。预防 HrCLM 关键在于个人防护：减少赤足着地、不在钩虫病流行海滩赤足行走是避免 HrCLM 的主要措施。

参考文献

[1] Monsel G, Caumes E. Recent developments in dermatological syndromes in returning travelers. Curr Opin Infect Dis, 2008, 21 (5): 495.

[2] Ma D L, Vano - Galvan S. Images in clinical medicine. Creeping Eruption—Cutaneous Larva Migrans. N Engl J Med, 2016, 374 (14): 16.

[3] Tan S K, Liu T T. Cutaneous larva migrans complicated by Löffler syndrome. Arch Dermatol, 2010, 146 (2): 210.

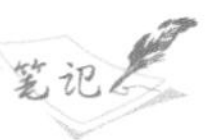

特殊微生物感染

057 布鲁氏菌病（波状热）一例

病历摘要

患者男性，56 岁。主诉“间断发热伴多汗 2 月余”。患者 2 个月前在给羊接生后逐渐出现发热，体温最高 39℃，晨起体温较低，午后体温升高，伴有明显肘、肩、膝关节等大关节酸痛，以及夜间盗汗，不伴有咳嗽咳痰及腹痛腹泻，患者就诊当地医院，查血常规 WBC 7.29 $\times 10^9$/L，NE 4.51 $\times 10^9$/L，LY 2.28 $\times 10^9$/L，HGB 101g/L，PLT 204 $\times 10^9$/L，CRP 66mg/L；ESR 70mm/h；痰涂片未见抗酸杆

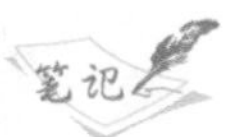

菌，痰培养未生长细菌，PPD 试验阳性，T 淋巴细胞 IFN－γ 释放试验均阴性，胸片见双侧肺纹理增粗。当地医院给予患者异烟肼、利福平及比嗪酰胺抗痨试验性治疗 1 月，患者发热、关节酸痛及多汗有所减轻，但仍未完全缓解，此次为进一步诊治就诊于北京友谊医院。患者患病以来饮食可、睡眠差，精神差、体力体重明显下降，二便正常。

流行病学史：患者家中饲养牛羊史 5 年余，2 个月前在给家畜接生，未穿戴手套及无个人防护。

体格检查：患者双肺呼吸音粗糙，未见明显干湿啰音，双腋下及腹股沟可、淋巴结肿大。心脏及腹部体检未见明显异常。

实验室及影像学检查

（1）血常规 WBC 7.29×10^9/L，NE 4.51×10^9/L，LY 2.28×10^9/L，HGB 101g/L，PLT 204×10^9/L，CRP 66mg/L。

（2）血沉 70mm/h。

（3）痰涂片未见抗酸杆菌，痰培养未生长细菌。

（4）PPD 试验阳性。

（5）T 淋巴细胞 IFN－γ 释放试验：阴性。

（6）胸片：双侧肺纹理增粗。

（7）血培养：马耳他布鲁氏菌阳性。

（8）患者入院后查布鲁氏菌凝集试验 1∶400；布鲁氏菌虎红试验：阳性。

诊断：布鲁氏菌病（波状热）。

治疗：①多西环素 100mg/次，2 次/日（首次加倍）；②利福平 600mg/日，1 次/日；共计 6 周。

转归：给予患者口服多西环素联合利福平治疗，3 天后体温逐渐下降至正常。6 周后复查血常规和 CRP，血沉均正常，肝肾功能均正常。

病例分析

患者临床以发热、大关节痛和多汗为主要临床表现，结合流行病学史饲养牛、羊多年，不戴手套给羊接生，以及实验室检查布鲁氏菌虎红实验阳性，血培养为马耳他布鲁氏菌，布鲁氏菌病（波状热）诊断明确。

布鲁氏菌病（Brucellosis），又称马尔他热或波状热，由布鲁氏菌（Brucella）感染引起的一种人畜共患的自然疫源性传染病。通过接触感染动物（如绵羊、牛、山羊、猪或其他动物）的体液传播，或来源于感染动物的食物制品（如未经巴氏消毒的牛奶和奶酪）而传播至人。大部分人体布鲁氏菌感染都是由羊种布鲁氏菌引起。牛种布鲁氏菌、猪种布鲁氏菌和犬种布鲁氏菌也能导致人类感染。

布鲁氏菌属是短小的革兰阴性需氧球杆菌，无荚膜。布鲁氏菌的生长需要复杂的培养基和条件。其可在自然环境中存活数周，其对热、最常用的消毒剂和巴氏消毒法都敏感。全球有近 170 个国家和地区的人畜中存在布鲁氏菌，主要的流行区包括地中海盆地、波斯湾和印度次大陆的国家，以及墨西哥及中美洲和南美洲的部分地区。家畜宿主可携带多种不同的布鲁氏菌：牛种布鲁氏菌存于牛中、羊种布鲁氏菌存于山羊、绵羊和骆驼中，而猪种布鲁氏菌存于猪中。

人可通过下列方式感染布鲁氏菌：经伤口或皮肤破损处直接接种；结膜直接接种；吸入感染性气溶胶；摄入污染食物。同时，布鲁氏菌病也是最常被报道实验室获得性细菌感染之一。

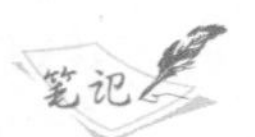

人布鲁氏菌病的主要症状特点为长期发热、多汗、关节痛及

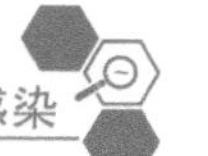

肝脾肿大等。有些病例还出现肺部、胃肠道、皮下组织、睾丸、附睾、卵巢、胆囊、肾及脑部感染。部分患者由于布鲁氏菌在人体中产生菌血症和毒血症，累及各个器官，慢性期多侵及脊柱和大关节。运动系统除侵及脊柱外还可侵及骶髂关节、髋关节、膝关节、肩关节。

若临床表现为发热、盗汗及关节酸痛的患者有上述的流行病学史且布鲁氏菌凝集试验、虎红实验等检查为阳性的应高度注意本病的可能。WHO 推荐多西环素联合利福平（利福喷汀）或多西环素联合链霉素进行治疗。如果不能使用上述药物或效果不佳，可采用多西环素联合复方磺胺甲噁唑或多西环素联合喹诺酮类药物进行治疗。

病例点评

布鲁氏菌病是布鲁氏菌侵入人体后在吞噬细胞内分离繁殖再周期性的释放入血引起的人兽共患病。本病的患病人群主要在于兽医、牧工、皮革厂的工人，乳肉加工人员及实验室工作人员等，但生食或者半生食肉类、奶类也有感染布鲁氏菌的可能。因此，做好个人防护，防止通过呼吸道、消化道或密切接触等方式传播本病，同时及时处理病畜及其排泄物并加强其粪便管理及定期免疫都是预防本病的重要方法。

参考文献

[1]《中华传染病杂志》编辑委员会．布鲁菌病诊疗专家共识．中华传染病杂志，2017，35（12）：705－710.

[2] Skalsky K，Yahav D，Bishara J，et al. Treatment of human brucellosis：systematic review and meta－analysis of randomised controlled trials. B M J，

2008, 336 (7646): 701.

[3] Mantur B G, Amarnath S K, Shinde R S. Review of clinical and laboratory features of human brucellosis. Indian J Med Microbiol, 2007, 25 (3): 188.

058 布鲁氏菌病脊柱炎一例

病历摘要

患者男性，42 岁。主诉“间断腰痛半年余”。患者 6 个月前无明显诱因逐渐出现腰痛，晨起较轻，午后加重，活动不受限。起初患者未在意，此后症状逐渐加重，就诊当地医院考虑腰椎间盘突出，给予患者静脉点滴药物治疗及多疗程康复治疗后患者症状未见明显减轻，患者此次为进一步诊治就诊于我院。患者起病以来饮食可、睡眠差，精神差、体力体重明显下降，二便正常。

流行病学史：患者从事皮毛加工及销售工作，就诊半年前曾出现发热，持续 2 ~ 3 周后逐渐好转。

体格检查：患者心肺腹部体检未见明显异常，腰椎活动明显受限，局部按压疼痛。

实验室及影像学检查

(1) 血常规 WBC 4.12×10^9/L，NE 2.1×10^9/L，LY 1.8×10^9/L，HGB 122g/L，PLT 208×10^9/L，CRP 45mg/L。

(2) 血沉 29mm/h。

(3) 布鲁氏菌凝集试验 1∶200。

（4）布鲁氏菌虎红实验：阳性。

（5）腰椎 MR：见腰 1、腰 4 及腰 5 椎体前上缘及邻近锥小关节可见斑片状异常信号，与邻近肌肉相比，T_1WI 上呈稍低信号，T_2WI 上呈等或稍高信号，增强扫描见明显强化（图 101）。

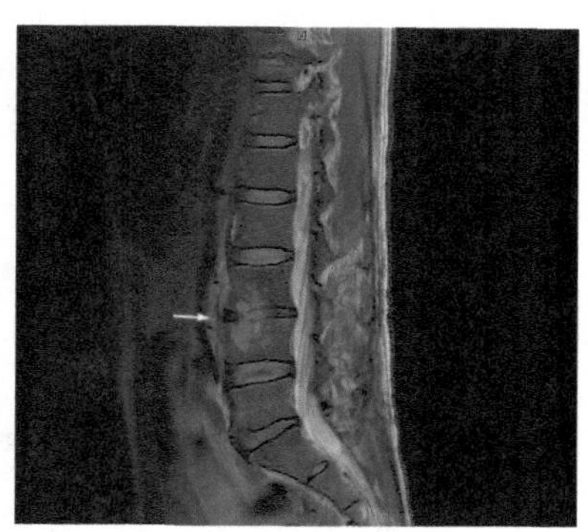

注：箭头所指为腰 3、腰 4 椎体破坏，形成局部脓肿

图 101　布氏杆菌脊柱炎腰椎核磁共振检查

诊断：布鲁氏菌病脊柱炎。

治疗：①多西环素 100mg/次，2 次/日；②利福平 600mg/日，1 次/日；1 个疗程共计 6 周。

转归：考虑布鲁氏菌病脊柱炎，给予患者口服多西环素 100mg/次，2 次/日，联合利福平 600mg/日，每日 1 次治疗，体温逐渐下降至正常。经过 2 年的治疗，患者腰椎病灶完全好转。

病例分析

根据患者病史（发热、腰痛）、流行病学史（皮毛加工）、实验室检查（布鲁氏菌虎红实验：阳性）及影像学检查（腰椎 MRI），布鲁氏菌病脊柱炎诊断明确。

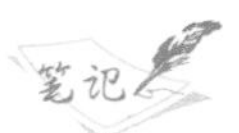

布鲁氏菌病脊柱炎（Brucellosis spondylitis）是布鲁氏菌侵犯脊柱引起布鲁氏菌病性脊柱炎。常常累及各个椎体、椎间盘、椎旁软组织及硬膜外腔等部位。研究表明布鲁氏菌病性脊柱炎最常发生在腰椎（约 60%），特别是腰 4 及腰 5 水平。其次是胸椎（约 19%）及颈椎（约 12%）。患者主要表现为受侵部位出现持续性腰痛及下背痛，局部压痛，叩击痛，伴肌肉痉挛，脊柱活动受限，常处于固定姿势，有时局部淋巴结破溃后，出现腰大肌脓肿，甚至可因硬膜外脓肿而致截瘫。病变在脊柱不同部位表现相应神经根放射痛或脊髓受压症状。

临床上有感染布鲁氏菌病流行病学史，有脊柱炎及关节炎表现且有实验室关于布鲁氏菌感染证据及影像学表现的需要考虑本病的可能。使用多西环素联合利福平、链霉素、复方磺胺甲噁唑或者喹诺酮类药物进行治疗，若患者使用药物连续治疗 6 周未见明显好转者，具有下列指征应考虑手术治疗：①椎旁脓肿或腰大肌脓肿；②椎间盘破坏；③脊柱不稳定；④脊髓或神经根受压；⑤伴有其他细菌混合感染者。

病例点评

布鲁氏菌性骨关节受累是布鲁氏菌病最常见的表现。骶髂关节和下肢大关节最常受累。脊柱炎是布鲁氏菌病的一种严重并发症，更常发生于年龄较大的患者，以及接受治疗前病程较长的患者。与胸椎和颈椎相比，腰椎更常受累。布鲁氏菌脊柱炎患者可能会发生脊椎旁、硬膜外和腰肌脓肿。预防布鲁氏菌感染的方法同样适用于布鲁氏菌性脊柱炎。

参考文献

[1] Jia B，Zhang F，Lu Y，et al. The clinical features of 590 patients with brucellosis in Xinjiang，China with the emphasis on the treatment of complications. PLoS Negl Trop Dis，2017，11（5）：e0005577.

[2] Li T，Li W，Du Y，et al. Discrimination of pyogenic spondylitis from brucellar spondylitis on MRI. Medicine（Baltimore），2018，97（26）：e11195.

059 肺孢子菌肺炎一例

病历摘要

患者男性，58 岁。主诉“间断发热 1 周”。患者淋巴瘤化疗期间无明显诱因 1 周前出现发热，体温最高 39℃，明显咳嗽但无咳痰，伴有明显喘息，患者此次为进一步诊治就诊于我院。患者起病以来饮食可、睡眠差，精神差、体力体重明显下降，二便正常。

流行病学史：患者 3 年前由于淋巴结肿大确诊淋巴瘤，并经多轮化疗。

体格检查：患者双肺呼吸音粗糙，双下肺明显干啰音，局部呼吸音低，未及湿啰音。

实验室及影像学检查

（1）血常规 WBC 3.38×10^9/L，GR 2.4×10^9/L，LY 1.2×10^9/L，HGB 125g/L，PLT 288×10^9/L，CRP 67mg/L。

（2）胸部 CT 示：双肺弥漫磨玻璃密度影，伴小叶间隔增厚，

双肺另可见散在薄壁圆形囊腔。双肺上叶为著。

（3）肺支气管肺泡灌洗液：六胺银染色可见 8 核肺孢子菌包囊（图 102）；聚合酶链式反应显示肺孢子菌扩增阳性。

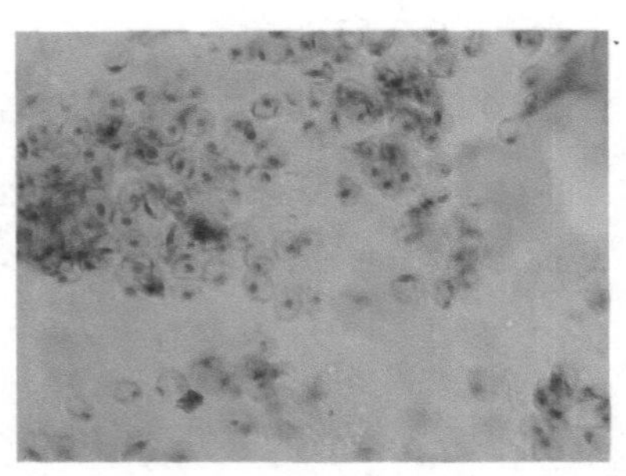

图 102　肺泡灌洗液六胺银染色可见 8 核肺孢子菌包囊（油镜，×1000）

诊断： 肺孢子菌肺炎。

治疗： 复方磺胺甲噁唑 2 片/次，4 次/日 ×3 周。

转归： 给予患者复方磺胺甲噁唑 2 片/次，4 次/日，并给予患者吸氧、雾化吸入等对症支持治疗，标准疗程为 3 周，患者体温逐渐下降至正常，复查胸部 CT 见双肺弥漫磨玻璃密度影较前吸收，小叶间隔较前变薄。

病例分析

患者属于免疫功能低下人群（淋巴瘤患者多次化疗），临床出现发热、咳嗽喘憋，结合胸部 CT 结果，特别是肺支气管肺泡灌洗液经六胺银染色可见 8 核肺孢子菌包囊；聚合酶链式反应显示肺孢子菌扩增阳性。肺孢子菌肺炎诊断明确。

肺孢子菌肺炎（Pneumocystis pneumonia，PCP）是一种发生于免疫功能受损个体中的感染，可能会危及患者生命。感染人类的肺孢子

笔记

菌（Pneumocystis）菌种的命名已从卡氏肺孢子菌（*Pneumocystis carinii*）更改为耶氏肺孢子菌（*Pneumocystis jirovecii*），目前统称为肺孢子菌。

肺孢子菌肺炎是由肺孢子菌引起的间质性浆细胞性肺炎，为条件性肺部感染性疾病。本病 20 世纪 50 年代前仅见于早产儿、营养不良婴儿，近 10 年来随着免疫抑制剂的应用，肿瘤化疗的普及，尤其是 HIV 感染的出现，发病率明显上升。患者表现可先逐渐出现咳嗽，呼吸困难，症状呈进行性加重，未经治疗病死率为 20%～50%。部分患者起病较急，开始时干咳，迅速出现高热、气促、发绀，肺部体征甚少，可有肝脾肿大。

临床上对高危人群结合临床表现和 X 线等影像检查可考虑诊断（图 103），病原学检查可以确诊，痰找病原体阳性率较低，可用 3% 高渗盐水雾化后诱导咳痰。支气管肺泡灌洗和经纤维支气管镜肺活检阳性率可达 80%～100%。支气管肺泡灌洗可以与解剖检查同期发现肺孢子菌，可用于早期诊断。对于肺孢子菌肺炎的患者复方磺胺甲异恶唑是首选的治疗药物，但是对于磺胺药物过敏的患者

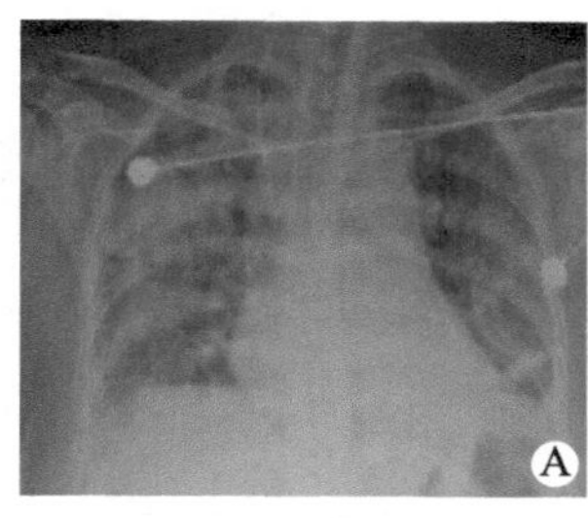

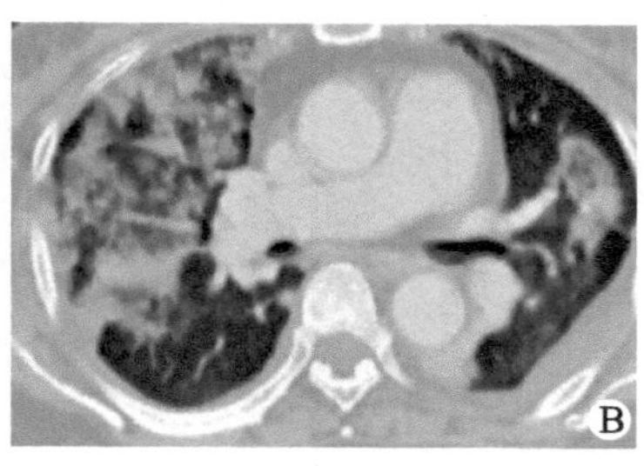

注：A：双肺 X 线平片可见弥漫浸润性的病灶；B：肺 CT 平扫可见间质病变，弥漫磨玻璃密度影及散在薄壁圆形囊腔的特征性表现

图 103　肝移植术后患者感染肺孢子菌肺炎胸部 X 线及 CT 平扫

［图片来源：Nugroho A，Lee K W，Kim H，et al. Challenging Alveolar Hemorrhage Complicating Pneumonia After Liver Transplantation：A Case Report. Transplant Proc，2018，50（10）：4046－4049.］

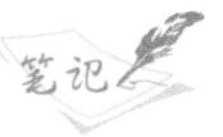

可以考虑使用喷他脒、克林霉素 - 氯喹、阿托伐醌，以及棘白菌素类药物包括卡泊芬净、米卡芬净等进行治疗。

病例点评

肺孢子菌肺炎是免疫功能受损人群最常见的机会性感染，且为其主要致死原因之一。由于该病死亡率高，但早期治疗反应较好，多数可以得到恢复，故关键在于早期诊断和治疗。对于免疫功能低下的人群（包括 HIV 感染、肿瘤、器官移植等）应注意使用免疫抑制者与患者的隔离，防止交叉感染。对有发生卡氏肺孢子菌感染危险的患者，应用药物预防，可有效地防止潜在感染转变为临床疾病和治疗后复发。

PCP 是一种可能危及生命的感染，发生于免疫功能受损的个体（尤其是 HIV 感染者），但也可发生于造血干细胞移植和实体器官移植受者、癌症患者（特别是血液系统恶性肿瘤），以及接受糖皮质激素、化疗药物和其他免疫抑制药物的患者。

非 HIV 感染者中，发生 PCP 的最显著危险因素与糖皮质激素联用其他免疫抑制治疗（如环磷酰胺），以及有细胞介导免疫的其他缺陷。PCP 的典型表现为暴发性呼吸衰竭伴发热和干咳。相比之下，HIV 感染者中 PCP 通常呈惰性表现（图 104）。非 HIV 感染者中，PCP 的典型放射影像学特征为双侧的弥漫性间质浸润，但也可能观察到其他表现。

对于有 PCP 危险因素的患者，临床和放射影像学表现可以高度提示 PCP 的诊断。值得注意的是 β - D - 葡聚糖水平升高可用于支持 PCP 的诊断。

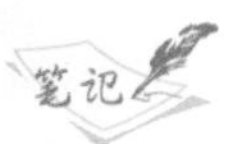

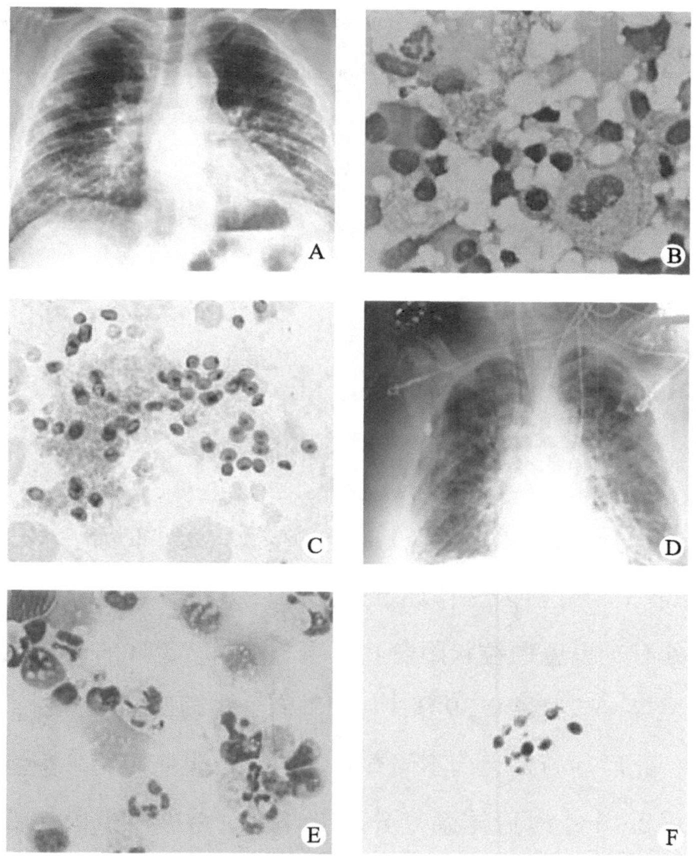

注：A：胸部平片见间质浸润性病变；B：肺泡灌洗液可见大量炎性细胞，包括淋巴细胞、巨噬细胞及中性粒细胞（瑞姬染色，×100）；C：肺泡灌洗液六胺银染色可见肺孢子菌包囊（×100）；D：肺孢子菌进展时胸部平片可见双肺弥漫浸润性病变并伴有肺损伤（×100）；E：进展期肺泡灌洗液可见大量炎性细胞，特别是中性粒细胞显著增加（瑞姬染色，×100）；F：肺泡灌洗液六胺银染色可见肺孢子菌包囊（×100）

图 104　AIDS 患者感染 PCP 影像学及病原学图

［图片来源：Thomas C F，Limper A H. Current insights into the biology and pathogenesis of Pneumocystis pneumonia. Nat Rev Microbiol，2007，5：298.］

参考文献

［1］Nugroho A，Lee K W，Kim H，et al. Challenging Alveolar Hemorrhage Complicating Pneumonia After Liver Transplantation：A Case Report. Transplant Proc，2018，50（10）：4046－4049.

[2] Thomas C F, Limper A H. Current insights into the biology and pathogenesis of Pneumocystis pneumonia. Nat Rev Microbiol, 2007, 5: 298.

060 莱姆病一例

病历摘要

患者男性，28 岁。主诉“进入灌木丛后间断发热伴皮疹 3 日”。患者 1 个月前因工作原因进入山西某地林区，返家后发现右侧腘窝处有个黑色颗粒状附着物，自行去掉。3 日前患者无明显诱因出现发热，体温最高 39℃，右侧腘窝处出现圆晕状红斑，起初范围较小，此后逐渐扩大，不伴有咳嗽咳痰及腹痛腹泻。患者口服退热药物后 2 ~ 3 小时后体温复升。患者此次为进一步诊治就诊北京友谊医院。患者起病以来饮食可、睡眠差，精神差、体力体重明显下降，二便正常。

流行病学史：患者为森林警察，因工作原因多次进入山西某地林区工作。1 个月前进入林区后，曾被“昆虫”叮咬右侧腘窝，患者自行去掉“昆虫”。

体格检查：患者心肺腹查体未见明显异常，右侧腘窝处可见圆环状红斑，与周围界限清晰，直径约为 3cm，按压不褪色，无触痛或者瘙痒感，双侧腹股沟淋巴结明显增大，直径约为 1.5cm。

实验室及影像学检查

（1）血常规：WBC 6.21 × 10^9/L，GR 4.4 × 10^9/L，LY 46.2%，单核比例 11.4%，HGB 127g/L，PLT 182 × 10^9/L，CRP 28mg/L。

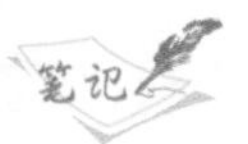

血沉 54mm/h。

（2）血伯氏疏螺旋体抗体：阳性。

（3）24 小时心电图及脑电图监测均正常。

（4）血样标本送国家疾病预防控制中心传染病控制所莱姆病实验室复核：伯氏疏螺旋体 IgM 抗体阳性，伯氏疏螺旋体 IgG 抗体阴性，Westen Blot 方法检测 10 种伯氏疏螺旋体特异蛋白其中 7 个条带阳性，PCR 检测伯氏疏螺旋体基因阳性。

诊断：莱姆病。

治疗：多西环素 100mg/次，2 次/日。头孢曲松钠每日 1g，每天 1 次静点。共 10 天。

转归：经过 1 个疗程治疗后，患者未再发热右侧腘窝处圆环状红斑明显变淡，趋于陈旧改变，双侧腹股沟淋巴结未及肿大。

病例分析

患者有在林区工作史，并发现右侧腘窝处有个黑色颗粒状附着物，自行去掉。后出现高热及圆晕状红斑，根据上述病史及流行病学史，实验室检查莱姆 IgM 抗体阳性，聚合酶链式反应检测莱姆病基因阳性，莱姆病诊断明确。

莱姆病（Lyme Disease）是一种以蜱为媒介的螺旋体感染性疾病，是由伯氏疏螺旋体所致的自然疫源性疾病。

莱姆病是美国、加拿大和欧洲最常见的蜱传播疾病。这是一种细菌性感染，由疏螺旋体科（*Borreliaceae*）中的 6 种螺旋体引起。在北美，感染主要由伯氏疏螺旋体（*B. burgdorferi*）引起，而较少情况下，美国上中西部地区（upper mid – West）的感染由梅奥疏螺旋体（*B. mayonii*）引起。在欧洲和亚洲，感染主要由阿氏疏螺旋

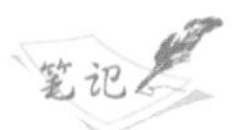

体（*B. afzelii*）或伽氏疏螺旋体（*B. garinii*）引起，较少情况下由伯氏疏螺旋体引起，极少情况下由斯柏曼疏螺旋体（*B. spielmanii*）或巴伐利亚疏螺旋体（*B. bavariensis*）引起。莱姆病的临床表现较广泛，且疾病严重程度不同的部分原因是感染病原体种类的差异。

莱姆病的临床表现取决于疾病的阶段：早期局部性病变，早期播散性病变，晚期病变。主诉症状如下：游走性红斑占89%（其中单个游走性红斑占66%，多发性游走性红斑占23%）；关节炎占7%；面神经麻痹占3%；无菌性脑膜炎占1%；心脏炎占0.5%。世界各地发生的莱姆病的基本特征相似，但是存在地域差异，这些差异主要存在于美国发现的莱姆病与欧洲、亚洲发现的莱姆病之间。

早期以皮肤慢性游走性红斑为特点，常伴有乏力、畏寒发热、头痛、恶心、呕吐、关节和肌肉疼痛等症状，亦可出现脑膜刺激征；局部和全身淋巴结可肿大；偶有脾大、肝炎、咽炎、结膜炎、虹膜炎或睾丸肿胀。第二期及第三期可出现神经、心脏或关节病变。神经系统病变表现为脑膜炎、脑神经炎、舞蹈症、小脑共济失调，出现脑膜刺激征、昏迷、面瘫或三叉神经痛等。心脏病变则表现为房室传导阻滞、心肌炎、心包炎或全心炎等。关节病变表现为多累及大关节，尤其是膝关节，反复发作肿胀、疼痛，10%的患者可转变为慢性关节炎（图105）。

临床上若是被蜱叮咬后出现皮肤游走性红斑或者出现神经系统、循环系统，以及关节病变的患者需要考虑莱姆病的可能（图106）。推荐使用多西环素、阿莫西林或者头孢呋辛等治疗莱姆病患者。

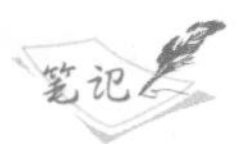

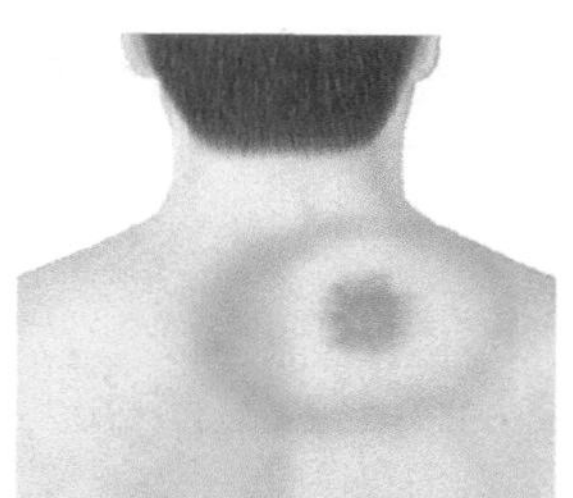
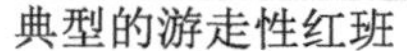
典型的游走性红斑

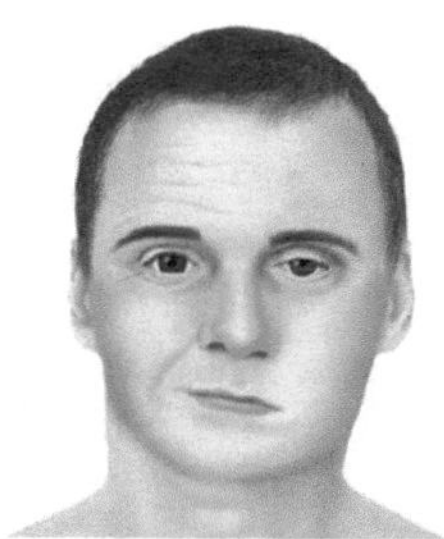
左侧面肌麻痹

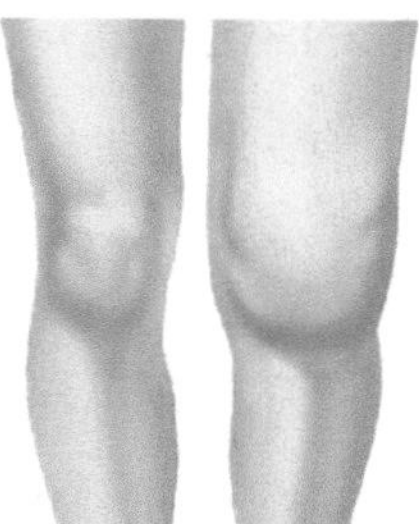
左膝关节肿胀

图 105　莱姆病各期示意

［图片来源 Reproduced from：Centers for Disease Control and Prevention. DPDx：Strongyloidiasis. Available at：https://www.cdc.gov/lyme/signs_symptoms/index.html.］

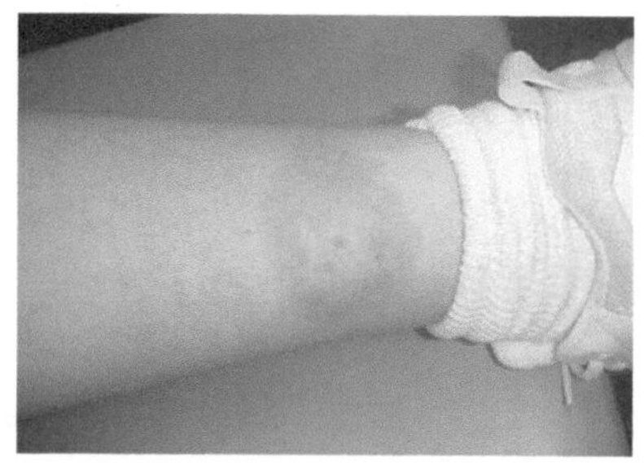

图 106　游走性红斑病变（病变中央为蜱叮咬部位）

［图片来源：Hu L T. Lyme Disease. Ann Intern Med，2016，164（9）：65－80.］

病例点评

莱姆病是一种以蜱虫为媒介的螺旋体感染性疾病。本病分布广、传播快、致残率高，世界五大洲 70 多个国家均有莱姆病的报告，而且发病率和发病区域呈迅速上升和扩大的趋势。易于感染莱姆病的人群相当普遍，以青壮年居多。因此，在野外活动时需要做好个人防护，扎紧袖口和裤腿；尽量避免在蜱类主要栖息地如草地、树林等环境中长时间坐卧，裸露的皮肤涂抹驱避剂（如含有避

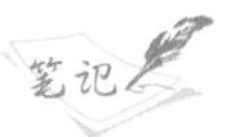

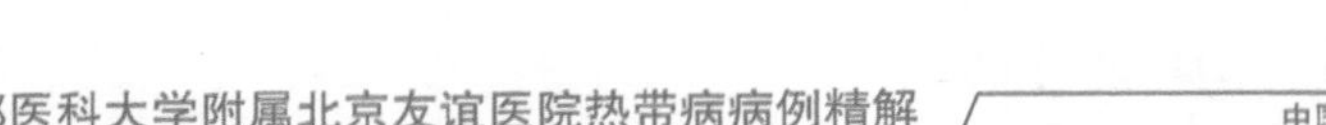

蚊胺的驱避剂）；还要在户外活动后及时检查身体有否蜱叮咬，若发现有蜱叮咬时，及早将其除去，并及时就医进行评估。

参考文献

[1] Stanek G, Wormser G P, Gray J, et al. Lyme borreliosis. Lancet, 2012, 379 (9814): 461.

[2] Hu L T. Lyme Disease. Ann Intern Med, 2016, 164 (9): 65 - 80.

[3] Djukic M, Schmidt - Samoa C, Nau R, et al. The diagnostic spectrum in patients with suspected chronic Lyme neuroborreliosis—the experience from one year of a university hospital's Lyme neuroborreliosis outpatients clinic. Eur J Neurol, 2011, 18 (4): 547 - 55.

061 钩端螺旋体病一例

病历摘要

患者男性，57 岁，浙江人。主诉“间断发热伴全身肌肉酸痛 3 日”。患者 3 日前下田劳作后出现发热，体温最高 39℃，伴有明显乏力、纳差及全身肌肉酸痛，以双小腿肌肉酸痛为主，无咳嗽咳痰及腹痛腹泻。患者自行口服退热药后症状未见明显缓解。患者就诊当地医院查血常规血小板偏低，PLT 3.2×10^9/L；给予对症治疗后患者症状未见好转。患者此次为进一步诊治就诊于我院。患者起病以来饮食可、睡眠差，精神差、体力体重明显下降，二便正常。

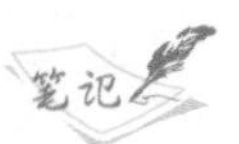

流行病学史：患者出现症状前曾在稻田劳作，正值雨季，稻田

中鼠害较重。

体格检查：患者心肺腹查体未见明显异常，双下肢腓肠肌压痛明显，双侧腹股沟淋巴结肿大，直径为1.0～1.5cm，双下肢病理反射未引出。

实验室及影像学检查

（1）血常规 WBC 7.5×10^9/L，NE% 90%，HGB 107g/L，PLT 49×10^9/L，CRP 29mg/L。ESR 43mm/h。

（2）血培养：未见细菌生长。

（3）钩端螺旋体凝集试验1：400。

诊断：钩端螺旋体病。

治疗：青霉素G 5万单位/次，每8小时1次；逐渐增量至120万单位/次，每8小时1次。加用地塞米松5～20mg/日。

病例分析

根据患者临床表现、流行病学史及实验室检查钩端螺旋体凝集实验1：400阳性，钩端螺旋体病诊断明确。

钩端螺旋体病（Leptospirosis）是由各种不同型别的致病性钩端螺旋体所引起的一种急性全身性感染性疾病，临床表现多变，属自然疫源性人畜共患疾病。由钩端螺旋体属（Leptospira）中致病的螺旋体引起。该病的同义词包括Weil病、Weil－Vasiliev病、猪饲养员病、稻田热、水传热、七日热、砍蔗员热、沼地热、泥土热、斯图加特病和犬钩端螺旋体病。

钩端螺旋体为螺旋状的需氧螺旋体，运动活泼，每个细胞有18个或更多的螺旋。常规实验室染色方法对钩端螺旋体的染色效果较差，而观察效果最好的方法是暗视野显微镜、银染或荧光显微镜。

通过菌体末端独特的“问号形”钩状结构，就可在形态上将钩端螺旋体与其他螺旋体相区分。

人类感染常常是因为暴露于环境传染源，如动物尿液、污染的水或土壤，或感染动物的组织。病原体侵入的途径包括皮肤的切口或擦伤、黏膜或结膜。罕见的情况下，摄入尿液污染的食物或吸入气溶胶也会感染钩端螺旋体。也可通过胎盘使胎儿受染。感染的危险因素包括：职业性暴露包括农民、牧民、屠宰场工人、捕猎者、兽医、伐木工人、下水道工人、稻农、宠物商人、军事人员和实验室工作人员；娱乐性活动包括淡水域游泳、划独木舟、划皮艇和骑行越野；家庭暴露－宠物狗、家畜、雨水收集系统和被感染的啮齿类动物侵扰；其他包括赤足趟水、皮损、接触野生啮齿类动物和实验室意外暴露。人类钩端螺旋体病通常为散发性，但常见传染源的暴露也可能引起暴发。

钩端螺旋体病的临床病程不一。大多数病例为轻度自限型或亚临床型，而某些病例则为重度且可能致命。在75%～100%的钩端螺旋体病患者中，疾病通常表现为2～26日潜伏期（平均10日）后突然发热、寒战、肌痛和头痛。临床特点为起病急骤，早期有高热，全身酸痛、软弱无力、结膜充血、腓肠肌压痛、表浅淋巴结肿大等钩体毒血症状。对于有非特异性发热性疾病的患者，如果出现结膜充血，临床医师应考虑钩端螺旋体病的诊断（图107）。大多数钩端螺旋体病病例呈轻度至中度。然而，病程中有可能并发肾衰竭、葡萄膜炎、出血、急性呼吸窘迫综合征合并肺出血、心肌炎和横纹肌溶解。

由于钩端螺旋体病的临床和实验室发现均不特异，这就需要临床医师保持高度警惕，才能根据流行病学暴露和临床表现做出诊断。临床医师最常根据血清学检查结果做出诊断。分子技术在快速

笔记

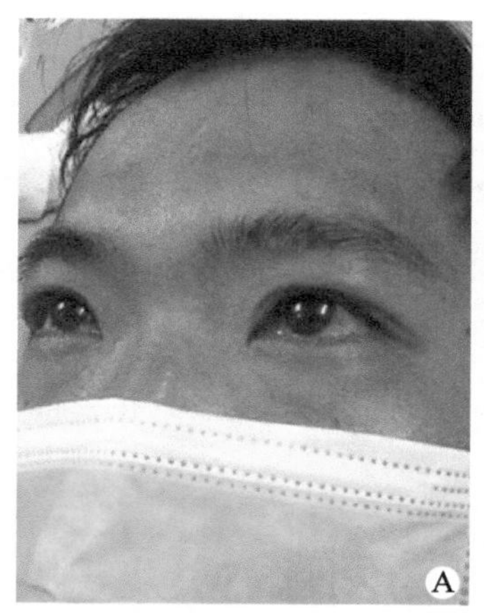
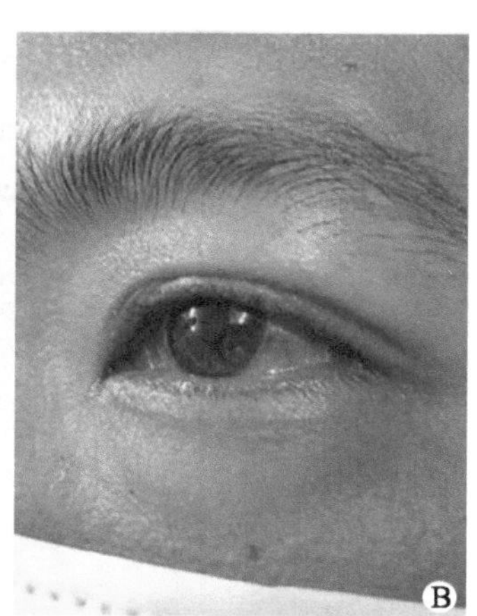

图 107　钩端螺旋体病患者出现的双球结膜充血表现
［图片来源：Lin C Y，Chiu N C，Lee C M. Leptospirosis after typhoon. Am J Trop Med Hyg，2012，86：187.］

诊断方面很有前景，但还没有广泛应用。钩端螺旋体可在实验室中培养，但需要数周时间。在尚未得到实验室确诊的情况下，如果中度或高度临床怀疑为钩端螺旋体病，予以经验性治疗是恰当的做法。

病例点评

钩端螺旋体病在我国大多数省、市、自治区都有本病的存在和流行。鼠类和猪是两大主要传染源。患者常常起病急骤，进展迅速，除有高热、溶血出血、关节肌肉压痛等常见表现，还可以因肝肾衰竭造成死亡。由于皮肤与黏膜直接接触疫水是钩体最主要的途径，因此灭鼠圈猪、个人防护是避免感染钩端螺旋体的主要方法。在治疗过程中，注意警惕赫氏反应，必要时合用皮质类固醇药物是重要的治疗方法。

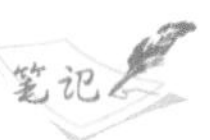

参考文献

[1] Wasinski B, Dutkiewicz J. Leptospirosis current risk factors connected with human activity and the environment. Ann Agric Environ Med, 2013, 20 (2): 239 – 244.

[2] Lin C Y, Chiu N C, Lee C M. Leptospirosis after typhoon. Am J Trop Med Hyg, 2012, 86: 187.

[3] Haake D A, Levett P N. Leptospirosis in humans. Curr Top Microbiol Immunol, 2015, 387: 65 – 97.

062 界线类偏结核样型麻风病一例

病历摘要

患者女性，40 岁。主诉“下肢红色斑疹 1 年，伴麻木”。患者于 2011 年 12 月 5 日逐渐出现下肢、足及臀部无明显诱因出现暗红斑疹，斑疹边缘略高出皮肤，边缘较清楚，和周围皮肤有融合，斑疹周围有卫星状小皮疹，斑疹中间有正常皮肤，眉毛未见明显脱落，未见鞍鼻，全身皮肤未见明显结节，斑疹自觉没有明显麻木，斑疹不对称，全身麻木不是很明显，斑疹部位不出汗，面部对称，足部没有明显溃疡。自发病以来，曾经在当地及北京多家医院就诊未见好转，于 2012 年 12 月 5 日到我院麻风病专科门诊就诊。

体格检查：皮科检查未见明显脱眉，面部没有明显浸润，未见鞍鼻下肢红肿等麻风临床典型症状，臀部及足部，小腿，可见大片红斑，一共 5 块，5cm × 5cm 左右，和正常皮肤有融合，不对称，边缘不清楚，皮疹边缘可见两处浅溃疡，上下肢没有明显肿胀，全

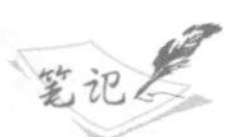

身未见结节，四肢无皮疹部位没有麻木，未见面瘫和肢体畸残（图108）。神经检查见左侧尺神经肿大。

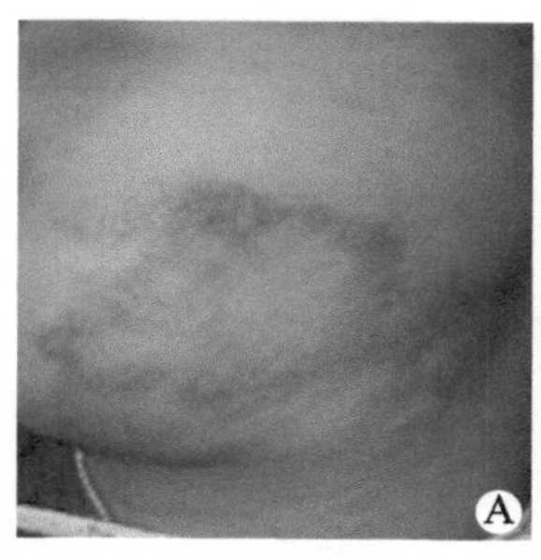
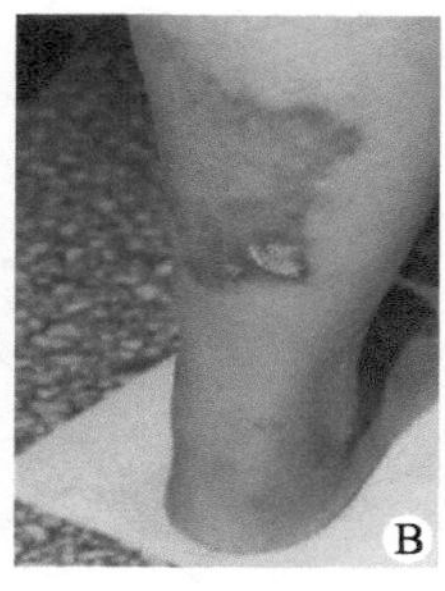
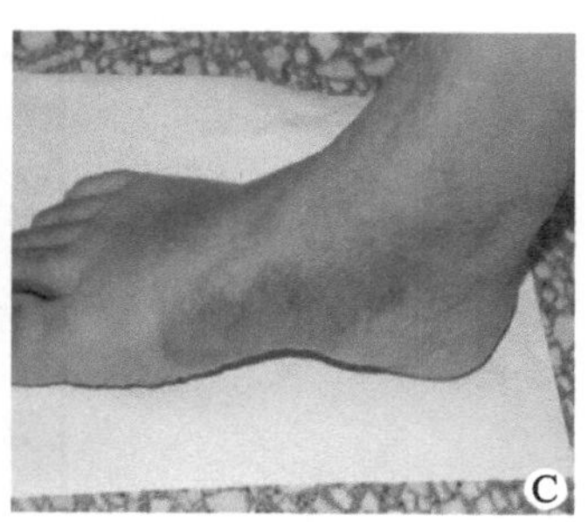

注：A：右侧臀部斑疹，巴掌大小，边缘不清楚，边缘高出皮肤，斑疹中间有空白区，空白区皮损基本正常；B：右小腿见巴掌大小暗红斑疹，颜色深浅不一，边缘深，中间浅，伴麻木，皮疹边缘有两个浅溃疡；C：右足部内侧斑疹，颜色深，边缘不清楚，大斑疹周围有卫星状皮疹，伴麻木

图 108 麻风病皮疹表现

实验室及影像学检查

（1）皮肤切刮组织液抗酸染色：结果阴性，未见抗酸菌。

（2）取病变处皮损做病理检查：HE 结果：表皮未见明显菲薄，非浸润带不明显，真皮浅中层，在皮肤附属器小血管周围可见上皮样细胞肉芽肿。周围有较密集淋巴细胞浸润。抗酸染色阴性（图 109）。此患者将病理 HE 染色片拿到广安门中医院会诊，专家提出需与结节病鉴别。

（3）麻风特异性片段 realtime PCR 阳性。

（4）麻风菌特异性抗体 LID－1 和 ND－O－BSA 阳性。

诊断：界线类偏结核样型麻风病。

治疗：患者给予联合化疗（MDT）治疗，氨苯砜（DDS）100mg/天，氯苯吩嗪（clafazamine）50mg/天，利福平（RFP）600mg/月治疗半年后皮疹基本消退。患者治疗 6 个月后皮损基本消退，后患者失访（图 110）。

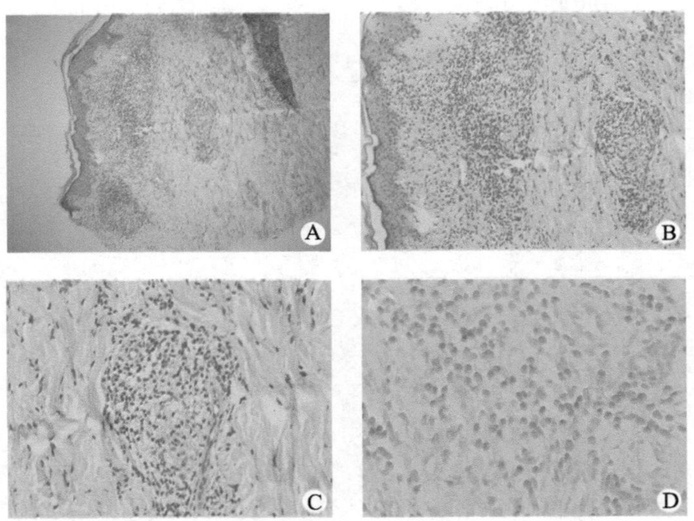

注：A：表皮未见明显菲薄，非浸润带不明显，真皮浅中层，在皮肤附属器周围及小血管周围可见上皮样肉芽肿（×100）；B：×200；C：肉芽肿可见上皮样细胞，周围有淋巴细胞浸润（×400）；D：抗酸染色阴性（×1000）

图 109　皮肤病理结果（HE 染色）

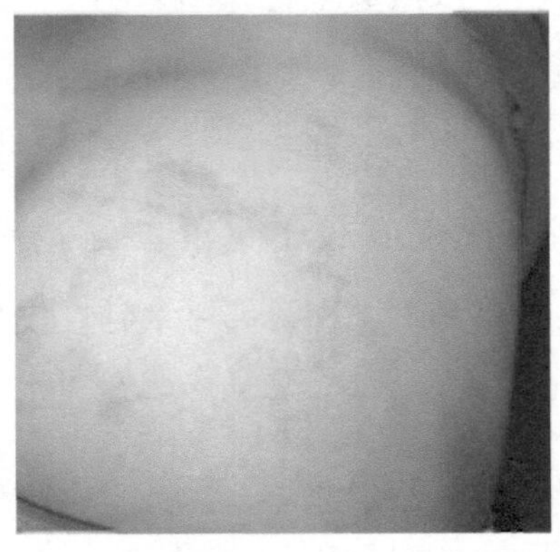

图 110　患者治疗 6 个月后皮损基本消退

病例分析

患者具有红斑、丘疹等皮损，病程慢性，同时不具备其他皮肤病的特点；皮损部位有明确的浅感觉障碍；明确的周围浅神经粗

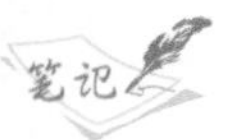

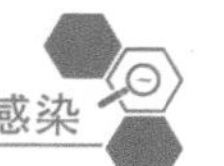

大。实验室麻风菌特异片断 PCR 扩增阳性。符合国标，诊断该患者为界线类偏结核样型麻风。

此型麻风病需要和结节病鉴别。结节病（Sarcoidosis）是一种多系统受累的肉芽肿性疾病，可累及全身所有器官。肺和胸内淋巴结受累最为常见。其病理特征是一种非干酪性、类上皮细胞性肉芽肿。目前病因未明。部分病例有自限性，大多预后良好。其糖皮质激素是主要治疗手段。

麻风病（Leprosy）是由麻风分枝杆菌（Mycobacterium leprae）引起的侵犯皮肤和外周神经的慢性传染病。2017 年中国全年发现 670 例左右，在亚洲排名第三，仅次于印度和菲律宾。在麻风的 5 级分类，结核样型（TT）、界线类偏结核样型（BT）、中间界线型（BB）、界线类偏瘤型（BL）、瘤型（LL），在 TT，BT 患者其细胞免疫力较强，麻风菌只侵犯皮肤和外周神经，患者就诊时皮疹麻木症状一般比较明显，有神经粗大，皮疹还具有多形，多色特点，有空白区或卫星状皮疹，不对称，均提示患者的免疫不稳定，常发生在 20 ~ 60 岁的人群。

结节病（sarcoidosis）是一种多系统多器官受累的肉芽肿性疾病。常侵犯肺、双侧肺门淋巴结，临床上 90% 以上有肺的改变，其次是皮肤和眼的病变，浅表淋巴结、肝、脾、肾、骨髓、神经系统、心脏等几乎全身每个器官均可受累。本病为一种自限性疾病，大多预后良好，有自然缓解的趋势。男女比例 5∶7，和麻风病好发在热带湿热地区相比，结节病好发在寒冷地区，与 BT 麻风相类似，结节病患者也有细胞免疫亢进的特点，如 IL－1 和 IL－2 升高，病理和 BT 型麻风相似度也很高，呈非干酪样肉芽肿等特点，血液生化检查可见。血浆白蛋白减少。血钙增高，血清尿酸增加，血清碱性磷酸酶增高，但皮肤感觉正常。

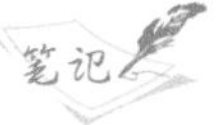

对于此患者的暗红皮疹伴有麻木，同时伴有尺神经损伤，提示患者经历过麻风Ⅰ型反应。皮疹表面干燥，红肿不明显说明反应处于消退期。麻风Ⅰ型反应，是一种针对麻风抗原的迟发型超敏反应，是一种细胞免疫反应，主要发生在界限类麻风（BT，BB，BL）。回顾查体，患者全身不对称皮疹，空白区斑疹，皮疹伴有麻木，同时皮损在皮温低的位置，臀部大腿等部位。虽然的麻风的细菌学检查阴性，麻风的特异性抗原检测和免疫学检测阳性，所以麻风 BT 型诊断明确，麻风的治疗明显好转也可证实麻风诊断明确，本报道病例的误诊提示，临床医师在诊治患者时，对于慢性病程没有瘙痒的皮疹首先要想到是否有麻风病的可能。仔细查体是正确诊断的基础，完善相关实验室检查是得出正确诊断的基本步骤之一，熟悉和掌握疾病的鉴别诊断，是治疗成功的关键。

病例点评

该例麻风患者诊断没有疑问，分型正确，属于 BT 麻风。很多皮肤科医师对于抗酸杆菌检查阴性的患者常难以做出及时诊断。该例患者抓住其临床特点如慢性皮疹，伴有麻木，同时周围神经有粗大的特点，尽管抗酸杆菌检测阴性，按照国标，也能达到临床确诊麻风病。分子生物学及血清学检查均显示阳性，结果可靠，为诊断提供了依据。有条件的医疗机构可以开展分子生物学检查方法来帮助诊断，对于没有诊断疾病经验的年轻医生大有帮助，可提供依据帮助诊断。该患者病期只有 1 年，没有畸残，因此属于早期病例，基本达到早期诊断。该患者采用世界卫生组织推荐的麻风联合化疗方案，规则治疗，非常有效，证实麻风诊断无误。

笔记

参考文献

[1] Duthie M S, Balagon M F, Maghanoy A, et al. Rapid quantitative serological test for detection of infection with Mycobacterium leprae, the causative agent of leprosy. J Clin Microbiol, 2014, 52: 613 - 619.

[2] Yan W, Xing Y, Yuan L C, et al. Application of RLEP real - time PCR for detection of M. leprae DNA in paraffin - embedded skin biopsy specimens for diagnosis of paucibacillary leprosy. Am J Trop Med Hyg, 2014, 90: 524 - 529.

063 麻风Ⅱ型反应一例

病历摘要

患者男性，29 岁。主诉“间断发热半年伴左上臂肿胀伴右大腿结节”。患者入院前半年前无明显诱因出现发热，体温最高达 40.5℃，热型为午后逐渐升高，夜晚逐渐下降，发热时伴有畏寒、寒战，高热时可有胸闷，发热 1 周后体温自行恢复正常。其间症状间断发作，2012 年 6 月于外院行腹部超声检查，结果提示脾大，肝损伤，血常规 WBC $3.42 \times 10^9/L$，HGB 115g/L，PLT $103 \times 10^9/L$，生化 ALT 45.8U/L，LDH 233.5IU/L，PET/CT 提示肝脏饱满，代谢明显不均匀增高，肝门区、腹主动脉旁多发淋巴结。双侧腋窝、双侧腹股沟多发小淋巴结。血培养、病毒检查均为阴性，自身免疫相关检查均为阴性。查骨穿提示噬血细胞占 1%，偶见幼稚淋巴细胞。诊断拟以“噬血细胞综合征？淋巴瘤？”，分别予以可乐必妥抗炎，氟美松 10mg 退热，治疗后患者体温降至正常，10 天前患者出现左

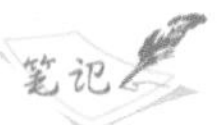

上肢前壁肿胀、疼痛，进而右侧上肢也出现相关症状，并逐渐加重，上肢及双侧手指活动受限，同时右大腿部出现一蚕豆大小的结节，伴有疼痛，触诊双侧尺神经肿大，于解放军总医院行双上肢血管超声检查，提示双侧上臂尺神经极端性增粗并回声减低。为明确诊断于2012年7月于我院麻风病门诊就诊。

患者既往体健，无血液病和其他慢性疾病史，无长期服药史，家族中无类似疾病患者。

体格检查：T 36.7℃，P 88次/分，R 20次/分，BP 140/80mmHg。神清，状可，发育正常，浅表淋巴结未触及肿大。结膜充血，巩膜无黄染，无充血水肿，咽红，双侧扁桃体无肿大。其余全身各系统检查未见异常。皮肤科检查：面部右侧眉毛脱落，左侧眉毛部分脱落稀疏（图111）。右大腿有一约蚕豆大小不规则褐色斑疹，边界不清。双上肢前壁轻度肿胀，无发红、皮温正常，疼痛明显。双手无名指、小指活动障碍，无畸形、溃疡。右下肢水肿，压之不凹陷。皮疹和四肢浅感觉正常，双侧尺神经肿大，有触疼，双侧尺神经肿大。

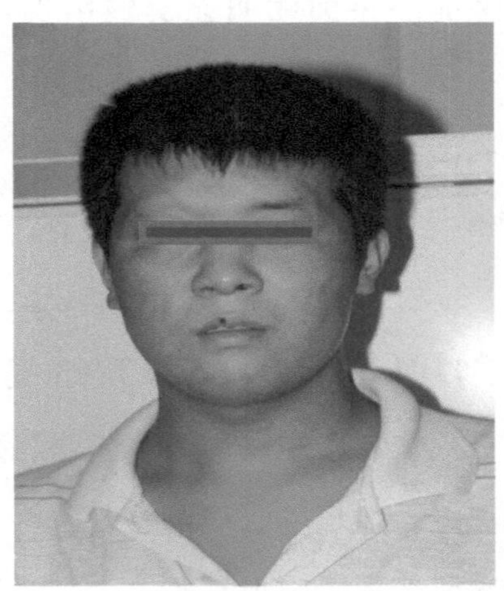

图111　患者面部右侧眉毛脱落，左侧眉毛部分脱落稀疏

［图片来源：刘健，陈暄威，林于樱，等．误诊为淋巴瘤和嗜血细胞综合征的麻风1例．中国麻风皮肤病杂志，2015，31（5）：297－298.］

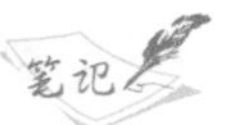

实验室及影像学检查

（1）血尿便常规正常。

（2）血生化：血清铁蛋白341.1ng/ml，其余未见异常。

（3）肝穿刺检查：病理结果提示肝细胞疏松肿胀，肝小叶内散在较多肉芽肿结节，未见干酪样坏死，肝脏活检抗酸染色发现抗酸杆菌（图112），未发现淋巴瘤证据；骨髓穿刺检查：骨髓周围可见肉芽肿，其抗酸染色阳性。

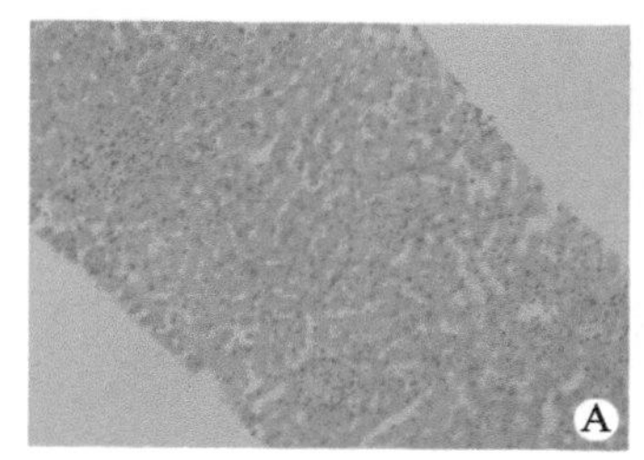
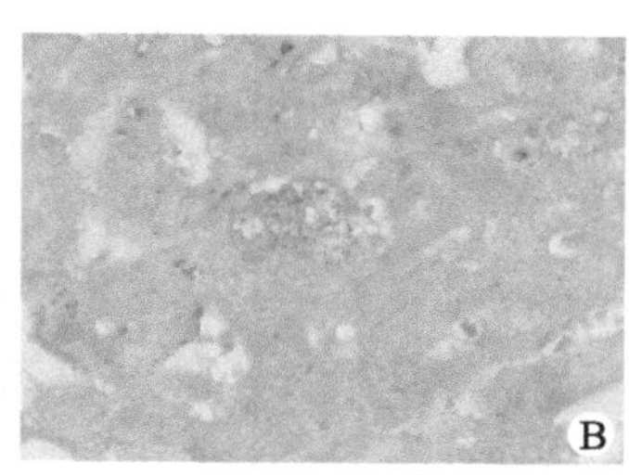

注：A：肝脏病理HE染色（×400）；B：肝穿刺，抗酸染色（×1000）

图112 肝穿刺病理结果

（4）皮肤切刮组织液抗酸染色：左耳5+；左眉5+；右眉5+；右耳5+；左下颌5+。

（5）取病变处皮损做病理检查：皮肤病理检查（右侧大腿内侧）：表皮菲薄，可见非浸润带，真皮中下层血管神经附近可见肉芽肿，血管周围可见血管炎，抗酸染色4+（图113）。

诊断：误诊为淋巴瘤及噬血细胞综合征的麻风Ⅱ型反应。

治疗：入院后给予抗感染，水电解质对症治疗，甲强龙40mg qd×7 days，强的松40mg qd 2W减一片，氨苯砜100mg qd，氯法齐明100mg qd，利福平300mg，每个月1次。症状有所好转，继续观察病情。

预后：患者经过治疗后症状有所好转，持续在当地皮肤病院治疗，3年后来诊，患者Ⅱ型麻风基本消失，但开始出现神经炎正常，继续按神经炎对症治疗。

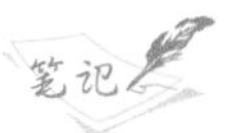

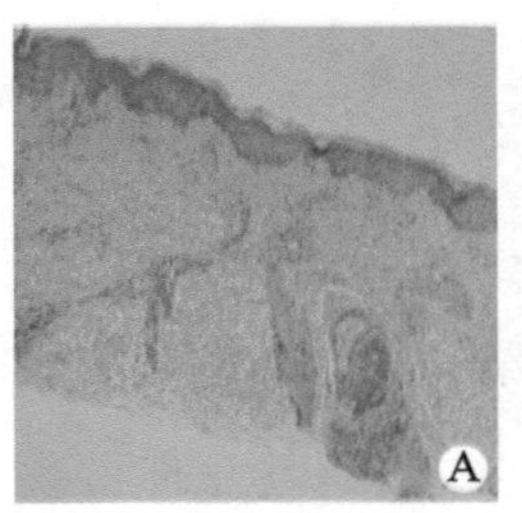
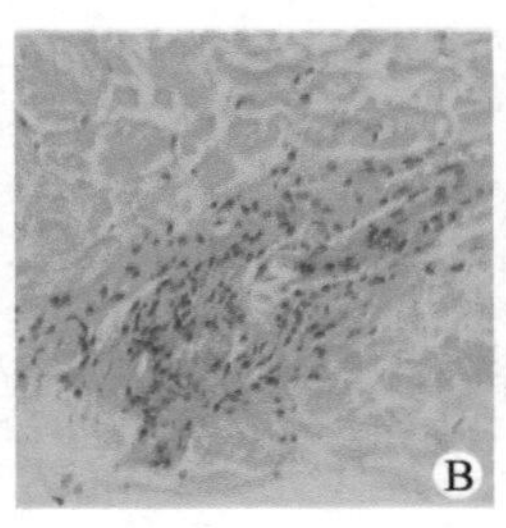
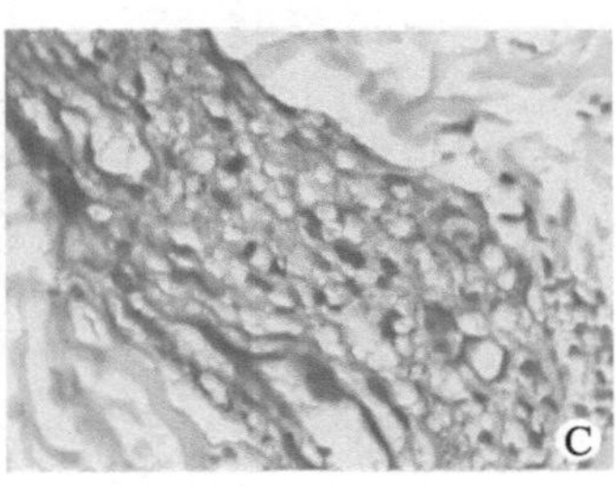

注：A：皮肤组织病理 HE 染色（×100）；B：皮肤组织病理 HE 染色（×400）；C：皮肤组织抗酸染色（×1000）

图 113　皮肤病理结果

［图片来源：刘健，陈暄威，林于樱，等．误诊为淋巴瘤和嗜血细胞综合征的麻风 1 例．中国麻风皮肤病杂志，2015，31（5）：297－298.］

病例分析

患者面部右侧眉毛脱落，左侧眉毛部分脱落稀疏，具有浅色斑及弥漫浸润等皮损，病程慢性，同时不具备其他皮肤病的特点；皮损或受累神经支配区，浅感觉障碍不明显，同时双侧尺神经肿大。抗酸染色阳性。符合国标，诊断该患者为 BL 麻风病。结合临床大腿结节，间断发热半年和组织病理检查，诊断考虑麻风病伴Ⅱ型反应。

麻风病（Leprosy）是由麻风分枝杆菌（Mycobacterium leprae）引起的侵犯皮肤和外周神经的慢性传染病。每年全世界的新发患者数为 25～30 万例，2012 年新发患者是 232 857 例，其中，中国的发现人数在 1200 例左右。根据 Ridley and Jopling 的“五级分类法”，结核样型（TT）、界线类偏结核样型（BT）、中间界线型（BB）、界线类偏瘤型（BL）、瘤型（LL），在 TT，BT 患者其细胞免疫较强，麻风菌只侵犯皮肤和外周神经，在 BB，BL，LL 患者其细胞免疫较弱，体液免疫增强，此三型麻风菌不止侵犯皮肤和神经，由于其是胞内菌，更可以侵犯含有单核细胞的所有器官，包括肝、脾、

肾、睾丸、血液，骨髓及眼等器官。本例患者在外院进行 PET/CT 及双上肢超声检查，提示淋巴瘤及嗜血细胞综合征的可能性。嗜血细胞综合征（hemophagocytic syndrome，HPS）又称嗜血细胞性淋巴组织细胞增生病，是吞噬异物或病原体的巨噬细胞增多导致的一种血液病，其特征是发热、肝脾肿大、全血细胞减少、淋巴结肿大、中枢神经系统症状等，与多菌型麻风共同的特点均是体液免疫增强，导致的巨噬细胞增多。此患者抗酸染色阳性，体内含有大量细菌，被体内巨噬细胞吞噬，导致骨髓造血机能的亢进，淋巴瘤的主要表现为机体的淋巴细胞和淋巴结增多，肝脾肿大，全身各组织器官均可受累，伴发热、盗汗、消瘦、瘙痒等全身症状，此与麻风病的麻风结节性红斑症状相似，因此本文病例曾因临床症状与影像学提示而误诊。本例患者的皮肤病理呈现弥漫的血管炎改变，是典型的麻风Ⅱ型反应表现，麻风Ⅱ型反应又称为麻风结节性红斑，多菌型患者麻风杆菌抗原和抗体相结合的免疫复合物反应，可以沉积在肝肾等实质脏器，在疗前、疗中、疗后均可发生，另外，患者的尺神经损伤，是麻风Ⅰ型反应的神经炎表现，麻风Ⅰ型反应，是一种针对麻风抗原的迟发型超敏反应，是一种细胞免疫反应，主要发生在界限类麻风（BT，BB，BL）。回顾查体，患者双侧眉毛脱落，是典型的麻风病表现，本报道病例的误诊提示，临床医师在诊治患者时，仔细查体是正确诊断的基础，完善相关检查是得出正确诊断的基本步骤之一，熟悉和掌握疾病的鉴别诊断，是治疗成功的关键。

病例点评

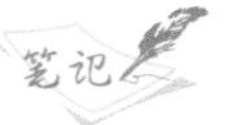

根据患者面部脱眉，浸润的临床表现，同时皮肤组织液涂片查

菌强阳性，病理抗酸检查抗酸杆菌强阳性，本例患者可以诊断为麻风。患者临床分型为 BL 患者。患者在病程中有多次高热，伴有神经痛，皮肤结节，符合麻风Ⅱ型反应。

麻风Ⅱ型反应是抗原抗体复合物引起免疫反应。主要发生于流行和偏瘤型麻风患者。大量麻风菌抗原和抗体复合物沉积在毛细血管基底膜上，从而激活补体。补体碎片对中性多核白细胞有吸引作用，是大量中性白细胞聚集于免疫复合物周围，对复合物进行吞噬并释放溶酶体、组织蛋白酶和胶原酶等，水解血管壁基底膜及附近部位的组织而出现病理损伤，出现高热。在瘤型和偏瘤型麻风患者，由于内脏如肝、肾都可以有麻风杆菌浸润，因此麻风Ⅱ型反应可以发生在含有麻风杆菌的任何部位。该患者病前多次高热，皮肤有结节，符合血管炎症变现。值得注意的是，麻风Ⅱ型反应，即结节性红斑一般在数量达到 15 个以上时，常有系统性症状，即关节疼痛，出现高热。经过皮质类固醇冲击治疗，麻风结节性红斑能很快消退，不留痕迹，体温也迅速恢复正常。临床上医务人员因此漏诊麻风的例子很多。有时患者皮肤结节型红斑损害不多，医务人员应该考虑患者病前是否自行使用过皮质类固醇或其他药物，导致病情不典型。本病例报告对医务人员对麻风病的认识有指导意义。

参考文献

[1] 刘健，陈暄威，林于樱，等．误诊为淋巴瘤和嗜血细胞综合征的麻风 1 例．中国麻风皮肤病杂志，2015，31（5）：297－298.

[2] Sunil D，Tarun N，Bhushan K. Leprosy – evolution of the path to eradication. Indian Journal of Medical Research，2013，137（1）：15－35.

笔记

064 普通登革热一例

病历摘要

患者男性，32 岁。主诉“菲律宾返回后高热伴皮疹 4 日”。患者 4 日前从菲律宾旅游回国后出现发热，体温最高 39.5℃，伴有关节肌肉酸痛、乏力、纳差，不伴有畏寒、寒战，不伴有咳嗽、咳痰及腹痛、腹泻，患者自服退热药物治疗后体温复升，患者发热第 4 天胸腹部及四肢逐渐出现皮疹，患者此次为进一步诊治就诊于我院。患者起病以来饮食差、睡眠差，精神、体力体重明显下降，二便正常。

流行病学史： 患者自述在菲律宾旅行期间曾被蚊虫叮咬。

体格检查： 患者急性面容，心肺腹查体未见明显异常，胸腹部及四肢散在分布针尖样鲜红色皮疹，边界清晰，部分有脱屑，无触痛，压之不褪色。双侧颌下、腋下及腹股沟淋巴结肿大。

实验室及影像学检查

（1）血常规 WBC 1.9×10^9/L，NE% 32%，LY% 46%，HGB 101g/L，PLT 16×10^9/L，CRP 45mg/L。ESR 20mm/h。

（2）尿常规：WBC ++，RBC +。

（3）血涂片找疟原虫：阴性。

（4）登革热抗体：IgM 抗体阳性；IgG 抗体阴性。

（5）登革热 NS1 抗原：阳性。

（6）全血登革热 PCR 验证：登革热 2 型。

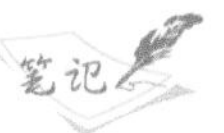

诊断： 普通登革热。

治疗： 板蓝根颗粒 6g，3 次/日，共 7 日。

转归： 给予患者防蚊隔离，卧床休息。同时给予补液、退热和支持治疗，患者体温逐渐下降，皮疹在 3 ~5 日转为陈旧表现。

病例分析

根据患者临床表现结合有去东南亚旅游并被蚊虫叮咬史，实验室检查，登革热诊断明确。

登革热（Dengue Fever）是登革病毒经蚊媒传播引起的急性虫媒传染病。可由 4 种登革病毒（Dengue virus，DENV）引起，经埃及伊蚊（*Aedes aegypti*）或白纹伊蚊（*Aedes albopictus*）吸血传播。WHO 在 2009 年里发布了修订版分类方案，将登革热的类别改为：无预警指征的登革热、有预警指征的登革热和重症登革热。

登革病毒感染后可导致隐性感染、登革热、登革出血热，登革出血热我国少见。典型的登革热临床表现为起病急骤，高热，头痛，肌肉、骨关节剧烈酸痛、部分患者出现皮疹、出血倾向、淋巴结肿大、白细胞计数减少、血小板减少等。

根据 WHO 2009 年的分类，无预警指征的登革热的诊断依据是：居住于或旅行至疾病流行地区，并且有发热和以下表现中的 2 项：恶心/呕吐，皮疹，头痛、眼痛、肌痛或关节痛，白细胞减少，束臂试验阳性。有预警指征的登革热包括上文定义的 DENV 感染，以及 1 项下列表现：腹痛或压痛，持续呕吐，临床液体积聚（腹水和胸腔积液），黏膜出血，嗜睡或躁动，肝肿大 >2cm，血细胞比容增加，同时血小板计数快速下降。

笔记

DENV 感染分为 3 期：发热期、极期和恢复期。在 WHO 2009

年的分类法中，发生重症登革热和有预警指征的登革热时，3 个阶段都会出现；而无预警指征的登革热只有发热期和恢复期，没有极期。

对于来自热带、亚热带乃至温带地域，有蚊虫叮咬史，出现高热且出现皮疹的患者应注意有否登革热的可能，血常规表现为白细胞（中性粒细胞）、血小板减少，尿常规可见蛋白尿和血红蛋白尿。皮疹表现为斑丘疹多见，也可见猩红热样皮疹、红斑疹或者皮肤出血点（如图 114）。进行登革热血清抗体检查有助于诊断，一般急性期表现为 IgM 抗体阳性，恢复期转换为 IgG 抗体阳性。应当注意的是，登革热患者需要注意有无皮肤、黏膜及内脏出血的可能性。登革热的治疗目前以支持治疗和对症治疗为主，一般不需要抗病毒治疗。

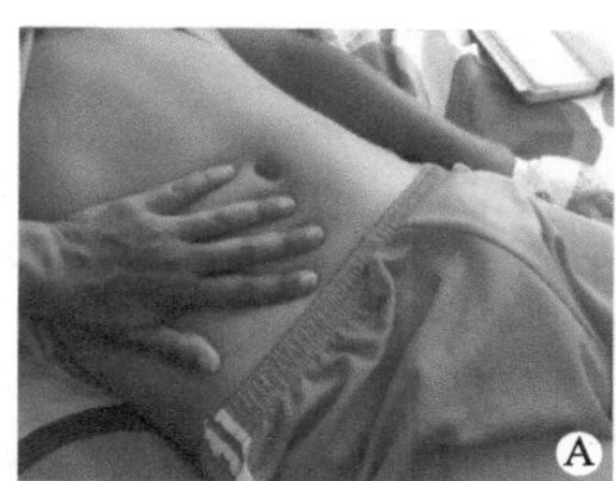
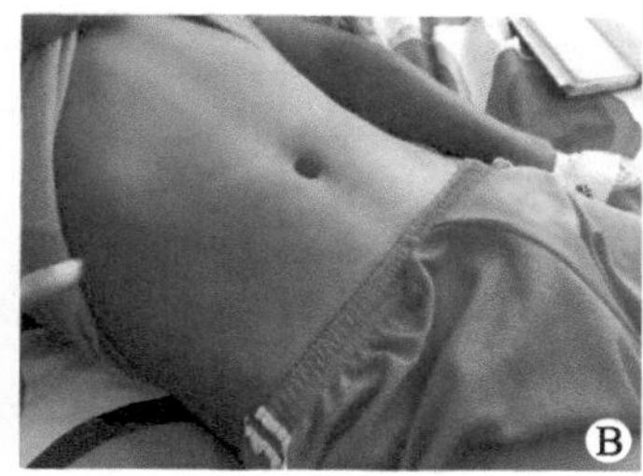

注：A：登革热急性期皮肤斑疹表现；B：登革热恢复期融合性皮疹

图 114　登革热患者皮疹表现

［图片来源：Shah S，Rolfe R，Henostroza G，et al C. Ultrasound Findings of Plasma Leakage in Dengue Fever. Am J Trop Med Hyg，2018，99（6）：1362－1363.］

病例点评

登革热是一种严重流感样疾病，影响婴儿、幼儿和成人，但极少引起死亡。由于目前没有针对登革热的特异治疗方法，登革热患者在隔离病房内卧床休息，流质或者半流质饮食，患者症状会逐渐

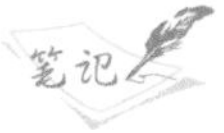

好转。由于伊蚊是传播登革热的主要媒介，防蚊灭蚊、做好个人防护防止蚊虫叮咬是避免感染登革热的重要途径。

参考文献

[1] Shah S, Rolfe R, Henostroza G, et al. Ultrasound Findings of Plasma Leakage in Dengue Fever. Am J Trop Med Hyg, 2018, 99 (6): 1362 – 1363.

[2] Heilman J M, De Wolff J, Beards G M, et al. Dengue fever: a Wikipedia clinical review. Open Med, 2014, 8 (4): 105 – 115.

065 重症登革热一例

病历摘要

患者男性，7 岁。主诉“间断高热伴呕血黑便3 日”。患者3 日前出现突发高热，体温最高 40.5℃，伴有关节肌肉酸痛，乏力纳差，患者自服退热药物治疗后体温复升，就诊前 1 日患者出现黑便，不成形并伴有呕吐黑色胃内容物，患者此次为进一步诊治入院诊治。患者起病以来饮食差、睡眠差，精神、体力体重明显下降，二便正常。

流行病学史：患者在发病前 1 周于新加坡被蚊虫叮咬，患者因父母工作原因，长期于新加坡学习。本次病程前 1 年曾患过登革热。

体格检查：患者急性贫血面容，皮肤湿冷，可见瘀斑，心律齐整，心率增快，HR 160 次/分；血压 80/40mmHg，双肺呼吸音急促

粗糙，未及干湿啰音，腹部平坦，右肋下可及肝脏下缘。双侧颌下、腋下及腹股沟淋巴结肿大。

实验室及影像学检查

（1）血常规 WBC 6.7 × 10^9/L，NE% 39%，LY% 49%，HGB 72g/L，PLT 119 × 10^9/L，CRP 64mg/L。

（2）尿常规：WBC ++，RBC +++。

（3）凝血功能：PT 较正常延长 10s，APTT 较正常延长 25s，TT 28s，FIB 1.1g/L，FDP 12mg/L。

（4）登革热 IgM 抗体阳性；IgG 抗体弱阳性。

（5）登革热 NS1 抗原：阳性。

（6）全血登革热 PCR：登革热 2 型。

诊断：重症登革热，登革出血热。

治疗：加强监护病房进行综合治疗。给予患者加强监护治疗，补充红细胞，同时使用凝血药物进行治疗，给予血浆代用品及凝血因子纠正 DIC。

转归：患者经补充容量、间断输注红细胞、利尿、维持酸碱平衡及支持治疗一周后逐渐稳定，转出监护病房。

病例分析

患者临床症状危重，高热、精神差、黑便，结合实验室检查，同时患者在发病前一周曾在新加坡有被蚊虫叮咬史，重症登革热、登革出血热诊断明确。

重症登革热（Severe dengue）是登革热的一种严重类型，临床表现为严重出血、休克、严重脏器损伤等。根据病情严重程度，登

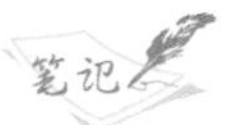

革热分为普通登革热和重症登革热两种临床类型。多数患者表现为普通登革热，可仅有发热期和恢复期，仅少数患者发展为重症登革热。

重症登革热的高危人群为老人、婴幼儿和孕妇；可伴有糖尿病、高血压、冠心病、消化性溃疡、哮喘、慢性肾病及慢性肝病等基础疾病者；伴有免疫缺陷病者。期识别重症病例的预警指征：退热后病情恶化或持续高热一周不退；严重腹部疼痛；持续呕吐；胸闷、心悸；昏睡或烦躁不安；明显出血倾向（黏膜出血或皮肤瘀斑等）；少尿；发病早期血小板快速下降；人血白蛋白降低；红细胞比容升高；心律失常；胸腔积液、腹水或胆囊壁增厚等。

重症登革热诊断依据是在登革热诊断标准基础上出现下列严重表现之一者：严重出血（包括但不限于皮下血肿，肉眼血尿，咯血，消化道出血、阴道出血及颅内出血等）；休克；严重器官损伤包括ARDS或呼吸衰竭，急性心肌炎或急性心力衰竭，急性肝损伤［ALT和（或）AST > 1000IU/L］，急性肾功能不全，脑病或脑炎等。

重症登革热患者需住院治疗，密切监测神志、尿量及生命体征，有条件监测血乳酸水平。危重病例需转ICU治疗。对出现严重血浆渗漏、休克、ARDS、严重出血或其他重要脏器功能障碍者应积极采取相应治疗措施。

登革出血热是重症登革热的表现之一。早期表现为登革热，但此后病情会突然加重，表现为器官大量出血，患者出现低血容量性休克，弥散性血管内溶血，死亡率较高。

登革出血热的诊断除了具有蚊虫（伊蚊）叮咬史，发热、皮疹等表现外，患者常常合并多器官大量出血及肝肿大表现，登革病毒滴度较高，特异性IgM抗体或合并IgG抗体呈阳性反应。登革出血

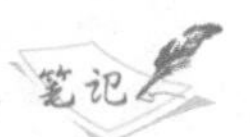

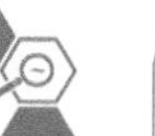

热需要严密监护治疗，以支持治疗方法为主，扩充血容量、使用成分输血或者血浆代用品，注意电解质平衡及维持酸碱平衡，DIC 患者需要按照 DIC 治疗。

病例点评

重症登革热是一种有可能因血浆渗漏、积液、呼吸窘迫、严重出血或器官损伤导致死亡的并发症。最初症状出现 3～7 天后会在温度（38℃）下降的同时出现一些预警迹象，包括：严重腹痛、持续呕吐、呼吸急促、牙龈出血、全身乏力、烦躁不安、呕吐物带血。随后 24～48 小时为治疗关键阶段，患者可能死亡，需要进行适当医护处理以避免并发症和死亡风险。

重症登革热大部分患者在以前曾有登革热的患病史，患重症登革热时属于第二次感染。由于登革热由四种不同血清型，包括 DEN－1、DEN－2、DEN－3 和 DEN－4。患者在感染一种登革病毒血清型并恢复后，机体对该病毒具有终生免疫，但对此后感染的其他三种血清型只有部分和短暂的交叉免疫。随后感染其他种类病毒会增加罹患重症登革热的危险，原因主要是抗体依赖增强作用，从而引起重症登革热的发生。

因此，对于曾经患过登革热的患者需要高度注意，进入疫区做好个人防护，谨防重症登革热的出现。

参考文献

[1] 中华医学会感染病学分会，中华医学会热带病与寄生虫学分会，中华中医药学会急诊分会．中国登革热临床诊断和治疗指南．中医杂志，2018，59（17）：1523－1530.

[2] 洪文昕，王建，邱爽，等．121 例成人重症登革热的临床特征及救治体会．

中山大学学报（医学科学版），2016，37（3）：333－336.

[3] 林路平，范慧敏，李粤平，等．重症登革热并血小板膜糖蛋白抗体阳性1例报道．新发传染病电子杂志，2018，3（2）：95－97.

066 肾综合征出血热一例

病历摘要

患者男性，36岁。主诉“间断高热伴头痛及腰痛1天”。患者1周前无明显诱因出现发热，未见明显寒战，体温最高40℃。3日前患者逐渐出现头痛伴腰痛，胀痛为主，并逐渐出现尿量减少的情况，患者此次为进一步诊治收入北京友谊医院。患者起病以来饮食差、睡眠差，精神、体力体重明显下降，二便正常。

流行病学史：患者居住乡村平房，家中鼠患较多。

体格检查：T 39.2℃，Bp 90/60mmHg，HR 112bpm。急性面容，面部、颈部及前胸充血性皮疹，球结膜充血水肿，双肺呼吸音粗糙，心脏诊查无异常。双肾区叩痛阳性，双下肢轻度水肿。双侧颌下、腋下及腹股沟淋巴结肿大。

实验室及影像学检查

（1）血常规 WBC 13.2×10^9/L，NE% 72%，LY% 19%，HGB 102g/L，PLT 121×10^9/L，CRP 64mg/L。

（2）尿常规：Pro ++，RBC +++。

（3）血生化：Cr 287μmol/L，BUN 13.33mmol/L，ALT 78U/L，ALB 25.6g/L，TBIL 27.3μmol/L，DBIL 18.17μmol/L，IBIL 9.13μmol/L，

笔记

Na 137. 2mmol/L，K 3. 77mmol/L。

（4）凝血功能：PT 较正常延长 15s，APTT 较正常延长 22s，TT 22s，FIB 2. 1g/L，FDP 7. 8mg/L。

（5）血清肾综合征出血热抗体：IgM 抗体弱阳性；IgG 抗体阴性。

诊断：肾综合征出血热。

治疗：按乙类传染病上报疾控中心。加强监护病房进行综合治疗。发热期可用物理降温或肾上腺皮质激素等。发生低血压休克时应补充血容量，常用的有低分子右旋糖酐、补液、血浆、蛋白等。如有少尿可用利尿剂（速尿等）静脉注射。

转归：患者经综合监护治疗，使用床旁血液净化治疗 1 周后病情逐渐稳定并转出监护病房。

病例分析

根据患者临床症状、体征，结合其流行病学史，实验室血尿常规、生化及特异性检查，肾综合征出血热诊断明确。

肾综合征出血热（hemorrhagic fever with renal syndrome，HFRS），也被称为肾综合征出血热、出血性肾病肾炎、Songo 热、朝鲜出血热和流行性肾病。是由汉坦病毒引起的，以鼠类为主要传染源的自然疫源性疾病。人类可通过吸入含病毒的气溶胶颗粒，或接触受感染啮齿动物的尿液、分泌物或粪便而感染汉坦病毒。以发热、出血、充血、低血压休克及肾脏损害为主要临床表现。临床经过分为五期：发热期、低血压休克期、少尿期、多尿期及恢复期。

肾综合征出血热早期表现为起病急，有发热（38℃ ~40℃）、三痛（头痛、腰痛、眼眶痛），以及恶心、呕吐、胸闷、腹痛、腹

泻、全身关节痛等症状，皮肤黏膜三红（脸、颈和上胸部发红），眼结膜充血，重者似酒醉貌。口腔黏膜、胸背、腋下出现大小不等的出血点或淤斑，或呈条索状、抓痕样的出血点。

肾综合征出血热诊断是基于可能暴露于啮齿动物的病史，临床表现包括发热、典型皮疹、低血压等，提示该诊断的实验室表现，如白细胞增多、血小板减少、肾脏功能肌酐、尿素氮水平升高，蛋白尿和血尿，或可合并凝血功能、肝功能的异常。并通过血清学检测证实。

治疗时患者需要采取综合支持治疗及对症治疗，必要时需要进行血液净化治疗。目前尚无针对汉坦病毒感染的特异性抗病毒治疗；因此，治疗限于支持治疗。应避免使用非甾体类抗炎药，因为这些药物能促成急性肾损伤。

病例点评

汉坦病毒是一种属于布尼亚病毒科的包膜病毒属。医学上重要的汉坦病毒均由鼠科与仓鼠科的啮齿动物携带。这些病原体与 2 种严重急性发热性疾病相关：肾综合征出血热（HFRS；由旧世界汉坦病毒引发）和汉坦病毒心肺综合征（hantavirus cardiopulmonary syndrome，HCPS；由新世界汉坦病毒引发，亦称汉坦病毒肺综合征 Hantavirus pulmonary syndrome，HPS）。病死率很大程度上取决于感染的病毒种。血清学检查是诊断急性或既往汉坦病毒感染的主要方法。在症状明显时，患者体内均已出现 IgM 类抗病毒抗体，而且大多数会有 IgG 类抗体。通过急性感染时存在特异性抗汉坦病毒 IgM（通常用核衣壳或 N 抗原）或抗汉坦病毒 IgG 滴度升高至 4 倍，可以鉴别急性感染与既往感染。

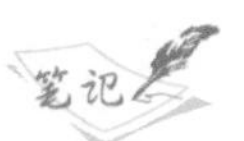

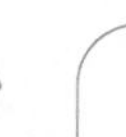

肾综合征出血热属于我国国家法定传染病，对于肾综合征出血热患者救治原则为早发现、早休息、早治疗和就地隔离治疗。治疗方法上以综合治疗为主，早期应用抗病毒治疗，针对各期病理生理变化进行对症治疗。把好休克、出血、肾功能衰竭和感染的“四关”。由于啮齿类动物在肾综合征出血热传播中的作用，因此防鼠、灭鼠是消灭本病的关键。做好食品、环境、个人卫生，必要时可用出血热疫苗预防性注射。

参考文献

Zhang S, Wang S, Yin W, et al. Epidemic characteristics of hemorrhagic fever with renal syndrome in China, 2006 - 2012. BMC Infect Dis, 2014, 14: 384.

笔记

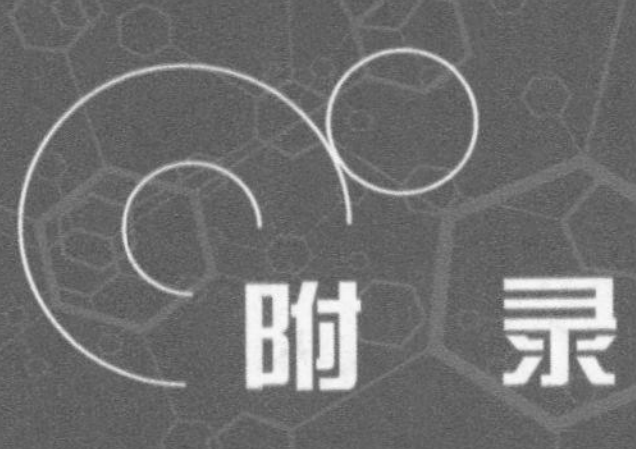

附　录

首都医科大学附属北京友谊医院简介

首都医科大学附属北京友谊医院始建于1952年，原名为北京苏联红十字医院，是新中国成立后，在苏联政府和苏联红十字会援助下，由党和政府建立的第一所大型医院。1954年位于西城区的新院址落成时，毛泽东、周恩来、刘少奇、朱德等老一辈革命家为医院亲笔题词。毛泽东主席特别题词“减少人民的疾病，提高人民的健康水平”。

1957年3月，苏联政府将医院正式移交我国政府，周恩来总理亲自来院参加了移交仪式。1970年，周总理亲自为医院命名为“北京友谊医院”。

德高望重的老一辈医学专家为北京友谊医院的创建和发展做出

了无私的奉献，包括钟惠澜教授，中国科学院生物学部委员，我国第一位热带病学家；王宝恩教授，第一个在国际上提出并首先证明了早期肝硬化的可逆性；李桓英研究员，著名麻风病防治专家，获国家科技进步奖一等奖；祝寿河教授，儿科专家，第一个提出 654－2 可以改善病儿微循环功能障碍；于惠元教授，施行了我国第一例人体亲属肾移植手术。

目前，首都医科大学附属北京友谊医院是集医疗、教学、科研、预防和保健为一体的北京市属三级甲等综合医院，是首都医科大学第二临床医学院。医院设有西城院区和通州院区，其中通州院区位于北京城市副中心。拥有硕士培养点 31 个、博士培养点 27 个。研究生导师 137 名；教授、副教授近 140 名。近 60 名教授在中华医学会各专业学会、北京分会及国家级杂志担任副主委以上职务。

医院综合优势明显，专业特色突出，共有临床医技科室 54 个。胃肠、食管、肝胆、胰腺疾病诊治，肝移植，泌尿系统疾病诊治，肾移植，血液净化，热带病、寄生虫及中西医结合诊治是医院的专业特色。消化内科、临床护理、地方病（热带医学）、普通外科、重症医学科、检验科、病理科、老年医学等临床医学专业获批国家临床重点专科项目，医院设有北京市临床医学研究所、北京热带医学研究所、北京市中西医结合研究所和北京市卫生局泌尿外科研究所，拥有消化疾病癌前病变、热带病防治研究、肝硬化转化医学、移植耐受与器官保护 4 个北京市重点实验室。

建院以来，医院得到了各级党委和政府的支持鼓励与悉心指导，也牢记着党和政府及人民群众的殷切希望与盈盈嘱托。在“仁爱博精”的院训精神指引下，医院始终坚持“全心全意为患者服务”，服务首都，辐射全国，大力加强人才队伍建设和医院文化建设，努力使患者信任、职工满意、政府放心。

北京热带医学研究所简介

北京热带医学研究所是我国成立最早的，也是我国北方地区唯一的热带医学研究所。研究所创建于1978年，首任所长为中国科学院院士我国著名热带病专家、北京友谊医院首任院长钟惠澜教授，叶剑英元帅亲笔为研究所题名。研究所主要开展热带疾病、寄生虫病、人兽共患病以及自然疫源性疾病的临床与科研工作，多年来坚持科研、临床相结合的工作方法，建立了热带病和寄生虫病形态学、免疫学、分子生物学、影像学及病理学相结合的诊查体系，接诊来自北京、全国及世界热带病流行地区归国的热带病和寄生虫病患者。该所是全国最早被世界卫生组织任命的合作中心，自1981年起曾先后任世界卫生组织利什曼病、肝吸虫病、肺吸虫病和囊虫病合作中心，此外研究所还是国家中医药管理局病原生物学三级实验室、热带病防治研究北京市重点实验室及北京食源性寄生虫病临床监测中心。

经过几十年的发展，研究所形成了一支拥有高素质人才的科研队伍，与世界卫生组织、热带病研究规划署等国际机构及国家疾病预防控制中心、皮肤病研究所等合作在热带病和寄生虫病的诊断、治疗、防治策略等方面已开展了数十项研究项目和科研课题，并取得了一系列研究成果，李桓英教授曾获得国家科技进步一等奖，在国内外拥有极高的信誉和知名度。

北京作为我国的首都，随着与亚洲、非洲与拉丁美洲等热带病和寄生虫病高发国家联系的日益紧密，北京热带医学研究所在建立符合国际水平的热带病和寄生虫病诊断实验室，应用规范的检测技术建立快速、高效的热带病诊断技术平台等方面担负着重大的任务。

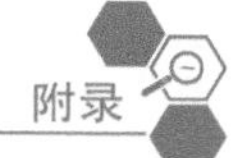

各项指标中英文对照及正常值

血常规各项指标中英文对照及正常值

中文	英文	正常值	单位
白细胞	WBC	3.50～9.50	10^9/L
淋巴细胞绝对值	LY	1.10～3.20	10^9/L
单核细胞绝对值	MO	0.10～0.60	10^9/L
中性粒细胞绝对值	GR	1.80～6.30	10^9/L
嗜酸粒细胞绝对值	EO	0.02～0.52	10^9/L
嗜碱粒细胞绝对值	BASO	0～0.06	10^9/L
淋巴细胞百分比	LY%	20.0～50.0	%
单核细胞百分比	MO%	3.0～10.0	%
中性粒细胞百分比	GR%	40.0～75.0	%
嗜酸粒细胞百分比	EO%	0.4～8.0	%
嗜碱粒细胞百分比	BASO%	0～1.0	%
红细胞	RBC	3.80～5.10	10^{12}/L
血红蛋白	HGB	115～150	g/L
红细胞压积	HCT	35.0～45.0	%
平均红细胞体积	MCV	82.00～100.00	fl
平均红细胞血红蛋白含量	MCH	27.00～34.00	pg
平均红细胞血红蛋白浓度	MCHC	316～354	g/L
红细胞体积分布宽度	RDW－CV	0～14.00	%
红细胞体积分布宽度	RDW－SD	39.00～46.00	fl
血小板	PLT	125～350	10^9/L
血小板体积分布宽度	PDW	0～17.00	%
平均血小板体积	MPV	7.00～13.00	fl
血小板压积	PCT	0.18～0.22	

笔记

血生化各项指标中英文对照及正常值

中文	英文	正常值	单位
谷丙转氨酶	ALT	9～50	U/L
谷草转氨酶	AST	15.0～40.0	U/L
谷草/谷丙	AST/ALT		
碱性磷酸酶	ALP	45～125	U/L
谷氨酰转肽酶	GGT	10～60	U/L
总蛋白	TP	65.0～85.0	g/L
白蛋白	ALB	40.0～55.0	g/L
球蛋白	GLB	20.0～40.0	g/L
白球比值	A/G	1.20～2.40	
总胆红素	T－BIL	3.42～17.10	μmol/L
直接胆红素	D－BIL	0～6.84	μmol/L
间接胆红素	I－BIL	0～12.00	μmol/L
胆碱酯酶	CHE	5.40～13.20	KU/L
乳酸	LA	0.50～2.22	mmol/L
糖化白蛋白	GA	11.0～17.0	%
尿素	Urea	3.10～8.00	mmol/L
尿酸	UA	178.0～416.0	μmol/L
钙	Ca	2.11～2.52	mmol/L
磷	P	0.85～1.51	mmol/L
总胆固醇	CHOL	3.90～5.20	mmol/L
甘油三酯	TG	0.57～1.70	mmol/L
高密度脂蛋白胆固醇	HDL－C	1.04～1.56	mmol/L
低密度脂蛋白胆固醇	LDL－C	2.34～3.12	mmol/L
葡萄糖	GLU	3.92～6.16	mmol/L
超敏C－反应蛋白	h－CRP	0～3.00	mg/L
钠	Na	137.0～147.0	mmol/L
氯	Cl	99～110	mmol/L
钾	K	3.50～5.30	mmol/L
二氧化碳	CO_2	20.0～31.0	mmol/L
阴离子间隙	AG	8.0～16.0	mmol/L
渗透压	OSM	275.0～305.0	mosm/L
肌酐	Cr	41.0～111.0	μmol/L

笔记

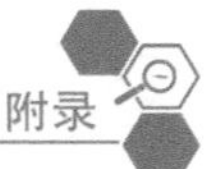

血气各项指标中英文对照及正常值

中文	英文	正常值	单位
血浆 pH	pH	7. 350 ~ 7. 450	
二氧化碳分压	PCO_2	35. 00 ~ 45. 00	mmHG
血氧分压	PO_2	80. 00 ~ 108. 00	mmHG
总血红蛋白浓度	tHb	13. 00 ~ 15. 00	g/dl
血氧饱和度	SO_2	95. 00 ~ 100. 00	%
氧合血红蛋白百分含量	O_2Hb	94. 00 ~ 98. 00	%
碳氧血红蛋白百分含量	COHb	0 ~ 1. 50	%
脱氧血红蛋白百分含量	rHb	0 ~ 6. 00	%
高铁血红蛋白百分含量	MetHb	0. 20 ~ 0. 60	%
红细胞压积	Hct	38. 00 ~ 46. 00	%
血浆钾离子	K^+	3. 50 ~ 5. 40	mmol/L
血浆钠离子	Na^+	136. 00 ~ 145. 00	mmol/L
血钙离子	Ca^{2+}	1. 18 ~ 1. 38	mmol/L
血浆氯离子	Cl^-	95. 0 ~ 106. 0	mmol/L
血糖	GLU	3. 30 ~ 6. 10	mmol/L
乳酸	Lac	0. 40 ~ 2. 20	mmol/L
实际体温血浆 pH	pH(t)	7. 350 ~ 7. 450	
实际体温血浆 CO_2 分压	PCO_2(t)	35. 00 ~ 45. 00	mmHg
实际体温血浆血氧分压	PO_2(t)	80. 00 ~ 108. 00	mmHg
血浆总氧含量	tO_2	16. 00 ~ 20. 00	ml/dl
肺泡动脉氧分压差	$AaDPO_2e$	5. 00 ~ 10. 00	mmHg
动脉/肺泡氧分压比值	a/APO_2e	75. 00 ~ 100. 00	%
血浆碳酸氢根	HCO_3^-	22. 00 ~ 26. 00	mmol/L
标准碳酸氢根	SBC	22. 00 ~ 26. 00	mmol/L
血浆总二氧化碳	tCO_2	21. 00 ~ 27. 00	mmol/L
全血剩余碱	ABE	-6	mmol/L
细胞外剩余碱	SBE	-6	mmol/L
阴离子间隙	HG	8. 00 ~ 16. 00	mmol/L

血 DIC 各项指标中英文对照及正常值

中文	英文	正常值	单位
凝血酶原时间	PT (s)	9. 60 ~ 13. 50	s
凝血酶原时间活动度	PT (A)	80. 00 ~ 120. 00	%
国际标准化比值	INR	0. 80 ~ 1. 20	
活化部分凝血活酶时间	APTT	21. 00 ~ 34. 00	s
抗凝血酶Ⅲ	AT - Ⅲ	75. 0 ~ 125. 0	%
纤维蛋白原	Fbg	1. 70 ~ 4. 00	g/L
纤维蛋白（原）降解产物	FDP	0 ~ 5. 00	mg/L
D - 二聚体	D - Dimer	0 ~ 1. 50	mg/L

其他内容

英文缩略	全部翻译	中文含义
bid	twice a day	每日 2 次
BP	blood pressure	血压
CK	creatine kinase	肌酸激酶
CRP	C – reactionprotein	C 反应蛋白
CSF	cerebro – spinal fluid	脑脊液
CT	computed tomography	电子计算机断层扫描
DAT	direct agglutination test	直接凝集试验
ELISA	enzyme – linked immuno sorbent assay	酶联免疫吸附试验
ERCP	endoscopic retrograde cholangiopancreatography	内镜下逆行胰胆管造影术
ESR	erythrocyte sedimentation rate	红细胞沉降率
GMS	gomori methenamine silver	银染色
HE	hematoxylin and eosin	苏木精 – 伊红染色
HIV	human immunodeficiency virus	人类免疫缺陷病毒
HP	high power lens	高倍视野
ICU	Intensive Care Unit	重症监护病房
IFA	indirect immunoinfluscent assay	间接荧光抗体试验
IV	intravenous in jection	静脉点滴
MRCP	magnetic Resonance Cholangiopancreatography	磁共振胰胆管成像
MRI	magnetic Resonance Imaging	核磁共振成像
P	pulse	心率脉搏
PCR	Polymerase Chain Reaction	聚合酶链式反应
po	oral	口服
R	respiration	呼吸
RBC	red blood cell	宿主红细胞
rK39	recombinant Kinesin	重组驱动蛋白抗原
T	temperature	体温
tid	three times a day	每日 3 次

笔记